专病中西医结合诊疗丛书

病毒性肝炎的中西医结合治疗

高月求　主编

科学出版社

北　京

内 容 简 介

病毒性肝炎是世界范围内的重大传染性疾病,世界卫生组织据此提出了"2030年消除病毒性肝炎作为重大公共卫生威胁"的目标。本书重点论述了急性肝炎,慢性肝炎(慢性乙型肝炎、慢性丙型肝炎),病毒性肝炎相关的肝硬化、肝衰竭和原发性肝癌的中西医结合治疗,同时列举了病毒性肝炎相关症状(乏力、纳差、失眠、抑郁)的中医诊断和治疗。本书以中医诊断、辨证论治和名家经验论治病毒性肝炎为主体,较为全面、系统、客观地阐述了中医药在治疗病毒性肝炎方面的创新思维和方法,有助于开拓肝病科或感染科临床医师治疗病毒性肝炎的研究思路。

本书可作为从事中西医结合防治慢性肝病的临床医师、科研工作者、研究生等的参考用书。

图书在版编目(CIP)数据

病毒性肝炎的中西医结合治疗 / 高月求主编. —北京:科学出版社,2020.11

(专病中西医结合诊疗丛书)

ISBN 978-7-03-066536-2

Ⅰ. ①病… Ⅱ. ①高… Ⅲ. ①病毒性肝炎-中西医结合疗法 Ⅳ. ①R512.605

中国版本图书馆 CIP 数据核字(2020)第 205893 号

责任编辑:陆纯燕 / 责任校对:谭宏宇
责任印制:黄晓鸣 / 封面设计:殷 靓

科学出版社 出版

北京东黄城根北街 16 号
邮政编码:100717
http://www.sciencep.com

南京展望文化发展有限公司排版
上海景条印刷有限公司印刷
科学出版社发行 各地新华书店经销

*

2020 年 11 月第 一 版 开本:787×1092 1/16
2020 年 11 月第一次印刷 印张:12 1/4
字数:288 000

定价:80.00 元

(如有印装质量问题,我社负责调换)

《病毒性肝炎的中西医结合治疗》
编委会名单

前言

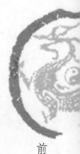

庚子年（2020年），新型冠状病毒肆虐，对世界经济发展和人民生命健康，乃至世界政治格局均会带来深远的影响。因此，如何有效防控全球性的重大传染病暴发、流行必将成为世界各国政府和人民共同面临的问题与挑战。

病毒性肝炎是世界范围内的重大传染性疾病，世界卫生组织（WHO）发布的《2017年全球肝炎报告》指出，2015年全球有134万人死于病毒性肝炎，其中90%的患者死于由慢性乙型肝炎和慢性丙型肝炎引起的肝硬化和原发性肝癌。据此，WHO提出了"2030年消除病毒性肝炎作为重大公共卫生威胁"的目标：与2015年基线水平相比，病毒性肝炎慢性感染（以乙型肝炎和丙型肝炎为主）者下降90%，病死率下降65%。

乙型肝炎病毒（HBV）感染呈世界性流行，但不同地区HBV感染的流行强度差异很大。据WHO报道，全球约有2.57亿慢性HBV感染者，非洲地区和西太平洋地区占68%。全球每年约有88.7万人死于HBV感染相关疾病，其中肝硬化和原发性肝癌死亡率分别占52%和38%。2014年，中国疾病控制中心对全国1~29岁人群乙型肝炎血清流行病学的调查结果显示，1~4岁、5~14岁和15~29岁人群乙型肝炎表面抗原（HBsAg）流行率分别为0.32%、0.94%和4.38%。据统计，2016年我国一般人群HBsAg流行率为5%~6%，慢性HBV感染者约有7 000万例，其中慢性乙型肝炎患者为2 000万~3 000万例。

丙型肝炎病毒（HCV）感染亦呈全球性流行，不同性别、年龄、种族人群均对HCV易感。据WHO估计，2015年全球有7 100万人感染慢性HCV，39.9万人死于由HCV感染引起的肝硬化或原发性肝癌。2016年，我国1~59岁人群血清抗-HCV阳性率为0.43%，在全球范围内属于低流行地区。由此推算，我国一般人群HCV感染者约为560万，加上高危人群和高发地区的HCV感染者，共计约1 000万例。

根据疾病发展的不同阶段，病毒性肝炎可分为急性肝炎、慢性肝炎，以及病毒性肝炎引起的肝硬化、肝衰竭和原发性肝癌。急性肝炎常见的有急性甲型肝炎、急性乙型肝炎、急性丙型肝炎、急性戊型肝炎等。慢性肝炎主要为慢性丙型肝炎和慢性乙型肝炎。目前抗病毒治疗是急、慢性丙型肝炎和慢性乙型肝炎的主要治疗手段。慢性丙型肝炎在临床上经规范的抗病毒治疗可达临床治愈，但是慢性乙型肝炎的抗病毒治疗仍困难重重。研发以临床治愈（功能性治愈）为目标的创新药物，并评价和现有药物的协同、联合等作用仍是尚待研究与解决的临床问题。

中医药治疗病毒性肝炎具有显著的临床优势,根据临床表现,病毒性肝炎可归类于中医黄疸(又分阳黄、阴黄、急黄)、胁痛、鼓胀、积聚等范畴。中医学对上述疾病的病因病机、诊断、治疗积累了大量的文献资料,呈现出历史渐进式发展过程。在战国至秦汉时期,由《黄帝内经》奠定了肝病防治的理论基础,《伤寒杂病论》确立了肝病辨治的基本法则,《神农本草经》创立了肝病防治的基本药性理论。在晋唐至明清时期,诸多医家完善了肝病中医防治体系的理法方药。自 20 世纪初以来,随着西学东渐的发展,中医药防治肝病体系大多应用西医肝病病名诊断,临床疗效也大多应用西医理化指标,研究手段引进现代科学技术手段,形成了中西医结合治疗肝病的理论体系和诊疗方案,取得了较为显著的成效。

　　本书立足于病毒性肝炎和相关性疾病的中西医结合治疗,将基础理论、临床治疗和研究进展有机结合,突出本书的实用性。感谢所有编者的辛勤付出,感谢上海市名中医王灵台教授的悉心指导,感谢科学出版社所有编辑的精雕细琢,感谢所有读者的支持厚爱。

高月求
2020 年 6 月

病毒性肝炎的中西医结合治疗

目录

第三篇　病毒性肝炎与相关疾病中西医结合治疗进展

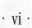

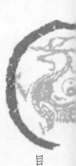

目
录

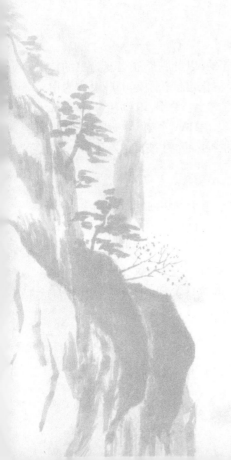

第一篇　病毒性肝炎总论

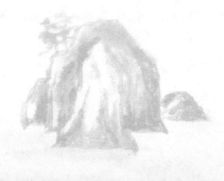

第一章　病毒性肝炎的病原学和流行病学

第一节　病　原　学

病毒性肝炎是由多种肝炎病毒引起的以肝脏炎症和坏死病变为主的一组传染病,是一类严重威胁人类健康的传染病。病毒性肝炎传染性强、传播途径复杂、传播范围广泛,《中华人民共和国传染病防治法》将病毒性肝炎归为乙类传染病。病毒性肝炎的主要致病因素为多种肝炎病毒,包括甲、乙、丙、丁、戊型肝炎病毒和其他嗜肝病毒。肝炎病毒在多种因素的作用下引起肝脏病变,并具有传染性。大多数肝炎病毒能独立存在于患者体内,但丁型肝炎病毒(hepatitis D virus,HDV)却需要依赖其他肝炎病毒共生于患者体内。病毒性肝炎在临床上以食欲减退、恶心、上腹部不适、肝区痛、乏力为主要表现。部分患者可有黄疸、发热和肝大,伴有肝功能损害。某些患者可能会随着病程的延长,慢性化发展为肝硬化,甚至转变为肝癌。

一、甲型肝炎

甲型肝炎是由甲型肝炎病毒(hepatitis A virus,HAV)引起的,以肝脏炎症病变为主的传染病。1947 年,Mackay Alan 提出把因粪便污染的食物和水经消化道传播引起的肝炎称为甲型肝炎,但人们对甲型肝炎的了解仅局限在临床症状和发病方式上。直到 1973 年,Feinslone 博士和他的同事们用电子显微镜在急性期患者的粪便中发现了 HAV 颗粒,并从感染狨猴(猴子的一种)的肝组织当中分离纯化出了 HAV。至此,HAV 的神秘面纱才被真正揭开。

(一)HAV 形态和生物学特征

HAV 为小 RNA 病毒科嗜肝病毒属,病毒核酸为单链 RNA,其长度相当于 7 400 个核苷酸。病毒外观表现为轮形球状,直径约为 27 nm,且没有囊膜[1]。HAV 对乙醚有较强的抵抗性,在温度为 60 ℃的条件下加热 1 h 或 pH 为 3 的强酸作用下仍具有相对的抵抗力。若用中性去垢剂(也称非离子型去垢剂)如聚乙二醇 200、山梨醇等处理,并不会破坏病毒的传染性。HAV 在 4 ℃的环境中可存活数月,稳定性强,但在 100 ℃的条件下加热 5 min 或用甲醛溶液、氯等处理 HAV,能够使其完全灭活。

(二)HAV 结构特点

HAV 外包裹蛋白衣壳,蛋白衣壳由 60 个壳微粒组成,呈 20 面体立体对称,每一壳微粒

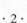

由4种不同的多肽即VP1、VP2、VP3和VP4所组成。蛋白衣壳表面有HAV的特异性抗原（HAVAg），能够被特异性抗体（抗-HAV）识别。HAV病毒仅有1个血清型和1套抗原抗体系统，因此检测抗体在世界各地被广泛应用。

HAV RNA的3'端有多聚的腺苷序列，在5'端以共价形式连接一组由病毒基因编码的细小蛋白质，称为病毒基因组蛋白（viral protein，genomic，VPG）。HAV RNA可读框（open reading frame，ORF）可分为P1、P2和P3功能区。P1功能区编码病毒衣壳蛋白（VP1、VP2、VP3和VP4），P2~P3功能区编码病毒蛋白酶、聚合酶、基因相关蛋白体及其他对复制起重要作用的蛋白[1]。在核心部位，单股正链RNA不仅具有遗传特性，而且肩负信使RNA功能，有传染性。HAV的复制方式为病毒寄宿于宿主细胞内并在其核蛋白体上进行病毒蛋白质的生物合成，从而复制增殖。

（三）HAV感染模型

应用HAV感染非灵长类动物猫、犬、猪、牛、羊等种属的细胞，结果均未有被感染者。而灵长类动物如黑猩猩、狨猴对HAV易感，且能传代，经口或静脉注射的动物可发生肝炎，并能在肝细胞中检出HAV。在人HAV感染者的潜伏期和急性期的早期，HAV可随粪便排出，恢复期患者的血清中能检出HAV的相应抗体。

1979年Provost等首次成功地将已适应在狨猴传代的毒株培养于原狨猴肝细胞或恒河猴胚肾细胞株（FRhK-6）中，此后我国学者也先后成功地使HAV在肝癌细胞株中增殖。病毒在组织培养细胞中可增殖，但不引起细胞病变，增殖与细胞释放均甚缓慢。应用免疫荧光试验可检出组织细胞中的HAV，亦可应用放射免疫方法在细胞溶解物中检出HAV[2]。

HAV可感染Vero细胞、恒河猴胚肾细胞株（FRhK-4）、人肝癌细胞株（PLC/PRF/S）等。

（四）HAV基因型

迄今，全球有超过60株HAV的全基因组序列被科学家们解析，此外还有大量HAV分离株的片段被测序。目前常用的HAV基因分型片段如：① VP1/P2A区域长168 bp的片段；② VP1区域全片段；③ VP3区域的C端；④ VP1区域的N端；⑤ VP1-P2B区域长390 bp的片段。当不同病毒株核苷酸的变异度大于15%时，即为不同的基因型；当病毒株间核苷酸的差异达到7.0%~7.5%时，则定义为不同的基因亚型。由此可将其分为7种基因型，即Ⅰ、Ⅱ、Ⅲ、Ⅳ、Ⅴ、Ⅵ、Ⅶ型。2003年，HAV基因分型被Costa-Mattioli等重新定义，即根据整个VP1区域的不同，将HAV重新分为6种基因型（Ⅰ~Ⅵ）。在这6种基因型中，有3种为人类起源，即Ⅰ~Ⅲ型，这3型又可分为A、B两个亚型，其中Ⅰ型和Ⅲ型在人群中相对常见，Ⅱ型只有CF-53（ⅡA）和SLF88（ⅡB）两株病毒株。另外3种为非人类起源，分别是CY-145（Ⅳ型）、AGM-27（Ⅴ型）和JM-55（Ⅵ型），它们都起源于猿类，其中Ⅳ型和Ⅵ型起源于食蟹猴，Ⅴ型来自非洲绿猴[3]。

（五）HAV疫苗

我国作为甲型肝炎的高发国家，一方面，不仅要加强对已患病人群的治疗，另一方面，更要强化甲型肝炎的预防。因此，开发和接种HAV疫苗十分重要。现阶段预防甲型肝炎主要

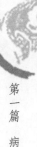

有两种方法：一是通过注射 HAV 高效价免疫球蛋白的被动免疫；二是接种 HAV 疫苗的主动免疫。

HAV 疫苗可刺激人体免疫系统产生抗体，从而预防病毒感染。目前，全球上市的 HAV 疫苗分为两类：一类是 HAV 减毒疫苗，另一类是 HAV 灭活疫苗。国内市场两者兼有，而国外则均为 HAV 灭活疫苗。我国获准生产的 HAV 减毒疫苗使用的是 LA-1 减毒株和 H2 减毒株，病毒滴度均在 $10^{6.5}$ TCID$_{50}$/mL 以上，只需接种一次即可获得可靠免疫效果[4]。

二、乙型肝炎

乙型肝炎是由乙型肝炎病毒（hepatitis B virus，HBV）引起的以肝脏病变为主的一种传染病。1965 年[5,6]，Blumberg 等在澳大利亚土著居民中发现澳大利亚抗原。1967 年，Krugman 等发现澳大利亚抗原与肝炎有关，称为肝炎相关抗原（hepatitis associated antigen，HAA）。1970 年，Dam 等在电镜下发现 HBV 完整颗粒，称为 Dane 颗粒。1972 年，世界卫生组织（World Health Organization，WHO）将 Dane 颗粒命名为乙型肝炎表面抗原（hepatitis B surface antigen，HBsAg）。1979 年，Calibert 等完成了 HBV 全基因组序列测定。本病流行久远、传播广泛，是全球性公共卫生问题。

（一）HBV 形态和生物学特性

HBV 属嗜肝 DNA 病毒科正嗜肝 DNA 病毒属。在电镜下观察，HBV 感染者血清中存在三种形式的颗粒：① 大球形颗粒，又名 Dane 颗粒，为完整的 HBV 颗粒，直径 42 nm，由核心与包膜组成。核心是病毒复制的主体，直径 27 nm，内含 HBV 环状双链 DNA、DNA 聚合酶（DNA polymerase，DNAP）、乙型肝炎核心抗原（hepatitis B core antigen，HBcAg）；包膜厚 7 nm，由脂质双层与蛋白质组成，HBsAg 即镶嵌于此脂质双层中。② 小球形颗粒，直径 22 nm。③ 丝状或核状颗粒，直径 22 nm，长 100~1 000 nm。后两种颗粒由 HBsAg 组成，为空心包膜，不含核酸，无感染性。一般情况下，血清中主要含小球形颗粒，Dane 颗粒较少。

HBV 的抵抗力较强，对热、低温、干燥、紫外线及一般浓度的消毒剂均能耐受。血清 HBV 在 37 ℃可存活 7 d，30~32 ℃可存活 6 个月，-20 ℃可存活 15 年。65 ℃ 10 h，100 ℃ 10 min 或高压蒸汽均可灭活 HBV，苯扎溴铵、环氧乙烷、戊二醛、过氧乙酸、碘伏等对 HBV 也有较好的灭活效果。

（二）HBV 结构特点

HBV 是含包膜的 DNA 病毒。HBV 基因组结构独特而精密，由不完全的双链环状 DNA 组成，长链含 3 020~3 320 bp，短链（正链）含 1 700~2 800 bp。HBV 基因组编码 HBsAg、HBcAg、乙型肝炎 e 抗原（hepatitis B e antigen，HBeAg）、病毒聚合酶和 HBx 蛋白。HBV 基因组的 4 个开放读码框（ORF）均位于长链，分别是 S 区、C 区、P 区和 X 区，其中 S 区完全嵌合于 P 区内，C 区和 X 区分别有 23% 和 39% 与 P 区重叠，C 区和 X 区有 4%~5% 重叠。

S 区又分为前 S1、前 S2 及 S 三个编码区，分别编码前 S1 蛋白（pre-S1）、前 S2 蛋白（pre-S2）及 HBsAg。前 S 蛋白有很强的免疫原性。HBsAg 的抗原性较复杂，根据其特异性

的共同抗原决定簇和亚型决定簇，可将 HBsAg 分为 10 种亚型，其中两种为混合亚型，主要亚型是 adw、adr、ayw 和 ayr。各地区的亚型分布有所不同，我国长江以北以 adr 占优势，长江以南 adr 和 adw 混存。

C 区基因由前 C 基因和 C 基因组成，前 C 基因开始编码（含前 C 基因和 C 基因）的蛋白质为 HBeAg，C 基因开始编码（仅含 C 基因）的蛋白质为 HBcAg。

P 区是最长的 OFR，编码多种功能蛋白，参与 HBV 的复制。其编码的蛋白质包括具有反转录酶活性的 DNA 聚合酶、RNA 酶 H 等。

X 区基因编码 X 蛋白［乙型肝炎 x 抗原（hepatitis B x antigen，HBxAg）］。HBxAg 具有反式激活作用（transactivation），可激活 HBV 本身、其他病毒或细胞的多种调控基因，促进 HBV 或其他病毒［如人类免疫缺陷病毒（human immunodeficiency virus，HIV）］的复制。另外，HBxAg 对原发性肝癌的发生可能起重要作用。

（三）HBV 感染模型

对 HBV 易感的动物较局限，灵长类动物如黑猩猩、长尾猴、卷尾猴和禽类鸭是较理想的动物模型。体外培养 HBV 尚未取得满意效果，通过 HBV DNA 转染获得的一些细胞株（如 HepG2 等）可支持完整病毒的复制和病毒蛋白的分泌。

HBV 通过肝细胞膜上的钠离子-牛磺胆酸-协同转运蛋白（sodium taurocholate cotransporting polypeptide，NTCP）作为受体进入肝细胞。侵入肝细胞后，部分双链环状 HBV DNA 在细胞核内以长链 DNA 为模板，在 DNA 聚合酶的作用下，延长短链以修补短链中的裂隙区，形成超螺旋的共价闭合环状 DNA（covalently closed circular DNA，cccDNA）。cccDNA 是 HBV 前基因组复制的原始模板，虽然基因含量较少，每个肝细胞内含 5～50 copies，但其存在对病毒复制及感染状态的建立十分重要。HBV 可以整合入宿主基因，并以 cccDNA 为模板，转录成几种不同长度的 mRNA。其中，3.5 kb 大小的前基因组 RNA（pregenome RNA，pgRNA）可释放入外周血，血清 HBV RNA 水平可反映肝组织内 cccDNA 的活性，并可能与患者病毒学应答和预后有关。cccDNA 半衰期较长，难以从体内彻底清除，对慢性感染起重要作用；cccDNA 从肝细胞核的清除，意味着 HBV 感染状态的终止。

（四）HBV 基因型及基因突变

根据 HBV 全基因序列差异≥8% 或 S 区基因序列差异≥4%，将 HBV 分为 9 种基因型（A～I 型）和 1 种未定基因型（J 型），各基因型有不同基因亚型。A 型主要见于美国和北欧，B、C 型主要在亚洲及远东地区，D 型世界各地均有，主要在地中海地区，E 型仅限于非洲，G、H、I 型尚不明确。HBV 在我国以 B 型和 C 型为主。根据 HBsAg 抗原特异性进行的分型与基因分型并不完全一致，分型在流行病学及对治疗反应上有一定意义。B 型和 C 型 HBV 感染者的母婴传播发生率高于其他型，C 型较早进展为原发性肝癌。HBV 基因型与疾病进展和 IFN－α 治疗应答有关。HBeAg 阳性患者对 IFN－α 治疗的应答率，B 型高于 C 型，A 型高于 D 型。

HBV 是一个高变异的病毒，在反转录复制过程中，因 RNA 聚合酶和反转录酶缺乏校正功能，可使病毒在复制过程中发生一个或多个核苷酸的变异。HBV 可以在慢性持续性感染

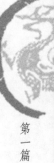

过程中自然变异,也可因抗病毒药物治疗诱导病毒变异,均可导致机体对抗病毒药物敏感性下降。HBV 基因组变异除了影响血清学指标的检测外,可能与疫苗接种失败、肝炎慢性化、抗病毒药物耐药、重型肝炎和原发性肝癌的发生有关。

HBV 基因组有意义的突变主要有以下几种。

(1) S 区基因突变可引起 HBsAg 亚型改变或 HBsAg 阴性乙型肝炎,HBsAg"a"决定簇(aa124~aa147)可出现多种变异,其中出现频率最高的起始密码子变异株造成 M 蛋白缺失可能与疾病加重有关。

(2) 前 C 基因及 C 基因启动子变异可引起 HBeAg 阴性/抗-HBe 阳性乙型肝炎,前 C 基因1 896 位核苷酸是最常发生变异的位点之一。C 区突变可致抗-HBc 阴性乙型肝炎。HBV 基本核心启动子(basal core promoter,BCP)变异可使前基因组 RNA 转录增强,病毒复制能力增加。

(3) P 区基因突变可导致复制缺陷或复制水平降低。在核苷类似物(nucleotide analogue,NAs)治疗患者中,P 区基因突变株与耐药关系密切。P 区基因突变有两类:一类为 YMDD 基因序列中的甲硫氨酸密码子(M)突变为缬氨酸(V),简称 YMDD(rtM204V)变异;另一类为甲硫氨酸密码子(M)突变为异亮氨酸(I),简称 YIDD(rtM204I)变异。

(五) HBV 疫苗

HBV 疫苗(即乙肝疫苗)是一种提纯的 HBsAg,主要的作用是预防乙型肝炎。接种乙肝疫苗后,会对机体的免疫系统产生刺激,从而产生保护性抗体。体液中只要存在这种抗体,遇到 HBV,抗体就会发挥作用,抑制感染,同时又不会对肝脏产生损伤,让人体具备免疫 HBV 的能力。乙肝疫苗研发至今已经经历三代,分别是血源性乙肝疫苗、基因工程乙肝疫苗、合成肽乙肝疫苗。现在我国统一采购及市面上见到的均为重组乙肝疫苗,该类疫苗主要是由哺乳动物细胞和酵母细胞通过基因重组等手段制备而成。我国是乙型肝炎的高流行国家,目前没有研发出治疗乙型肝炎的特效药物,因此,注射乙肝疫苗为预防乙型肝炎、控制乙型肝炎流行的重要手段。

(六) HBV 抗原抗体系统

1. HBsAg 与抗-HBs

血清 HBsAg 可由 cccDNA 转录为 mRNA,并由 mRNA 翻译产生,也可由整合入宿主基因组的 HBV DNA 序列转录翻译而来,HBsAg 阳性表示 HBV 感染。HBsAg 本身只有抗原性,无传染性。成人感染 HBV 后最早 1~2 周,最迟 11~12 周外周血中首先出现 HBsAg。急性自限性 HBV 感染时外周血中 HBsAg 大多持续 1~6 周,最长可达 20 周。无症状携带者和慢性感染者 HBsAg 可持续存在多年,甚至终身。抗-HBs 为保护性抗体,阳性表示具备 HBV 免疫力,见于乙型肝炎恢复期、既往感染及接种乙肝疫苗者。抗-HBs 在急性感染后期,HBsAg 转阴后一段时间开始出现,在 6~12 个月内逐步上升至高峰,可持续多年,但滴度会逐步下降;约半数病例抗-HBs 在 HBsAg 转阴后数月才可检出;少部分病例 HBsAg 转阴后始终不产生抗-HBs。

2. pre-S1 与抗 pre-S1

pre-S1 在感染早期紧接着 HBsAg 出现于血液中,在急性期快速转阴提示病毒清除和病

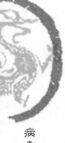

情好转。pre－S1 阳性是 HBV 存在和复制的标志,如果 pre－S1 持续阳性,提示感染慢性化。抗 pre－S1 被认为是一种保护性抗体,在感染早期即可检出。

3. pre－S2 与抗 pre－S2

pre－S2 可作为判断 HBV 复制的指标。抗 pre－S2 是保护性抗体,在急性肝炎恢复早期出现;抗 pre－S2 亦可作为乙肝疫苗免疫效果的观察指标。

4. HBeAg 与抗－HBe

HBeAg 是一种可溶性蛋白,一般仅见于 HBsAg 阳性患者。急性 HBV 感染时 HBeAg 出现于 HBsAg 之后。HBeAg 的存在表示患者处于高感染低应答期。既往 HBeAg 阳性的患者 HBeAg 消失而抗－HBe 出现称为 HBeAg 血清学转换。每年有 10% 左右的病例发生自发血清学转换。HBeAg 血清学转换后病毒复制多处于静止状态,传染性降低。部分患者仍有病毒复制、肝炎活动。

5. HBcAg 与抗－HBc

血液中 HBcAg 主要存在于 Dane 颗粒的核心,游离的 HBcAg 极少,故较少用于临床常规检测。肝组织中 HBcAg 主要存在于受感染的肝细胞核内。HBcAg 有很强的免疫原性,HBV 感染者几乎均可检出抗－HBc,除非 HBV C 基因序列出现极少见的变异,或感染者有免疫缺陷。抗－HBc IgM 阳性多见于急性乙型肝炎,慢性 HBV 感染急性发作多表现为低水平阳性;绝大多数抗－HBc IgM 出现在发病第一周,多数在 6 个月内消失。抗－HBc IgG 出现较迟,但可保持多年甚至终身。只要感染过 HBV,不论病毒是否被清除,其抗体多为阳性。

6. 抗－HBc 定量

新型双抗原夹心法可定量检测血清抗－HBc 水平。免疫清除期和再活动期患者抗－HBc 定量水平显著高于免疫耐受期和低复制期。HBeAg 阳性慢性乙型肝炎患者的基线抗－HBc 定量水平可预测聚乙二醇干扰素 α 和 NAs 的疗效。此外,抗－HBc 定量水平和丙氨酸转氨酶(alanine aminotransferase,ALT)水平呈明显正相关;尤其是 ALT 正常患者,抗－HBc 定量水平和肝脏组织学炎症坏死程度呈显著正相关。

7. 乙型肝炎病毒核心相关抗原

乙型肝炎病毒核心相关抗原(hepatitis B core-related antigen,HBcrAg)是与肝细胞内 cccDNA 转录活性相关的新型血清生物标志物[7]。HBcrAg 是包含 HBcAg、HBeAg、p22cr 蛋白质的复合标志物,在区分疾病分期、聚乙二醇干扰素 α 和 NAs 抗病毒疗效,以及停药后复发、预测原发性肝癌发生风险等方面均有重要作用。

三、丙型肝炎

丙型肝炎是一种由丙型肝炎病毒(hepatitis C virus,HCV)感染引起的病毒性肝炎。HCV 是 1989 年经分子克隆技术发现的,1991 年国际病毒分类委员会将其归为黄病毒科丙型肝炎病毒属[5,8]。

(一) HCV 形态和生物学特性

HCV 是球形颗粒,直径 30~60 nm,内有由核心蛋白和核酸组成的核衣壳,外有脂质外

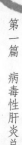

壳、囊膜和棘突结构。

HCV 对一般化学消毒剂敏感,10%三氯甲烷可杀灭 HCV。煮沸、紫外线等亦可使 HCV 灭活。100 ℃ 5 min、60 ℃ 10 h 或 1/1 000 甲醛溶液 37 ℃ 熏蒸 6 h 等也可灭活 HCV。血制品中的 HCV 可用干热 80 ℃ 72 h 或加变性剂使之失活。

(二) HCV 结构特点

HCV 基因组为单股正链 RNA,约由 $9.6×10^3$ 个核苷酸组成,全长约 9.4 kb。基因组两侧分别为 5′和 3′非编码区,中间为 ORF,编码区从 5′端依次为核心蛋白区(C)、包膜蛋白区(E1、E2/NS1)、非结构蛋白区(NS2、NS3、NS4A、NS4B、NS5A 和 NS5B),NS3、NS4A、NS5A 和 NS5B 是目前直接抗病毒类药物(direct-acting antiviral agents,DAAs)的主要靶位。核心蛋白与核酸结合组成核衣壳。包膜蛋白为病毒外壳成分,可能含有与肝细胞结合的表位。NS3 区编码螺旋酶和蛋白酶,NS3 蛋白具有强免疫原性,可刺激机体产生抗体,在临床诊断上有重要价值。NS5 区编码 RNA 多聚酶,在病毒复制中起重要作用。

(三) HCV 基因型及基因突变

根据基因序列的差异,按照国际通行的方法,以 Simmonds 分型命名系统将 HCV 分为 6 个不同的基因型,同一基因型有不同亚型。基因型以阿拉伯数字表示,亚型则在基因型后加英文字母(如 1a、2b、3c 等)。基因型分布有显著的地区性差异,不同国家或地区的 HCV 基因组序列有差异。1 型是最常见的基因型,呈世界性分布,中国、日本、美国以 1 型为主,1b 型 HCV RNA 载量高;2a 和 2b 型在北美、欧洲和日本多见,2c 型在意大利北部多见;3 型常见于印度、巴基斯坦、澳大利亚、苏格兰等;4 型见于中东及非洲;5 型常见于南非;6 型常见于中国香港和中国澳门。

HCV 基因易变异,同一基因组不同区变异程度有显著差别。5′非编码区最保守,在设计用于诊断 HCV 感染的聚合酶链式反应(polymerase chain reaction,PCR)引物时,此区是首选部位。E2/NS1 区变异程度最大,此区含有两个高变区(HVR1/HVR2)。在 NS3/4A、NS5A 和 NS5B 的 DAAs 靶点都可能出现替代突变,可能影响 DAAs 治疗的敏感性,与治疗失败有关,称之为耐药相关替代突变(resistance-associated substitutions,RASs)。同一病例存在准种(quasispecies),即 HCV 感染后,在感染者体内形成以一个优势株为主的相关突变株病毒群。

(四) HCV 感染模型

黑猩猩对 HCV 易感,是目前较理想的动物模型。HCV 细胞感染模型系统的突破始于 JFH1 感染性克隆的产生。2003 年,Kato 等发现基因 2a 型的 JFH1 毒株复制子不需要突变即可在 Huh7 细胞内高效复制。至今,JFH1 仍是唯一能在 Huh7 细胞中自主高效复制的 HCV 克隆。

(五) HCV 疫苗

迄今,尚没有 HCV 疫苗。

(六) HCV 抗原抗体系统

1. HCVAg 与抗 - HCV

血清中 HCVAg 是 HCV 复制的标志物,但含量很低,检出率不高。在不能检测 HCV

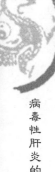

病毒性肝炎的中西医结合治疗

RNA 情况下,它可作为替代方法用于诊断急性或慢性 HCV 感染。抗 - HCV 是 HCV 感染的标志,而不是保护性抗体。抗 - HCV 又分为 IgM 和 IgG 型。抗 - HCV IgM 在发病后即可检测到,一般持续 1~3 个月。如果抗 - HCV IgM 持续阳性,提示病毒持续复制,易转为慢性。一些自身免疫性疾病患者可出现抗 - HCV 假阳性;血液透析和免疫功能缺陷或合并 HIV 感染者可出现抗 - HCV 假阴性;急性丙型肝炎患者可因为处于窗口期出现抗 - HCV 阴性。

2. HCV RNA

HCV RNA 阳性是病毒感染和复制的直接标志。对于抗 - HCV 阳性者,应进一步检测 HCV RNA,以确定是否为现症感染。感染 HCV 后第 1 周即可从血液或肝组织中检出 HCV RNA。但其含量少,并随病程波动。HCV RNA 定量测定有助于确认现症感染、病毒复制程度、抗病毒治疗前基线病毒载量分析、抗病毒治疗的选择及疗效评估等。

四、丁型肝炎

丁型肝炎是由丁型肝炎病毒(hepatitis D virus, HDV)与 HBV 等嗜肝 DNA 病毒共同引起的传染病。1977 年,意大利肠胃病学专家 Ridge 用免疫荧光法对慢性乙型肝炎患者的肝细胞进行检查,他和同事们在患者的肝细胞核中发现了一种新的抗原。这种抗原的分布类似 HBcAg,却又很少与 HBcAg 同时存在。因 HBsAg、HBeAg 和 HBcAg 等已经被现代医学家们所熟知,因此,他觉得这种新发现的抗原是 HBV 的第四种抗原,即 δ 抗原(以第四个古希腊字母命名),这种抗原的抗体也因此被称为 δ 抗体。后续研究表明,δ 抗原并非 HBV 的组成部分,而是一种没有外壳且需要借助其他病毒才能复制生存的缺陷 RNA 病毒,其常借助 HBV 的功能以保证复制及生存,常与 HBV 先后重叠感染或同时混合感染,并可使原有的乙型肝炎加重。因此,1984 年 Ridge 提议,将 δ 抗原称为 HDV。

(一)HDV 形态和生物学特性

HDV 主要存在于肝组织细胞核内,像其他肝炎病毒一样,分布特点为弥漫小球状或者颗粒状。HDV 抗原(HDVAg)是一种分子量为 68 000 Da 的蛋白质。该蛋白质对酸和热具有较强的抵抗性,但容易被大多数蛋白酶和碱灭活[9]。虽然 HDV 是一种传染性病毒,但它却有一定的自限性,即 HDV 在细胞内不能够自我复制,必须依靠其他嗜肝性 DNA 病毒的辅助才能复制增殖。HDV 的缺陷性还表现为 HDV 常常感染 HBsAg 阳性的患者。这也是为什么临床上常表现为 HDV 和 HBV 的共同感染及重叠感染的原因。

(二)HDV 结构特点

HDV 体形细小,直径 35~37 nm,核心含单股长链共价闭合的环状 RNA(长约 1.7 kb)和 HDAg,其外包以 HBV 的 HBsAg。HDV RNA 中鸟嘌呤(G)和胞嘧啶(C)的含量达 60%,其中约 70% 核苷酸相互配对,形成稳定的二级结构。在自然状态下,HDV RNA 核苷酸之间形成部分双链而折叠成一种无分支的杆状结合物[10]。在 HDV RNA 中存在基因链 RNA 和反基因链 RNA,两者互补,但反基因链 RNA 仅 5%~20%。HDV 易与 HBV 混杂在一起,但经核酸分子杂交技术实验表明,HDV RNA 与 HBV DNA 无同源性,也不是宿主细胞的 RNA。HDV

RNA 的分子量很小,这决定了 HDV 的缺陷性,不能独立复制增殖,需要依赖于其他嗜肝性病毒的帮助才能复制生存。

HDVAg 是由 HDV 编码的能够被特异性抗体识别的一种蛋白质。HDVAg 通常有两种存在形式,分别是 27 kPa 的 L-HDVAg 和 24 kPa 的 S-HDVAg。相比较而言,L-HDVAg 比 S-HDVAg 在 C 端多出 19 个氨基酸,从而导致两者在功能上具有很大的不同。除此之外,两种形式在序列上几乎完全相同,本质上两种形式来源于同一 ORF,通过 RNA 编辑,S-HDVAg 的终止密码子 UAG 变为 UGG 从而翻译成为 L-HDVAg,这一过程由宿主细胞的双链 RNA 腺苷脱氨酶介导的 RNA 编辑完成。HDVAg 能够介导 HDV RNA 的活动,具体表现为位于 HDVAg 上的核定位信号 NLS 与 RNA 功能区的结合,从而介导 HDV RNA 入核,进行复制和转录。HDVAg 能够调控宿主 RNA 聚合酶 Ⅱ 转向 HDV 的复制和转录,从而抑制宿主基因的表达。更多研究表明,HDVAg 具有很多功能,如与多种蛋白质作用从而调控 HDV 基因的表达,HDVAg 还能通过自身 RNA 伴侣功能增强核酶活性。

(三) HDV 基因型

HDV 有 8 种基因型,分为 Ⅰ~Ⅷ型。Ⅰ型呈全球分布;Ⅱ型和Ⅳ型主要在日本、俄罗斯和中国台湾等地区分布;Ⅲ型仅在巴西亚马孙河流域分布;Ⅴ~Ⅷ型也称作非洲基因型,主要发现于西非和中非,也包括一些北欧移民。

(四) HDV 感染模型

已证明感染 HBV 的黑猩猩及感染嗜肝病毒的东方土拨鼠和鸭子,可作为 HDV 的实验动物。

(五) HDV 疫苗

目前,尚没有 HDV 疫苗。

五、戊型肝炎

戊型肝炎是由戊型肝炎病毒(hepatitis E virus, HEV)引起的,以肝实质细胞炎性坏死为主的肠道传播性疾病[5]。1983 年采用免疫电镜技术在患者粪便中观察到 HEV,1989 年通过分子克隆技术获得 HEV cDNA。现认为 HEV 是 α 病毒亚组的成员。

(一) HEV 形态和生物学特征

HEV 是一种引起人畜共患病的单股正链 RNA 病毒,呈正二十面体立体对称的无囊膜球型,直径 27~38 nm。

HEV 在碱性环境下较稳定,在镁、锰存在的环境下基本可以保持其完整性;而对高盐、高热、三氯甲烷及氯化铯敏感。

目前已发现黑猩猩、多种猴类、家养乳猪等对 HEV 易感,HEV 可在多种猴类中传代,连续传代后毒性强度无改变。

（二）HEV 结构特点

HEV 基因组全长 7.2~7.6 kb,含 3 个 ORF 区(ORF1、ORF2 和 ORF3)。ORF1 编码的非结构蛋白,主要是 RNA 复制相关的酶(甲基转移酶、木瓜蛋白酶、解旋酶及 RNA 依赖性核糖核酸聚合酶);ORF2 编码的结构蛋白是主要的病毒抗原表位,能诱导机体产生中和抗体;ORF3 与 ORF2 部分重叠,编码一个磷酸化蛋白,可能在病毒从宿主细胞释放过程中起作用。目前,在内质网应激状态下,Ⅰ型 HEV 还鉴定出 ORF4,这可能解释了 HEV 无法在哺乳动物细胞中有效复制的原因。

（三）HEV 基因型

根据 HEV 基因组序列和氨基酸序列差异,可将 HEV 分为 4 种基因型(Ⅰ~Ⅳ):Ⅰ型 HEV 主要来自亚洲和非洲,引起水源性流行,主要感染男性青壮年;Ⅱ型来源于墨西哥和少数非洲国家;Ⅲ型(包括人和猪 HEV)主要广泛分布于欧美和日本;Ⅳ型以前被认为仅在中国,然而有报道表明在印度、印度尼西亚、日本、越南、西班牙、法国和意大利的猪群和人群也广泛流行。Ⅲ型和Ⅳ型既可感染人,也可感染多种动物,可在人和动物之间传播,其引起的戊型肝炎已被认为是一种人畜共患病。其中Ⅳ型是我国饲养的猪及我国人群散在感染的优势基因型,容易感染老年及免疫力低下人群。四种基因型的 HEV 只有一种血清型。

（四）HEV 感染模型

猪为 HEV 最重要的动物宿主,对Ⅲ、Ⅳ型 HEV 易感。非人灵长类动物中,黑猩猩、食蟹猴、恒河猴、猕猴对Ⅰ~Ⅳ型 HEV 均易感,是 HEV 较为理想的动物模型。

（五）HEV 疫苗

目前,进入临床试验阶段的 HEV 疫苗包括美国国立卫生研究院研制的用昆虫表达的 Sar - 55OF2 片段的蛋白产物(56 KDa)和厦门大学研究人员在大肠杆菌表达 ORF2 截断点片段 368~606。目前,全球只有一种戊型肝炎疫苗被研制成功,国家批准可生产和使用,这就是我国食品药品监督管理局于 2011 年 12 月批准在国内使用的原核表达重组蛋白 HEV 239 疫苗。该疫苗源病毒基因型为 HEV - 1,可以阻断天然抗体对 HEV 的中和作用。

六、其他嗜肝病毒

其他嗜肝病毒包括嗜肝 DNA 病毒科和其他肝炎病毒。

嗜肝 DNA 病毒科包括正嗜肝 DNA 病毒属和禽嗜肝 DNA 病毒属,还有一个未分类的成员,白亚口鱼乙型肝炎病毒(white sucker hepatitis B virus, WSHBV)。其中正嗜肝 DNA 病毒主要感染非人灵长类动物、啮齿类动物和蝙蝠。HBV 是正嗜肝 DNA 病毒属的原型代表毒株,主要感染人;非人灵长类动物肝炎病毒,如绒毛猴乙型肝炎病毒(woolly monkey hepatitis B virus, WMHBV)和卷尾猴乙型肝炎病毒(capuchin monkey hepatitis B virus, CMHBV),主要感染黑猩猩、大猩猩、红毛猩猩、长臂猿和卷毛猴等[11];啮齿类动物肝炎病毒,包括土拨鼠肝

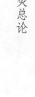

炎病毒（woodchuck hepatitis virus，WHV）、地松鼠肝炎病毒（ground squirrel hepatitis virus，GSHV）和北极地松鼠肝炎病毒（arctic squirrel hepatitis virus，ASHV）；蝙蝠肝炎病毒，有长翼蝠乙型肝炎病毒（long-fingered bat hepatitis B virus，LBHBV）、赤道蹄蝠乙型肝炎病毒（roundleaf bat hepatitis B virus，RBHBV）、尾皮蝠乙型肝炎病毒（tent-making bat hepatitis B virus，TBHBV）和果树蹄蝠乙型肝炎病毒（pomona bat hepatitis B virus，PBHBV）等。禽嗜肝DNA病毒主要感染禽类，包括鸭乙型肝炎病毒（duck hepatitis B virns，DHBV）、苍鹭乙型肝炎病毒（heron hepatitis B virus，HHBV）、鹦鹉乙型肝炎病毒（parrot hepatitis B virus，PHBV）和鹳乙型肝炎病毒（stork hepatitis B virus，STHBV）。嗜肝DNA病毒科的所有成员都具有相似的结构和基因特征，如均属于双链DNA反转录病毒，都具有包裹在半闭合的环状DNA外面的包囊，病毒粒子的形态和大小相似等。

（一）正嗜肝DNA病毒

1. 人HBV

人HBV见本节"乙型肝炎"部分。

2. 非人灵长类动物的肝炎病毒

该病毒能够和人的肝细胞受体牛磺胆酸盐共转运蛋白结合，具有和HBV一致的pre-S1蛋白。对灵长类动物的HBV全基因组进行系统化分析，显示人和非人灵长类动物中的HBV属于同一个分支。

3. 啮齿类动物肝炎病毒

土拨鼠肝炎病毒是1978年在费城动物园的土拨鼠中检测到的，地松鼠肝炎病毒是在加州比奇岛的地松鼠中发现的，且1996年发现了北极地松鼠肝炎病毒。相比于土拨鼠肝炎病毒，北极地松鼠肝炎病毒和地松鼠肝炎病毒的同源性较高，系统发育分析表明，三种啮齿类嗜肝DNA病毒变异性大致相同（核苷酸变异度为16%，氨基酸变异度为18%）。初步研究表明，土拨鼠肝炎病毒感染和地松鼠肝炎病毒感染均与肝癌的发生密切相关；地松鼠肝炎病毒感染过程较轻，发病率较低，肝癌发病延迟，一般4年以后发病；北极地松鼠肝炎病毒则不容易致癌。

4. 蝙蝠肝炎病毒

2013年，福建农林大学动物科学学院涂长春课题组发现了第一个蝙蝠肝炎病毒——长翼蝠乙型肝炎病毒，其被国际病毒分类委员会认定为正嗜肝DNA病毒属中一个新的种[12]。对长翼蝠乙型肝炎病毒基因组进行分析，发现其和其他正嗜肝DNA病毒具有相同的环状结构并且有部分基因组重叠。同年，德国科学家又相继在加蓬和巴拿马的蹄蝠和筑帐蝠中检测到蝙蝠肝炎病毒，将其分别命名为赤道蹄蝠乙型肝炎病毒和尾皮蝠乙型肝炎病毒，并作为两个新的种被国际病毒分类委员会收录。2015年，福建农林大学动物科学学院涂长春课题组又在中国云南的果树蹄蝠中发现了一种新的蝙蝠肝炎病毒，并将其命名为果树蹄蝠乙型肝炎病毒。后来，又相继在中国的各种蝙蝠中发现了正嗜肝DNA病毒，充分说明蝙蝠携带肝炎病毒的多样性。蝙蝠肝炎病毒和所有已知的正嗜肝DNA病毒基因组差异度大于35%，而四种蝙蝠肝炎病毒之间的差异度大于39%。蝙蝠肝炎病毒和其他正嗜肝DNA病毒具有相间的环状结构并且有部分基因组重叠，其基因组长3 230 bp，和非人灵长类动物嗜肝病毒较为相似,其和 HBV 的全基因组序列的核苷酸同源性为 46.8%~50.0%,和猕猴肝炎病毒的同源性为 48.6%~49.0%,和土拨鼠肝炎病毒的同源性为 50.1%~50.6%,和地松鼠肝炎病毒的同源性为 51.6%~51.9%。

(二)禽嗜肝 DNA 病毒

禽嗜肝 DNA 病毒具有相似的基因组和抗原结构,其基因组长约 3 000 bp,包括 3 个 ORF 区 ORF-PreS/S、ORF-PreC/C 和 ORF-P,相比于 HBV,少了 1 个 ORF-X。禽嗜肝 DNA 病毒和 HBV 基因组复制模式相同,鸭乙型肝炎病毒和 HBV 在核苷酸水平上有 40%的同源性。对禽嗜肝 DNA 病毒进行同源性进化分析,发现苍鹭乙型肝炎病毒、鹦鹉乙型肝炎病毒和鹤乙型肝炎病毒基因组最为接近,三者在同一个进化分支上。

(三)其他新发现的嗜肝 DNA 病毒

2015 年,Cassidy M Hahn 在北美五大湖中的白亚口鱼中发现了一种新的乙型肝炎病毒,即白亚口鱼乙型肝炎病毒。2017 年,Jennifer 等在两栖类和爬行类动物中也发现了肝炎病毒,他们分析了第一个两栖类动物的乙型肝炎病毒基因组,还有几个鱼类的乙型肝炎病毒,对四类脊椎动物的乙型肝炎病毒基因组进行了全面的比较分析。分别运用病毒宏基因组测序分析得到了蓝鳃太阳鱼的嗜肝 DNA 病毒,对全基因组运用鸟枪法进行硅片分析转录组鸟枪装配数据库,得到了非洲慈鲷的嗜肝 DNA 病毒和西藏蛙嗜肝 DNA 病毒。

七、其他肝炎病毒

除嗜肝 DNA 病毒科外,其他肝炎病毒还包括庚型肝炎病毒(hepatitis G virus,HGV 或 GB virus-C,GBV-C)、输血传播病毒(transfusion transmitted virus,TTV)和 Sen 病毒(Sen virus,SENV),但以上三种病毒是否是嗜肝病毒尚未有定论。

(一)庚型肝炎病毒

1967 年,Deinhardt 等用患有急性肝炎的外科医生(G.B.)的血清接种入狨猴体内导致肝炎发生,狨猴血清中可能含有的致病因子被命名为 GB 病毒[13]。1995 年,Simons 等在小绢猴体内鉴定出两种黄病毒科家族新成员,GBV-A 和 GBV-B。随后,又有两种相关的人类肝炎病毒从非甲非乙型肝炎患者血浆中分离出来,被分别命名为 GBV-C 和 HGV。GBV-C 与 HGV 氨基酸的同源性接近 100%,后经鉴定为同一种病毒,于是 GBV-C 与 HGV 统一命名为庚型肝炎病毒。自 GBV-C/HGV 的发现,有 10%~20%的非甲非戊型肝炎的病因得到解释。

HGV 的基因构成与 HCV 的基因组序列非常相似,HGV 是含包膜的单股正链 RNA 病毒,直径约 100 nm,基因组长 9 103~9 392 bp,并含有 1 个 ORF,编码 2 873~2 910 个氨基酸。

HGV 的嗜肝性仍然存在争议。尽管 HGV 感染病例中既有急性也有慢性庚型肝炎,并且肝癌细胞系的体外感染试验也证实了 HGV 的嗜肝性,但是 HGV 常以低水平或不可检测的水平存在于宿主肝脏,而在循环淋巴细胞中则更容易检测到,说明肝细胞可能并不是 HGV 复制的唯一位点。

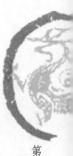

（二）输血传播病毒

1997 年,Nishizawa 等首次发现了人TTV[14],1999 年 Miyata 等发现猪TTV。TTV是一种新型的 DNA 病毒,由输血途径传播,广泛存在于人类和动物体内。目前并没有发现与TTV直接相关的疾病,但某些疾病的发生和发展与TTV存在一定的关联。TTV感染后可长期存在于人体内,呈现病毒携带状态,可能与慢性肝炎、肝硬化及肝癌有一定的相关性。由于TTV基因型较多及宿主的多样性,较难确定TTV整个频谱的致病性是否具有同一性。

（三）SEN 病毒

2000 年,意大利学者 Primi 等从 1 例感染 HIV 的患者血清中分离出一种 DNA 病毒,并命名为 Sen 病毒(SENV)[5]。

SENV 属圆环病毒科,是TTV超家族的一员。SENV 是无包膜、单链、环状 DNA 病毒,其基因组全长约为 3 900 bp。根据其基因组的差异,可分为 8 种亚型(SENV A～H),各亚型间基因序列差异在 15%～50%。SENV 有 3 个 ORF(ORF1、ORF2 和 ORF3)。此外,肝组织中 SENV RNA 可能是 SENV 复制的中间体。

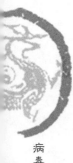

第二节　流行病学

一、甲型肝炎

1988 年,上海暴发了一场大规模的 HAV 感染,据统计,有 31 万余市民感染。这场传染病发生的罪魁祸首居然是来自江苏启东的毛蚶。当年启东水域受大量人畜粪便污染,养殖在该水域的毛蚶将大量 HEV 聚集在体内。实验证明,毛蚶可浓缩 HEV 达 29 倍,而且其可在体内存活 3 个月之久。大获丰收的毛蚶被运输到上海海鲜市场供市民选购,而酷爱生食的上海人在食用毛蚶的过程中未能将病毒彻底杀灭,从而感染病毒。据抽样调查显示,上海市居民吃蚶率为 32.1%,吃蚶人群甲型肝炎罹患率的相对危险性是未吃蚶人群甲型肝炎罹患率的 23～25 倍,特异危险度为 11.5～15.2。

（一）流行特征

甲型肝炎呈全球性分布,可分为高度、中度和低度地方性流行地区。在高度地方性流行地区,约 90% 成人抗-HAV 阳性,大部分儿童在 10 岁前已感染 HAV,如亚洲大部、中东、非洲和中南美洲。在中度地方性流行地区,成人抗-HAV 流行率约为 50%,儿童为 20%～30%,如俄罗斯和东欧的多数国家。在低度地方性流行地区,成人抗-HAV 流行率低于 30%,如北美、西欧等发达国家和地区[15]。由此可以看出,甲型肝炎的发病率往往与社会经济水平和卫生条件相关联。卫生环境相对差的国家和地区,HAV 感染大都发生在幼儿期和儿童期。卫生条件好的国家和地区,HAV 感染率相对较低,儿童发病率也相对较低。与高收入人群相比,社会地位和经济水平低下的人群 HAV 感染率更高。在世界范围内,欧美等发达国家的发病率要远小于亚非某些发展中国家。然而在同一国家,由于社会经济和卫生水平的不平衡发展,导致在 HAV 高度地方性流行的国家,也有中度或低度地方性流行地区;在经济水平高度发达的低度地方性流行国家,也有中度地方性流行地区,如我国为 HAV 高度地方性流行区,但大城市常住居民的 HAV 感染率却处于低度或中度地方性流行水平,不过外来人口甲型肝炎流行率较高。

(二)致病性

1. 传染源
甲型肝炎的传染源为甲型肝炎患者和无症状的感染者。

2. 传播途径
(1)粪-口传播:为甲型肝炎的主要传播途径,通过食物、水和密切的个人接触。甲型肝炎发病前(潜伏期末)患者粪便内有许多 HAV,且极具传染性,可通过污染水源等方式进入人体消化道,继而进入血液,暴发感染。

(2)血液传播:甲型肝炎的潜伏期为 15~45 d,病毒常在患者转氨酶升高前的 5~6 d 就存在于患者的血液和粪便中,而此时若有输血或血液与伤口破溃处接触,易发生感染。但随着病情的进展,人体产生的特异性抗体进入血清,血液和粪便中的传染性也逐渐消失[16]。

(3)性传播:是可能导致甲型肝炎感染的原因之一。据报道,男男性接触者有甲型肝炎暴发可能性,而这与口肛或直肠手指接触、多个性伴侣、匿名伴侣、公共场所性行为和群体性行为有关。HIV 呈阳性的患者患病风险不会增加,但可能更具传染性[17]。

3. 易感人群及预防
职业易感人群主要指处理污物或污水的工人、食品行业从业人员。个体易感者主要指生活在低度流行地区到中度或高度流行地区旅行的个人;与易感 HAV 接触的人(集体、监狱、多人口家庭);儿童为主要病毒宿主,是儿童-成人传播方式的传染源;患慢性肝病的人;多次输血的人;静脉吸毒者;男男性接触者[18]。

改善环境卫生、保障食品安全和接种疫苗是抵御本病的最有效方法。接种 HBV 疫苗是预防甲型肝炎的有效措施。此外,养成良好的卫生习惯,饭前便后洗手,不饮生水,不吃不洁的食物,食用海鲜要煮熟,也是预防 HAV 感染的有效方法。加强饮食行业的卫生管理,做好公共卫生,并对饮食行业人员实行定期体检;加强学校、托儿所、幼儿园等集体单位的卫生管理,是防止甲型肝炎聚集性病例或暴发疫情的有效措施。

二、乙型肝炎

病毒性肝炎是一项重大的公共卫生挑战,需要紧急应对。据 WHO 报道,在 2015 年,病毒性肝炎导致 134 万人死亡,这个数字与肺结核造成的死亡人数相当,高于 HIV 造成的死亡人数。大多数病毒性肝炎死亡是由于慢性肝病(72 万人死于肝硬化)和原发性肝癌(47 万人死于原发性肝癌),其中乙型肝炎和丙型肝炎占所有肝炎死亡率的 96%。宿主、病毒及环境因素之间相互作用,决定感染状态,以及是否进展为严重的肝病,如肝硬化、肝癌。

（一）流行特征

HBV 感染是当前世界上最常见的慢性病毒感染，不同地区 HBV 感染的流行强度差异显著：在乙型肝炎高度流行地区，HBsAg 阳性率≥8%；在乙型肝炎中度流行地区，HBsAg 阳性率为 2%~7%；在乙型肝炎低度流行地区，HBsAg 阳性率≤2%。2016 年，WHO 估计全世界有 2.57 亿人（占总人口的 3.5%）患有慢性 HBV 感染，非洲和西太平洋地区占感染者的68%。全球每年约有 88.7 万人死于 HBV 感染相关疾病，其中肝硬化和肝癌死亡率分别占52% 和 38%。东南亚和西太平洋地区人群的 HBsAg 阳性率分别为 2.0%（3 900 万例）和6.2%（1.15 亿例）[19]。2010 年，全球疾病负担研究发现，HBV 感染仍居首位，而且每年约有65 万人死于慢性乙型肝炎引起的并发症[20]。HBV 感染在亚洲的地方性流行程度不尽相同，多数为中至高度地方性流行区，少数为低度地方性流行区。中国是 HBV 感染高发地区，我国人群 HBsAg 阳性率高达 7.18%，给个人、家庭和社会造成了沉重的经济负担，严重影响了我国社会经济的发展。

乙型肝炎在我国是高度流行的，既往约 9 000 万慢性 HBV 感染者[21]，占全球慢性 HBV感染者的 30%[22]。2014 年，疾病预防控制中心采用全国性血清学调查评价我国 1~29 岁人群乙型肝炎血清流行病学，结果显示，1~4 岁、5~14 岁、15~29 岁人群的 HBsAg 阳性率分别为 0.3%、0.9% 和 4.4%。1992~2014 年，1~29 岁人群的 HBsAg 阳性率从 10.1% 下降到2.6%[19]。据目前估计，我国一般人群的 HBsAg 阳性率为 5%~6%，慢性 HBV 感染者约为7 000 万例，其中慢性乙型肝炎患者为 2 000 万~3 000 万例[23]。

（二）致病性

1. 传染源

急性乙型肝炎患者、慢性乙型肝炎患者和 HBV 携带者是主要传染源，HBV 感染者无论在潜伏期、急性期或慢性期，其血液都具有传染性。HBsAg 阳性持续 6 个月以上，没有肝炎症状，肝功能等各项检查都显示正常，血清 ALT 和天冬氨酸转氨酶（aspartate aminotransferase，AST）均在正常范围，肝组织检查显示没有明显的异常症状称为 HBV 携带者。慢性乙型肝炎患者和 HBV 携带者作为传染源的意义最大，其传染性与病毒复制或体液中 HBV DNA 含量成正比。

2. 传播途径

HBV 主要通过母婴、血液和血制品及性传播。

（1）母婴传播：在我国乙型肝炎高发的原因是家族性传播，主要以母婴传播途径为主，占 30%~50%，母婴传播是分娩前后及过程中由携带 HBV 的母亲感染新生儿，主要是指宫内感染、围生期传播及分娩后传播，携带 HBV 的母亲可以通过血液感染胎儿，多发生在围生期，通过 HBV 阳性母亲的血液和体液传播，母乳喂养也可导致母婴传播。新生儿感染 HBV的风险与母亲的 HBV DNA 水平密切相关，HBeAg 阳性、HBV DNA 高水平母亲更易通过母婴传播传播给新生儿[24]。

（2）血液和血制品传播：HBV 在血液中大量存在，极少量含有病毒的血液或血制品进入人体即可导致感染，除了输血外，血液透析、器官移植等均可传播。成人主要通过性接触

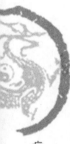

和血液传播。不安全注射、输血或透析的患者有较高的 HBV 感染风险。

（3）性传播：是常见的传播方式。有多位性伴侣者、男男性接触者及曾患过其他性传播疾病者是 HBV 感染的高危人群。

（4）其他传播途径：虽然破损的消化道、呼吸道黏膜或昆虫叮咬的途径在理论上有可能,但实际意义并不大。

此外,在医疗或预防工作中,由于未能严格按照规章制度和操作规程而人为地造成病毒传播,包括使用受污染或消毒不严的针管、针头、采血器等。

3. 易感人群及预防

儿童肝脏相对成人来说,血供丰富,肝细胞再生能力强,但免疫系统不成熟,对入侵的肝炎病毒不能及时清除,且容易产生免疫耐受。因此,婴幼儿感染 HBV 后容易成为慢性携带者,尤其是有肝炎家族史的儿童。孕妇比一般妇女更易患病毒性肝炎,其主要原因是由于妊娠后胎儿生长发育所需大量营养全靠母体供养,造成孕妇的肝脏负担大大加重,抗病能力也随之明显下降。老年人身体各内脏器官的功能都会发生退化,其中肝脏改变也很明显。首先,肝血流量减少,肝脏吸收营养、代谢物质和清除毒素的能力也相应减退;其次,肝细胞出现不同程度的老化,肝脏损伤后,肝脏的恢复能力下降,同时全身免疫功能下降。因此,老年人也是肝炎的易感人群。另外,因病需要输血或血制品、性生活不检点、长期嗜酒者易患乙型肝炎。

中国政府采取了越来越全面的战略来预防 HBV 感染,包括免疫接种、推广安全注射法、献血筛查和监测[25]。由于对献血人员实施严格的 HBsAg 和 HBV DNA 筛查,采取安全注射措施,经输血或血制品传播已经较少发生。乙肝疫苗接种是有效控制 HBV 传播的必要手段,中国实行新生儿强制计划免疫,一出生就接种乙肝疫苗。接种疫苗后有抗体应答者的保护效果一般至少可持续 12 年,对高危人群可进行抗-HBs 监测,必要时加强免疫。在意外接触 HBV 感染者的血液和体液后,应立即检测乙型肝炎五项指标,抗-HBs<10 mU/mL 或抗-HBs 水平不详者应立即注射乙型肝炎免疫球蛋白 200~400 IU 以中和病毒。对急性或慢性 HBV 感染者应按照《中华人民共和国传染病防治法》,及时向当地疾病预防控制中心报告,并注明是急性乙型肝炎还是慢性乙型肝炎。

HBV 不经呼吸道和消化道传播。因此,共同学习、工作或生活接触,如在同一办公室工作(包括共用计算机等办公用品)、握手、拥抱、同住一个宿舍、同桌用餐和共用厕所等情况,一般不会传染。

三、丙型肝炎

HCV 在病毒分类上属于正链 RNA 病毒,由于其高致病性和广泛流行性,HCV 感染已成为一个世界性的公共卫生问题,对 HCV 的研究也成为继 HBV 之后的又一热点。慢性 HCV 感染者的抗病毒治疗已经进入 DAAs 的泛基因型时代。优先推荐无 IFN 的泛基因型方案,其在已知主要基因型和主要基因亚型的 HCV 感染者中都能达到 90% 以上的持续病毒学应答(sustained virological response, SVR),并且在多个不同临床特点的人群中方案统一,药物相互作用少,因此,泛基因型方案的应用可以减少治疗前的检测和治疗中的监测,也更加适

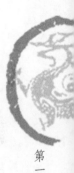

合于对慢性 HCV 感染者的治疗和管理。

（一）流行特征

HCV 感染呈全球性流行，是欧美及日本等地区终末期肝病的最主要原因。据 WHO 估计，2015 年全世界有 7 100 万人患慢性 HCV 感染，占总人口的 1%，每年有 175 万人新感染 HCV，并且有 399 000 人死于由 HCV 感染引起的肝硬化或肝癌，HCV 引起的流行病影响了所有地区，但各国之间和各国内部存在着重大差异，WHO 报告地中海地区和欧洲地区丙型肝炎流行率最高。据 2010 年全球疾病负担研究（GBD 2010）中国病毒性肝炎的结果显示，与 1990 年相比，2010 年丙型肝炎患病数、标化患病率、死亡率、伤残损失的健康生命年（years lived with disability，YLD）和标化 YLD 率增加，增幅分别为 10.40%、10.09%、24.01%、8.12% 和 7.70%；标化死亡率、伤残调整生命年（disability-adjusted life-year，DALY）、标化 DALY 率、早死造成的生命损失年（years of life lost，YLL）和标化 YLL 率下降，减幅分别为 2.37%、2.63%、25.34%、3.64% 和 28.26%。

2006 年，结合我国乙型肝炎血清流行病学的调查，对剩余血清标本进行了抗-HCV 的检测。我国 1~59 岁人群抗-HCV 阳性率为 0.43%，在全球范围内属于 HCV 低流行区，由此推算，我国一般人群 HCV 感染者约 560 万，若加上高危人群和高发地区的 HCV 感染者，共计约 1 000 万例。抗-HCV 阳性率随年龄增长而逐渐上升，1~4 岁组为 0.09%，50~59 岁组上升至 0.77%。男女间无明显差异。全国各地抗-HCV 阳性率有一定差异，以长江为界，北方（0.53%）高于南方（0.29%）。西南、华东、华北、西北、中南和东北分别为 2.5%、2.7%、3.2%、3.3%、3.8% 和 4.6%。Meta 分析显示，全国一般人群抗-HCV 阳性率为 0.60%（0.40%~0.79%）；儿童抗-HCV 阳性率为 0.09%~0.26%；孕产妇抗-HCV 阳性率为 0.08%~0.50%；吸毒人群（包括社区或公共场所的毒品吸食者、静脉药瘾者、自愿或强制接受戒毒或美沙酮治疗人群）的抗-HCV 阳性率为 48.67%（45.44%~51.89%）；血液透析人群的抗-HCV 阳性率为 6.59%；男男性接触者人群抗-HCV 阳性率约为 0.84%。

HCV 1b 和 2a 基因型在我国较为常见，其中以 1b 型为主，约占 56.8%；其次为 2 型和 3 型，4 型和 5 型非常少见，6 型相对较少。HCV 感染通常具有隐匿性，且有超过 1/10 的感染者将进一步发展成肝硬化甚至肝癌。

（二）致病性

1. 传染源

丙型肝炎的传染源主要为急性临床感染和无症状的亚临床感染者，慢性丙型肝炎患者和 HCV 携带者。一般患者发病前 12 d，其血液即有感染性，并可携带病毒 12 年以上。HCV 主要存在于患者血液之中，另外，丙型肝炎患者的汗液、精液当中也能检测出 HCV。

2. 传播途径

HCV 主要经血液传播，途径包括：① 经输血和血制品、单采血浆回输血细胞传播。输血后非甲非乙型肝炎患者，80% 以上由 HCV 引起。反复输入多个供血员血液或血制品者，更易发生丙型肝炎，输血 3 次以上者感染 HCV 的危险性增高 2~6 倍。② 经破损的皮肤和黏膜传播，包括使用非一次性注射器和针头、未经严格消毒的牙科器械、内镜、侵袭性操作和

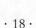

针刺等。共用剃须刀、共用牙刷、文身和穿耳洞环孔等也是 HCV 潜在的经血液传播方式。微量血液也可传播 HCV,如共用污染血液注射器的毒瘾、药瘾者丙型肝炎发病率明显高于一般人群。③ 经生活密切接触传播。同一家庭成员 HCV RNA 阳性者,为同一亚型,提示家庭内生活密切接触可以传播丙型肝炎。经生活密切接触传播 HCV 在非输血传播的患者中可能占有重要地位,但尚不能明确是通过何种方式传播。④ 母婴传播,可分为产前(宫内)感染、分娩时感染和产后传播,后者主要是哺乳传播,乳汁中可检出 HCV RNA。⑤ 性传播。HCV 感染可以通过性传播,但其概率较 HBV 低。

3. 易感人群及预防

易感人群主要为有输血或输血制品史者、反复血液透析者、吸毒者、丙型肝炎母亲所生的孩子、与丙型肝炎感染者有性交史或有不洁性行为者。另外,镶牙、补牙、文身、文眉、穿耳洞者也容易感染 HCV。医护人员、实验室工作人员、处理血或血制品者,如防护不到位,也容易感染 HCV。

抗-HCV 阳性母亲将 HCV 传播给新生儿的危险性约为 2%,若母亲在分娩时 HCV RNA 阳性,则传播的危险性可高达 4%~7%;合并 HIV 感染时,传播的危险性增至 20%,HCV RNA 高载量可能增加传播的危险性。拥抱、打喷嚏、咳嗽、食物、饮水、共用餐具和水杯、无皮肤破损及其他无血液暴露的接触一般不传播 HCV。

发生 HCV 意外暴露后,需要立即清洗消毒,并检测外周血抗-HCV 和 HCV RNA,如果均为阴性,则在 1 周后和 2 周后再次检测 HCV RNA,如果 HCV RNA 仍然为阴性,基本可以排除感染;如果 1 周或 2 周后 HCV RNA 转阳,可以再过 12 周观察是否可以发生 HCV 自发清除,如果不能自发清除,HCV RNA 仍然为阳性,则可启动抗病毒治疗。

目前,尚无有效的预防性丙型肝炎疫苗可供使用。丙型肝炎的预防主要采取以下措施:加强易感人群的筛查及管理、严格筛选献血员、预防医源性及破损皮肤黏膜传播、预防性传播、预防母婴传播、积极治疗和管理感染者。

四、丁型肝炎

HDV 虽然是一种缺陷型病毒,但它仍然是一种传染性病毒,且具有很强的致病性,不可忽视。丁型肝炎常与乙型肝炎共同感染或者重叠感染。由乙型肝炎损伤诱发暴发性肝炎,此时在 HBV 的帮助下,HDV 可大量复制,加重肝损伤危害人体健康。当处于慢性进行性丁型肝炎时,患者病情严重,呈进行性发展,可表现为慢性活动型肝炎或肝硬化等组织学损伤,疾病预后不理想。

(一)流行特征

HDV 在世界各大区域都有分布,且较为广泛。整体来说,丁型肝炎的流行分布并没有什么规律性。而对于感染人群来说,发展中国家和低收入人群感染率较高,而且大多都有乙型肝炎病史。在中非、罗马尼亚、蒙古、巴基斯坦和伊朗等发展中国家 HDV 感染率>20%。HBV 和 HDV 重叠感染患者发展为肝硬化和肝癌的风险比单纯感染 HBV 与 HDV 分别增加了 2 倍和 3 倍。在 HDV 感染患者中,药物成瘾患者(通过静脉注射)、血友病患者和男男性

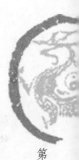

接触者发病率较高。关于丁型肝炎流行病学的人群特征,发病年龄主要是21~50岁,以21~40岁者为最高,儿童感染HDV者较少,男性感染多于女性(4.2:1)。

(二)致病性

1. 传染源

丁型肝炎的传染源是急、慢性丁型肝炎患者和HDV携带者。HBsAg携带者是HDV的宿主和主要传染源。

2. 传播途径

HDV的传播途径与HBV具有较多的相同之处。首先,血液和血制品传播是HDV的主要传播途径之一,患者很容易通过多次输血或接受混合血浆而感染本病。其次,药物上瘾者、乱交和男男性接触者也是受感染的高危人群。值得注意的是,在血液透析中心和手术室工作的人员感染率也很高。日常生活密切接触传播,尤其是地方性流行地区,可见到HDV家庭聚集的出现[26]。皮肤黏膜破溃损伤传播,如接触了被HDV污染的血液和唾液等体液而造成感染也是可能发生的情况。

母婴传播相对少见,但一般发生在孕妇围产期。HBsAg与HBeAg双阳性的母亲,易发生围产期感染,使新生儿同时感染HBV和HDV两种病毒。而HBsAg和抗-HBe双阳性母亲不易发生围产期感染。

3. 易感人群及预防

HBsAg阳性的急、慢性肝炎及HBV携带者,静脉注射毒品的人也极易感染。丁型肝炎的预防主要有以下三个方面:严格筛选献血员、保证血液和血制品质量,是降低输血后丁型肝炎发病率的有效方法;对HBV易感者,广泛接种乙肝疫苗,是最终消灭HBsAg携带状态的有力措施,也是控制HDV感染切实可行的方法;严格执行消毒隔离制度、无菌技术操作,针刺和注射使用一次性医疗用具,或一用一消毒,防止医源性传播。

五、戊型肝炎

HEV通常引起急性自限性感染,但近年来有研究报道,HEV可在器官移植患者、血液系统肿瘤患者、HIV感染者等免疫功能低下的人群中引起慢性感染。HEV慢性感染可引起慢性戊型肝炎,并可发展为肝纤维化和肝硬化。

(一)流行特征

由HEV感染引起人的戊型肝炎的暴发流行遍及世界各地。目前,亚洲、美洲、非洲和欧洲均有流行的报道,尤其是亚洲和非洲的一些发展中国家抗-HEV IgG检出率高达50%。每年有临床症状的HEV感染者超过330万,其中死亡约5.66万例,发病者主要为青壮年,孕妇感染者病死率高达20%~30%,有慢性肝病患者及老年人易感染HEV,容易诱发重型肝炎。一般在发达国家以散发病例为主,发展中国家以流行为主。每年,全世界估计有2 000万人感染HEV,导致约330万例急性戊型肝炎病例[27]。据WHO估计,在2015年,戊型肝炎造成约44 000人死亡(占病毒性肝炎死亡率的3.3%)。根据最近的血清流行率和最近的献血者

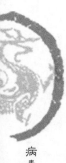

数据,欧洲每年可能至少有200万例本地获得性HEV感染。在高收入国家,包括欧洲,HEV感染主要是一种本地获得性人畜共患病感染[28]。在我国,HEV感染多以典型的人畜共患病方式出现,HEV在动物或家畜中广泛存在,引起少数集中感染暴发事件发生,但更多的是以散发方式出现。在欧美一些发达国家,主要表现为Ⅲ型HEV的散发感染;在另外一些国家,如印度、南美和非洲,戊型肝炎主要是表现为经水传播的疾病,传播模式的不同引发的疾病范围及严重程度也不同。

我国属于戊型肝炎地方性流行区,流行率为7%~15%,如1986~1989年新疆南部地区曾暴发世界上规模最大的戊型肝炎,发病119 280例,感染率2.96%,死亡707例,死亡率0.59%,主要是当地水资源缺乏,多数感染者有喝生水习惯,暴雨将粪便冲到涝坝里,造成感染,最后确定为Ⅰ型HEV流行。近年来,我国传染病监测数据显示戊型肝炎在病毒性肝炎中所占的比例呈上升趋势[29]。在以下两个不同地区有两种不同的HEV感染模式:① 水经常被污染的水资源贫乏地区。戊型肝炎往往发生在缺乏基本的饮用水,环境卫生、个人卫生和卫生服务较差的低收入和中等收入国家。本病在这些地区的发生形式为疾病疫情和散发病例。疫情的发生通常是饮用水供应遭到污染,可能殃及数百人至数千人。② 有安全饮水供应的地区。在环境卫生和供水较好的地区,戊型肝炎并不常见,偶尔出现散发病例,大多由Ⅲ型HEV引起,其诱发因素通常是食用未煮熟的动物肉类(包括动物肝脏,尤其是猪肉)。

(二)致病性

1. 传染源

急性期患者和亚临床感染者为HEV传染源。在HEV感染高发区,通常与人类粪便污染水源有关,是人人传播;而在低流行区的发达国家,主要是食源性人畜共患病。过去研究认为未煮熟的猪肉制品是主要传染源,近年来研究发现除猪肉外,通过食用野生动物(鹿、骆驼)肉或奶也能传染HEV。近年来,中国云南省大理白族自治州家畜混合养殖的研究表明,在37%(52/140)的奶牛粪便中检测出HEV RNA阳性,在牛奶中也可检测出高载量HEV RNA,并且证实未处理的牛奶仍能将所含的HEV RNA传播给恒河猴。

2. 传播途径

HEV主要经消化道传播,即经粪-口途径传播,病毒常通过污染日常生活用水、食物感染人群。在发展中国家暴发戊型肝炎大多数由水污染引起。水污染引起常见为流行曲线的高度压缩,持续时间一般为6~8周;一般情况下,水污染的严重程度以大肠杆菌检出数来评价。HEV感染可发生于饮用污染的生水,在污染HEV的河水里洗涤、洗澡也有感染发生的情况;污水处理职业人群中无良好卫生习惯的人也可能发生感染。发病高峰多于雨季或者洪水后,多因水源被粪便污染所致,其流行规模视水源污染程度而异。如果污染严重,地下水和农作物都可能成为污染源。随意露天排便很容易污染地下水、作物、水塘和小型水库等水源。

另外,在水源缺乏的国家和地区,不良的洗手习惯和饮食交叉可引起戊型肝炎流行。2007年10月至2008年6月在乌干达北部地区发生了一起典型的水和食物交叉污染传播的暴发性戊型肝炎的疫情。起因是一次葬礼,众人洗手吃饭,洗手时没有换水。此次疫情造成

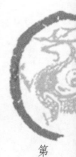

10 196 例戊型肝炎病例,160 人死亡;而且有 25% 的病例是在疫情发生 8 周后才发现。因此,在水资源贫乏国家中,戊型肝炎的流行可经由水和食物交叉污染传播,应引起人们的重视,要认识手部卫生的重要性。

戊型肝炎是一种人畜共患病,畜养的猪、野猪和梅花鹿能保存Ⅲ型 HEV 和Ⅳ型 HEV。病毒感染人类通过 3 种方式:经食物传播,食用未煮熟的动物肉类或内脏感染;直接接触被感染的动物感染;接触环境中被感染动物的排泄物感染。

关于戊型肝炎流行方式,有研究报道还有经输血传播、垂直传播和院内传播 3 种。

3. 易感人群及预防

任何未感染过 HEV 的人均是易感者,其中孕妇最易感。免疫受损人群被认为有更大的 HEV 感染风险。戊型肝炎通常是一种自限性疾病,但有些患者可能发展为急性肝衰竭。发病人群以青壮年为主,儿童和老年人发病较少;戊型肝炎在孕妇中的易感性较高,病情重且病死率较高;无家庭聚集现象,流行时间长短不一。

六、其他嗜肝病毒

其他嗜肝病毒包括 HGV、TTV 和 SENV 等。另有嗜肝 DNA 病毒科,其包含正嗜肝 DNA 病毒属和禽嗜肝 DNA 病毒属,前者包含 HBV、土拨鼠肝炎病毒、地松鼠肝炎病毒、树松鼠肝炎病毒;后者包括鸭乙型肝炎病毒、苍鹭乙型肝炎病毒。

HGV 是一种呈全球性流行,在一般人群中普遍存在的病毒。绝大多数发达国家 1%~5% 的健康献血者具有 HGV RNA 病毒血症,另外 5%~13% 的人带有抗-HGV-E2;而在发展中国家,HGV RNA 病毒血症流行率更高,在一些地区达到了 20%[30]。在正常人群中 HGV 的感染率[HGV RNA 和(或)抗-HGV-E2 阳性]在北美地区为 13.8%[31],在亚洲地区为 11.7%[32]。在血源性或性传播感染人群中,HGV 流行率更高。一项对感染 HIV 的同性性接触者的研究显示,39.6%HIV 感染者具有 HGV RNA 病毒血症,46% 感染者检测到抗-HGV-E2[33]。这些数据表明至少 1/4 的世界人口已感染或感染过 HGV。

HGV 的传播途径与 HBV 和 HCV 相似,经非消化道途径传播[34],主要通过血液及血液制品、静脉吸毒、血液透析、器官移植、性接触和母婴传播等途径传播[16]。在同性性接触者和性工作者中 HGV RNA 的检出率分别为 13.4%~63.0% 和 13.9%~24.8%;母婴传播主要是在生产过程中感染,但剖宫产婴儿感染率明显下降,还有相当部分婴儿患者为出生后感染[35]。由于具有相同或相似的传播途径,HGV 与其他肝炎病毒的重叠感染发生率明显高于单独感染。在 HAV、HBV 和 HCV 感染的急性肝炎患者中,HGV RNA 检出率分别为 2.9%~25%、19%~32% 和 20%~48.3%;在 HBV 和 HCV 感染的慢性肝炎患者中,HGV RNA 检出率分别为 8%~16% 和 5.6%~21%[36]。此外,HIV 感染者有很高的 HGV 重叠感染率,HIV 感染者中的 HGV 流行率为 21%,且 HGV 感染能明显抑制 HIV 在体内的病毒复制[37]。一项对北京地区男男性接触者的流行病学调查结果显示,在感染 HIV 前,他们 HGV 流行率为 17.7%,感染 HIV 后急性期增加至 27.2%,慢性期增加至 34%,说明 HIV 传播可以明显增加 HGV 病毒血症流行[38]。

或许是因为 HGV 本身的致病性较弱,当重叠感染时,其致病性易被致病性较强的 HBV

病毒性肝炎的中西医结合治疗

或 HCV 所掩盖。尽管 WHO 未推荐献血时筛查 HGV RNA,但是随着临床对输血安全的要求越来越高,有专家提出为了尽量避免受血者被动感染 HGV 的发生,提高公共卫生水平,应推荐筛查。血站对献血者筛查 HGV RNA 是减少输血后院内 HGV 感染的重要措施[33,39]。

TTV 传播广泛,阳性率高,呈全球性流行分布,在苏格兰为 10%、美国为 10%、日本为 12%,在中国的分布也较为广泛,但阳性率在不同地区的差异较大。海南地区 162 例城市健康人群,TTV 阳性率为 10.5%。河北石家庄地区健康人群,TTV 阳性率为 31.94%。对河北邢台和北京两个地区的 227 例健康人群血液样本进行调查,结果表明 TTV 阳性率高达 98.3%。甘肃兰州地区健康人群血液样本的 TTV 阳性率为 7.5%。因此,TTV 的流行不受地理、性别及一些疾病的影响,但在 ALT 异常人群及本身存在其他疾病人群中,TTV 的阳性率明显高于健康人群,这与 TTV 的致病特点相吻合。

SENV 在不同人群中流行率各异,用 Odanmoto 等设计的一套引物在不同的国家检测 SENV,其检出率为 1.9% ~ 83%。而 Leary 用一套更新、更灵敏的引物来检测 SENV DNA,SENV 阳性率在志愿者中为 34%,在职业献血者中为 39.6%,在非甲~庚型肝炎患者中为 59.6%,在静脉吸毒者中为 81.7%,而在血友病患者中为 95.9%[40]。

SENV 的传播途径与输血密切相关。研究发现有输血史病例的 SENV 感染率为 30% (86/286),远远高于无输血史病例的 3%(3/97),且感染率随输血单位数的增加而增加,输血后非甲~戊型肝炎病例的 SENV 感染率也较其他病例组显著增高[41]。最新研究发现,SENV 主要以非注射的日常接触方式传播,但输血能显著地增加该病毒的感染率[42]。静脉吸毒传播也是 SENV 的重要传播途径。一项研究发现,SENV 在静脉吸毒 HIV 阳性患者中的感染率为 15.4%(22/143),在健康献血人群为 9.8%(12/122)。其他传播方式包括血液透析、血浆置换、粪-口传播和母婴传播。血液透析患者是 SENV 传播的高危人群,该患者中 SENV 感染普遍存在,更重要的是 SENV 的某些亚型可以在医院内传播。

（李　曼）

------------------------------- 参 考 文 献 -------------------------------

[1] 任小则,赵崎刚.临床执业医师应试指南[M].北京:人民卫生出版社,2009:147,148.

[2] 龙云霞.临床检验实践与诊疗指南[M].青岛:中国海洋大学出版社,2013:138 – 140.

[3] 王昊.我国甲肝病毒流行株全基因组序列分析及准种变异研究[D].北京:中国疾病预防控制中心,2014:88 – 90.

[4] 王艺博,孙小雨,徐艳玲,等.甲肝病毒及其疫苗研究现状[J].中国生物制品学杂志,2018,31(3):315 – 318.

[5] 李兰娟,任红.传染病学[M].8 版.北京:人民卫生出版社,2013:18 – 21.

[6] 中华医学会感染病学分会,中华医学会肝病学分会,北京大学第一医院感染疾病科肝病中心,等.慢性乙型肝炎防治指南(2019 年版)[J].临床肝胆病杂志,2019,35(12):2648 – 2669.

[7] CAREY I, GERSCH J, WANG B, et al. Pre-genomic HBV RNA and HBcrAg predict outcomes in HBeAg negative chronic hepatitis B patients suppressed on nucleos(t)ide analogue therapy[J]. Hepatology, 2020, 72(1):42 – 57.

[8] 中华医学会肝病学分会,中华医学会感染病学分会.丙型肝炎防治指南(2019 年版)[J].临床肝胆病杂志,2019,35(12):2670 – 2686.

[9] 罗斯,张振权.丁型肝炎的研究[J].预防医学情报杂志,1991,7(2):95 – 97,123.

[10] 李晓娟,况二胜,杨复华.丁型肝炎病毒的分子生物学研究进展[J].中国病毒学,2003,18(3):104 – 108.

[11] SOUZA B F D C D, KÖNIG A, RASCHE A, et al. A novel hepatitis B virus species discovered in capuchin monkeys sheds

new light on the evolution of primate hepadnaviruses[J]. Journal of Hepatology, 2018, 68(6): 1114-1122.

［12］杨灵恩.蝙蝠诺如病毒与正嗜肝 DNA 病毒的检测与鉴定[D].福州：福建农林大学,2018.

［13］冯晓燕,赵秀萍,张贺秋.庚型肝炎病毒感染的研究进展[J].中国输血杂志,2013,26(5)：488-491.

［14］和芳,俞娟,晋松,等.初探输血传播病毒与类风湿关节炎患者的关系[J].基因组学与应用生物学,2018,37(11)：5193-5200.

［15］单爱兰.甲型肝炎的发病特点及预防[J].开卷有益：求医问药,1999,(3)：13.

［16］庄辉.病毒性肝炎流行病学研究进展[J].中国继续医学教育,2010,2(3)：1-5.

［17］BROOK G, BHAGANI S, KULASEGARAM R, et al. United Kingdom National Guideline on the Management of the viral hepatitides A, B and C 2015[J]. International Journal of STD & AIDS, 2016, 27(7): 501-525.

［18］李杰,庄辉.病毒性肝炎流行病学进展[J].肝脏,2012,17(1)：2-5.

［19］CUI F, SHEN L, LI L, et al. Prevention of chronic hepatitis B after 3 decades of escalating vaccination policy, China[J]. Emerging Infectious Diseases, 2017, 23(5): 765-772.

［20］LU Y, ZHU F C, LIU J X, et al. The maternal viral threshold for antiviral prophylaxis of perinatal hepatitis B virus transmission in settings with limited resources: a large prospective cohort study in China[J]. Vaccine, 2017, 35(48Pt B): 6627-6633.

［21］LIANG X, BI S, YANG W, et al. Epidemiological serosurvey of hepatitis B in China — declining HBV prevalence due to hepatitis B vaccination[J]. Vaccine, 2009, 27(47): 6550-6657.

［22］SCHWEITZER A, HORN J, MIKOLAJCZYK R T, et al. Estimations of worldwide prevalence of chronic hepatitis B virus infection: a systematic review of data published between 1965 and 2013[J]. Lancet, 2015, 386: 1546-1555.

［23］LIU J, LIANG W, JING W, et al. Countdown to 2030: eliminating hepatitis B disease, China[J]. Bull World Health Organ, 2019, 97(3): 230-238.

［24］XU Y, LIU H, WANG Y, et al. The next step in controlling HBV in China[J]. British Medical Journal, 2013, 347: f4819.

［25］CHINESE MINISTRY OF HEALTH. Circular on printing and issuing the 2006-2010 National Hepatitis B Prevention and Control Plan[J]. Chinese Practical Journal of Rural Doctor, 2006,13(8): 1-5.

［26］RIZZETTO M. Hepatitis D virus: introduction and epidemiology[J]. Cold Spring Harbor perspectives in medicine,2015, 5(7): a021576.

［27］REIN D B, STEVENS G A, THEAKER J, et al. The global burden of hepatitis E virus genotypes 1 and 2 in 2005[J]. Hepatology, 2012, 55(4): 988-997.

［28］ADLHOCH C, AVELLON A, BAYLIS S A, et al. Hepatitis E virus: assessment of the epidemiological situation in humans in Europe,2014/15[J]. Journal of Clinical Virology, 2016, 82: 9-16.

［29］LUYTEN J, VAN DE SANDE S, DE SCHRIJVER K, et al. Cost-effectiveness of hepatitis A vaccination for adults in Belgium[J]. Vaccine, 2012, 30(42): 6070-6080.

［30］STAPLETON J T, FOUNG S, MUERHOFF A S, et al. The GB viruses: a review and proposed classification of GBV-A, GBV-C (HGV), and GBVD in genus Pegivirus within the family flaviviridae[J]. Journal of General Virology, 2011, 92 (Pt2): 233-246.

［31］HANDA A, JUBRAN R F, DICKSTEIN B, et al. GB virus C-Hepatitis G virus infection is frequent in American children and young adults[J]. Clinical Infectious Diseases, 2000, 30(3): 569-571.

［32］OHSHIMA S, KOMATSU M, NAKANE K, et al. Iatrogenic GB virus C-hepatitis G virus infection in an area endemic for hepatitis C virus[J]. Journal of Hospital Infection, 2000, 44(3): 179-185.

［33］WIWANITKIT V. Hepatitis G virus RNA positivity among the voluntary blood donors: a summary[J]. Annals of Hepatology, 2005, 4(1): 43-46.

［34］龚晓莹,周阳.庚型肝炎病毒感染的研究进展[J].中国医药导报,2010,7(19)：12,13.

［35］OHTO H, UJIIE N, SATO A, et al. Mother-to-infant transmission of GB virus type C/HGV[J]. Transfusion, 2000, 40(6): 725-730.

［36］YANG J F, DAI C Y, CHUANG W L, et al. Prevalence and clinical significance of HGV/GBV-C infection in patients with chronic hepatitis B or C[J]. Japanese Journal of Infectious Diseases, 2006, 59(1): 25-30.

［37］徐陈槐,黄晓燕,沃健尔,等.HIV 和 HCV 感染者重叠感染 HGV 对病毒复制的影响[J].浙江大学学报：医学版, 2003,32(2)：107,108.

［38］LIU Z, LI L, CHEN Z, et al. Prevalence of GB virus type C viraemia in MSM with or without HIV-1 infection in Beijing,

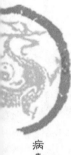

病毒性肝炎的中西医结合治疗

China[J]. Epidemiology and Infection, 2012, 140(12): 2199-2209.

[39] 于家军,耿秀莲,张芳,等.输血前和围术期患者抗-HGV 的检测及其意义[J].中国现代医学杂志,2009,19(8): 1274,1275.

[40] 赵鹤进,张伟.新型相关病毒 SEN 病毒、输血安全的研究进展[J].江西医学检验,2007,25(5): 475,498.

[41] UMEMURA T, YEO A E, SOTTINI A, et al.SEN virus infection and its relationship to transfusion-associated hepatitis[J]. Hepatology, 2001, 33(5): 1303-1311.

[42] HSU H Y, NI Y H, CHIANG C L, et al. SEN virus infection in children in Taiwan: transmission route and role in blood transfusion and liver diseases[J]. Pediatric Infectious Disease Journal, 2006, 25(5): 390-394.

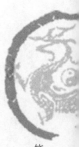

第一篇 病毒性肝炎总论

第二章 病毒性肝炎和相关疾病的发病机制和病理特征

第一节 发病机制

一、甲型肝炎的发病机制

甲型肝炎的发病机制尚未完全阐明。尽管部分体外实验注意到 HAV 可引起细胞凋亡，但目前仍倾向于甲型肝炎发病与针对肝细胞内病毒抗原的免疫反应有关，而不是由病毒的直接细胞毒作用引起的。通常情况下，HAV 感染不直接引起明显的细胞病变。研究认为，机体通过诸如 Toll 样受体 3（Toll-like receptor 3，TLR3），以及视黄酸诱导基因－Ⅰ（retinoic acid-inducible gene I，RIG－I）和黑色素分化相关基因－5（melanoma differentiation-associated gene－5，MDA－5）等病原相关识别受体（pathogen-associated pattern recognition receptor，PPR）感染侵入体内的 RNA 病毒，PPR 活化进而促进Ⅰ型 IFN－α/β 表达，以抵抗和消除入侵的病毒。HAV 可以编码特殊水解酶，水解这些通路中相关蛋白如 RIG－I 样受体（RIG-I-like receptor，RLR）通路中的关键适应子蛋白线粒体抗病毒信号蛋白（mitochondrial antiviral signaling protein，MAVS，或称为 IPS－1、VISA、Cardif），TLR3 通路中的关键适应子蛋白 IFN－β TIR 结构域衔接蛋白及炎症主要调控转录因子 NF－κB 通路中的关键适应子蛋白核因子-κB 关键调节因子（nuclear factor－κB essential modulator，NEMO）等，从而逃避机体免疫对其的杀伤。

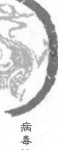
HAV 进入体内后，主要侵染肝细胞。研究发现，HAV 感染的肝细胞无细胞病变，这导致了类似有包膜的甲肝病毒颗粒（enveloped HAV，eHAV）从肝细胞基底膜处释放进入体内循环，而顶端释放的病毒进入胆道系统后，经胆汁的处理，最后在粪便中变成裸露的病毒颗粒[1]。受感染的肝细胞与浆细胞样树突状细胞（plasmacytoid dendritic cell，pDC）之间的联系发生在 eHAV 向 pDC 转移的过程中，并在此过程中发出对适应性免疫应答非常重要的产生Ⅰ型 IFN 的信号。在整个感染过程中，细胞毒性细胞，包括病毒特异性 CD8$^+$T 细胞、NK 细胞和 NKT 细胞等均参与了在 HAV 感染时期的急性肝损伤[2]。在清除 HAV 的过程中，由免疫攻击造成损伤或死亡的肝细胞可释放细胞内的转氨酶和胆红素等分子，同时肝细胞摄取间接胆红素功能障碍。因此，在急性感染时，病毒复制的高峰早于临床表现（如血清转氨酶的升高），而体液免疫应答和细胞免疫应答则与临床表现出现的时间相吻合。

HAV 过去被认为是无包膜病毒，但最近的研究发现，HAV 从细胞中释放时，可隐蔽在宿主细胞衍生的细胞膜中，并可逃避中和抗体。这些 eHAV 与一种较小型囊泡的外泌体相似，对细胞间传递起重要作用。eHAV 有极强的传染性,在被感染患者的血液中循环,之后在胆汁的作用下,使得粪便中的病毒均是无包膜的病毒颗粒。eHAV 的生物合成依赖宿主蛋白,并与内体蛋白分选转运装置(endosomal sorting complex required for transport, ESCRT)、细胞空泡蛋白分选因子 4B(vacuolar protein sorting 4B, VPS4B)和相互作用蛋白 X 相关。其包膜和释放机制与衣壳蛋白的组装、出芽和进入多泡体(multivesicular bodies, MVB)有关。eHAV 进入细胞是通过氯喹敏感的内吞方式,与普通无包膜的病毒颗粒不同。

研究发现,HAV 可抑制 IFN-β 的表达。人体内 IFN-β 的产生机制是靠 RIG-I 识别单链的 5-三磷酸 RNA 和 MDA-5 靠共价键与病毒蛋白 g(viral proteing, VPg)相连的病毒单链和双链 RNA 这两种信号通路来完成的,RIG-I 或 MDA-5 可激活他们共同的接头蛋白——线粒体抗病毒信号蛋白(mitochondrial antiviral protein, MAV)。激活的 MAV 会聚集并活化,对 IFN 调节因子-3(interferon regulatory factor-3, IRF-3)有磷酸化作用的 TANK 结合激酶-1(TANK-binding kinase-1, TBK1),在 TBK1 的作用下最终会导致 IRF-3 二聚化、核转位,从而诱导 IFN-β 的转录。HAV 的 3ABC 蛋白和 2B 蛋白可干扰 MAV,抑制 IFN-β 的产生,从而破坏宿主细胞的抗病毒防御机制,这也可能使 HAV 的宿主范围变得更加宽广,而另一个通过 TLR3 产生 IFN-β 的通路也会由于 HAV 的 3C 蛋白和 3D 蛋白的作用裂解 IFN-β TIR 结构域衔接蛋白而被阻止。

HAV 可通过影响 T 细胞与其受体的结合来调节 T 细胞活性。HAV 可与 T 细胞受体结合,从而阻止 T 细胞发生免疫效应。此外,HAV 抑制调节性 T 细胞转化生长因子 β 产生,从而阻断免疫效应。HAV 可通过抑制调节性 T 细胞的功能增加病毒的复制和感染。这也是感染 HAV 有可能引起某些罕见并发症,如自身免疫性肝炎和肝外的自身免疫性溶血性贫血等的原因[3]。

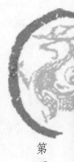

二、乙型肝炎的发病机制

HBV 侵入人体后,与肝细胞膜上的受体结合,脱去包膜,穿入肝细胞质内,然后脱去衣壳,部分双链环状 HBV DNA 进入肝细胞核内,在宿主酶的作用下,以长链 DNA 为模板延长正链,修补正链中的裂隙区,形成 cccDNA,然后以 cccDNA 为模板,在宿主 RNA 聚合酶Ⅱ的作用下,转录成几种不同长短的 mRNA,其中 3.5 kb 的 mRNA 含有 HBV DNA 序列上的全部遗传信息,称为前基因组 RNA。后者进入肝细胞质作为模板,在 HBV 反转录酶作用下,合成长链 DNA;再以长链 DNA 为模板,在 HBV DNA 聚合酶作用下,合成正链 DNA,形成子代的部分双链环状 DNA,最终装配成完整的 HBV,释放至肝细胞外。胞质中的子代部分双链环状 DNA 也可进入肝细胞核内,形成 cccDNA 并继续复制。cccDNA 半衰期长,很难从体内彻底清除。

(一) HBV 急性感染的发病机制

病毒刚刚侵入时,非特异免疫反应起重要作用。此反应在病毒侵入后短时间(几分钟到几小时)内就能启动并发挥非常关键作用。在此类非特异免疫反应中,非人类白细胞抗原依赖或者病毒抗原特异的免疫保护细胞主要有 NK 细胞、NKT 细胞,它们通过分泌一些细胞因子起作用。NKT 细胞具有非常有限的 TCR 受体种类,主要包括 TCR α/β 两种,主要通过识别 CD1 抗原上的糖脂来发挥作用。其增殖主要靠 IL-2,受到外界刺激或者病毒侵扰时往往通过分泌 IFN 和 IL-4 发挥免疫作用,后期针对 HBV 感染发生的特异免疫反应,激活未致敏的 T 细胞是关键。NK 细胞目前被认为在控制病毒过程中起重要作用,其主要通过两种方式来控制病毒感染:一是通过细胞间的直接接触杀伤被病毒感染的细胞;二是通过分泌一系列细胞因子,如 IFN、肿瘤坏死因子(tumor necrosis factor, TNF)、IL-3、粒细胞巨噬细胞集落刺激因子(granulocyte macrophage colony stimulating factor, GM-CSF)及巨噬细胞集落刺激因子(macrophage colony stimulating factor, M-CSF)等发挥抑制病毒复制作用[4]。另外,也有研究认为,NK 细胞也可以通过其他淋巴细胞间的相互作用发挥调节特异免疫反应的作用[5]。

感染初期,HBV 在肝脏组织中呈现上升的趋势,后在出现肝脏损伤前逐步回落。另外,肝脏内的 T 细胞 mRNA 在一定的时间范围内与肝脏疾病损伤的出现有很强的相关性。因此,前期感染阶段绝大部分病毒是通过非 T 细胞介导的清除病毒机制发挥作用,如巨噬细胞、NK 细胞、NKT 细胞等通过分泌细胞因子 IFN 和 TNF 等来发挥非细胞杀伤的病毒清除作用。另外,在由于感染导致的临床症状发生以前(ALT 正常),HBV 可以被有效地控制,这也就印证了 HBV 是一种非直接细胞杀伤病毒,可在不大量损伤肝细胞的前提下得到控制。但是,人体在急性感染的潜伏期阶段可检测到针对 HBV 特异的 CD8+T 细胞的存在。被感染的肝细胞可以释放一些细胞因子,如 IFN 等,可募集先天免疫细胞向肝组织集中且被活化,清除被感染的细胞,并抑制病毒复制。这种先天性免疫反应在早期的 HBV 感染清除中发挥着重要的作用。因此,前期感染期的病毒控制主要是通过非细胞杀伤方式进行病毒清除,而对被感染细胞的免疫损伤机制可能在很大程度上充当一种补充机制,以便彻底清除病毒。即便急性感染恢复后的几年,也会发现一些 HBV 特异的细胞毒性 T 细胞(cytotoxic T lymphocyte, CTL)及 CD4+T 细胞,当机体再次受到 HBV 感染,它们会立刻发生作用。因此,症状消失未必预示着病毒的完全清除,而很可能是通过记忆性 CD4+T 细胞和 CD8+T 细胞的有效控制使病毒保持在一个较低的滴度水平。

(二) HBV 慢性感染的发病机制

HBV 慢性感染的发病机制尚未完全阐明,目前认为主要与原发或继发免疫功能低下、免疫调节功能紊乱有关[6],主要表现为树突状细胞(dendritic cell, DC)、T 细胞及库普弗细胞(Kupffer cell, KC)的功能低下。有研究认为,DC 的病变也是导致 T 细胞病态反应的重要因素。这种 T 细胞免疫抑制现象在高滴度病毒感染患者中表现尤为明显。另外,研究也发现 DC 分泌的 IL-12 和 Th1 类细胞因子升高往往伴随着 ALT 的一过性升高及病毒性肝炎好转的发生,提示此类细胞因子在通过非细胞杀伤机制抗击病毒中发挥一定的作用。

在 HBV 慢性感染患者中,HBV 特异 T 细胞由于大量非特异 T 细胞的存在,使这类细胞的含量和比率相对较低。这些非特异 T 细胞在肝脏损伤的发生中扮演重要的角色。进入肝脏中的 T 细胞很多都处在 T_0 阶段,其分泌大量的 Th2 细胞因子,这些细胞因子也可能是导致 T 细胞反应无力的因素之一。对于 HBV 携带者,通常认为此状态缺乏 CTL 反应。但是,有研究发现,在外周血中可以检测到 CTL 的存在,只是这些细胞都呈现休眠期状态,当遇到病毒抗原激活时可快速扩增,通过细胞毒性及分泌细胞因子来发挥病毒抑制作用。

HBV 慢性感染的发病机制较为复杂,病毒引起的免疫应答是导致肝细胞损伤及炎症坏死的主要机制,而炎症坏死持续存在或反复出现是 HBV 慢性感染者进展为肝硬化甚至肝癌的重要因素。

三、丙型肝炎的发病机制

HCV 通过血流进入人体,以肝细胞作为主要靶细胞。病毒颗粒通过肝细胞膜是 HCV 感染肝细胞的第一个重要步骤,其进入肝细胞是一个动态的过程,涉及多个步骤、多个宿主细胞因子[6]。HCV 进入肝细胞的可能机制:病毒颗粒首先与宿主低密度脂蛋白受体黏附,启动病毒进入的第一步,而后 HCV 的 E2 糖蛋白和宿主的跨膜蛋白 CD81、清道夫受体-B1 (scavenger receptor - B1, SR - B1)相互作用形成 HCV E2 - CD81/SR - B1 复合体;HCV E2 - CD81/SR - B1 复合体诱导表皮生长因子受体及 Hras 信号通路的激活,引起 HCV E2 - CD81/SR - B1 复合体与肝细胞基底膜上紧密连接蛋白 CLDN1、OCLN 相互聚集形成细胞群; CD81 - CLDN1 细胞群的内在化由网格蛋白介导的胞吞诱导引起膜融合。在受体、共受体及辅助因子的协同下,E1、E2 蛋白促进 HCV 和宿主细胞内体的融合并内化入细胞,完成 HCV 对肝细胞的靶向结合。

(一) HCV 急性感染的发病机制

在肝细胞内,HCV 的复制会干扰细胞内大分子的合成,增加溶酶体膜的通透性,引起细胞病变。HCV 表达产物对肝细胞产生毒性反应。肝组织内存在 HCV 特异性 CTL,可攻击 HCV 感染的肝细胞。该特异性 CTL 被致敏后分泌的细胞因子,在协助清除 HCV 的同时,也导致了组织损伤。HCV 感染者常伴有自身免疫改变,常合并自身免疫性疾病,血清中可检出多种自身抗体,例如,目前在 HCV 感染者血浆中检出的自身抗体主要有抗核抗体、抗平滑肌抗体、抗线粒体抗体、抗肝肾微粒体抗体-1、抗肝特异性脂蛋白抗体、抗细胞骨架抗体、抗胃壁细胞抗体、抗心肌抗体。另外,尚有报道抗甲状腺抗体、类风湿因子 (rheumatoid factor, RF)、抗心磷脂抗体、I 型肝胞质溶胶抗体 (anti-liver cytosol antibody type 1, LC - 1)等。有研究发现携带 HCV 超变区序列的病毒载体,可通过内源性及外源性凋亡途径显著增强静息性淋巴细胞的凋亡。正常人肝组织无 Fas 分子的表达,HCV 感染的肝细胞内有较大量 Fas 表达,同时 HCV 可激活 CTL 表达 FasL。Fas 和 FasL 是一对诱导细胞凋亡的膜蛋白分子,两者结合导致细胞凋亡。目前已证实 Fas/FasL 的表达与病毒感染程度相关。HCV 感染者肝细胞 Fas 的表达高于健康人;病毒复制活跃的活动期 Fas 的表达高于病毒复制减少的静止期;轻型活动性肝炎 Fas 的表达较弱;中、重度肝炎时 Fas 的表达增强。 HCV 感染者肝细胞损伤过程中 Fas/FasL 途径起着关键性作用,可以通过直接的 HCV 感染和间接对病毒感染细胞起免疫攻击作用而使肝细胞发生过度凋亡。最新研究亦表明,Fas/FasL 基因多态性与 HBV 感染严重程度有关。

(二) HCV 慢性感染的发病机制

HCV 在复制过程中由于依赖 RNA 的 RNA 聚合酶缺乏 3′-5′核酸外切酶校对功能,在

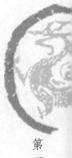

HCV 复制时会随机插入错误配对的核苷酸,导致其编码蛋白产生无义、同义或错义突变,从而改变氨基酸序列,产生复制频率高和能逃避宿主免疫监视的优势变异株。同时由于机体免疫压力,使 HCV 不断发生变异,以逃避机体的免疫监视,导致慢性化。研究发现,HCV 高度变异,高度突变涉及整个基因组范围,包括 5′UTR、E2、NS2、NS3 和 NS5A 等区,产生的基因型序列极为相似,仅为一些位点存在差异的病毒群体。因此,HCV 包膜蛋白区在机体的免疫作用下出现快速选择性变异,被认为是 HCV 持续感染形成的重要机制之一。这种变异的结果,一是导致生物学上密切相关、免疫学上有明显差异的优势株群不断转换,使得 HCV 能不断地逃避宿主的免疫清除作用;二是导致 HCV 缺陷颗粒的产生,这种缺陷颗粒能吸收中和抗体,使 HCV 复制颗粒(非缺陷)得以生存。在 HCV 急性感染者中,20%~30% 可以自发性清除,然而绝大多数感染者都无法完全清除病毒,逐渐发展为慢性感染,导致病毒在机体内持续存在。固有免疫细胞通过不同的作用机制来清除病毒,抑制病毒的复制和传播,但 HCV 核心蛋白通过阻断 JAK/STAT 信号传导通路负调控 IFN 反应途径。在 HCV 急性感染者体内存在较强、较广的抗原特异性 CTL,并可通过 CTL 生成 IFN-γ 以清除病毒,但 CTL 的作用较弱,不能杀伤表达相应抗原的靶细胞,不能彻底清除病毒,从而导致 HCV 病毒持续存在。而慢性感染者通过连续的抗原刺激抑制了 CTL 细胞受体的表达,从而导致了 CTL 功能失调。有研究表明,HCV 具有很强的嗜肝性,然而通过检测发现外周血单个核细胞(peripheral blood mononuclear cell, PBMC)、骨髓、中枢神经系统中均可能存在 HCV 正链和长链 RNA 及病毒蛋白,证实了 HCV 存在着潜在的肝外复制场所。这说明 HCV 对肝外细胞有一定的泛嗜性,特别是存在于 PBMC 中的 HCV,可能成为反复感染肝细胞的来源。当患者免疫力受抑,HCV 则极可能再次被激活而引起病毒血症。同时,HCV 在血液中滴度低,免疫原性弱,机体对其免疫应答水平低下,甚至产生免疫耐受,造成病毒持续感染。一旦 HCV 慢性感染发生后,HCV RNA 滴度开始稳定,自发痊愈的病例很少见。

四、丁型肝炎的发病机制

HDV 是一种缺陷病毒,不能单一感染人体而发病,因为病毒本身不能单独复制(增殖),必须依赖 HBV 或其他嗜肝 DNA 病毒的辅助,为其提供外壳、组装等帮助,才能复制和感染人体,形成同时感染或先后重叠感染。临床上时有发现 HBV 和 HDV 两种病毒感染同一患者。同时感染 HBV 和 HDV 时,病情常较重或突然加重,病死率较高。研究表明,肝脏胆酸转运蛋白(NTCP),这个多次跨膜转运蛋白在肝细胞中显著表达,它会与 HBV 表面包膜蛋白的关键受体结合区发生特异性相互作用,并通过实验证明 NTCP 的确是 HBV/HDV 感染所需的细胞受体。

HDV 的致病机制与免疫性还不是十分清楚。一般认为 HDV 对肝细胞有直接的致细胞病变作用。在 HDV 感染黑猩猩的动物实验中,HDV RNA 的消长与肝脏损害的程度相关。HDVAg 主要存在于肝细胞核内,随后出现 HDVAg 血症,可用免疫荧光、放射免疫或酶联免疫吸附试验及核酸杂交技术进行检测。HDVAg 可刺激机体产生特异性抗-HDV,先是 IgM 型抗体,随后是 IgG 型抗体的出现。在慢性感染过程中检出的抗体常以 IgG 为主。

五、戊型肝炎的发病机制

HEV 为长 27~34 nm 的无包膜病毒,归类为戊型肝炎病毒属。与人类相关的 HEV 目前分为 4 个基因型,仅有 1 个血清型。其中 I 型 HEV 主要见于亚洲与非洲地区,II 型 HEV 则在墨西哥较为多见,以上两型病毒只见于人类;而 III 型 HEV 与 IV 型 HEV 则为人畜共患病毒,III 型 HEV 在世界各地都有分布,IV 型 HEV 则主要发现在我国与日本。目前,我国患者中仅发现 I 型 HEV 和 IV 型 HEV。HEV 基因组为线性正股单链 RNA,全长为 7.2 kb,两端为 5-甲基鸟嘌呤帽与 3-多聚核苷酸尾,中间则是 3 个部分重叠的 ORF。ORF1 编码病毒的非结构蛋白,如转甲基酶、蛋白酶、解螺旋酶、RNA 依赖性的 RNA 聚合酶等。ORF2 则编码病毒的结构蛋白(衣壳蛋白),包含病毒的主要优势抗原表位。ORF3 蛋白的功能目前尚不清楚,其可能参与靶细胞的信号转导,促进 HEV 在宿主细胞内的增殖,并在 HEV 从宿主细胞的释放过程中发挥作用[7]。

对戊型肝炎的确切发病机制,目前知之尚较少,从灵长类动物实验及对志愿者研究结果推测,病毒可能主要经口感染,再由肠道循血运进入肝脏,在肝细胞内增殖复制后排到血及胆汁,最后随粪便排出体外,有无肝外复制尚未获得结论。实验还表明,肝脏病变主要为病毒诱发的细胞免疫反应介导的肝细胞溶解。

六、原发性肝癌的发病机制

约 70% 的肝癌患者存在肝炎病毒感染。肝细胞性肝癌是世界上排名第五、死亡率第三的恶性肿瘤,原发性肝癌的发生发展主要与宿主、病毒、肝脏三方面因素密切相关。

(一)乙型肝炎相关的原发性肝癌的发病机制

研究表明 HBV 感染中很多因素均能参与肝癌的发生中。被 HBV 感染的肝实质细胞中含有大量的 HBV 产物——HBx 蛋白。在临床上 HBx 是否参与肝癌的发生仍然是一个具有争议性的话题,然而,在转基因动物中 HBx 的确被证实有致癌效应。体外实验证明,HBx 蛋白能够通过促进活性氧(reactive oxygen species,ROS)产生,活化 Caspase-8,破坏线粒体膜,释放细胞色素 c(cytochrome c),以促进细胞凋亡。HBV 致癌的另一个重要的可能性是病毒可整合到宿主基因组中。HBV 基因整合的机制主要有破坏宿主基因组的稳定性,产生结构变异的相关产物蛋白,扰乱调节细胞增殖和生存的基因等。有研究表明,肝组织中癌症区域相比于癌旁区域有更高水平的病毒基因整合。其他一些病毒因素,如 HBV 变异,尤其是 PreC/BCP 区域的突变也被认为是较为经典的 HBV 导致原发性肝癌的原因。此外,HBsAg 的滞留也有一定程度的致癌可能。HBsAg 在内质网中的沉积可以导致内质网应激和过氧化物应激,而过氧化物则可以导致 DNA 断裂,也可以导致有关细胞增殖、生存和凋亡的信号转导通路紊乱。除去以上这些病毒因素,宿主方面的免疫应答也是非常重要的 HBV 致癌原因。HBV 感染中,调节性 T 细胞和 T 细胞功能紊乱都有可能参与到致癌过程中。长期的慢性炎症对原发性肝癌的发展至关重要。肝细胞具有自我更新的能力,当肝脏发生损伤时,可以通过肝细胞的增殖来维持肝脏的功能。炎症反复可导致肝细胞的凋亡,由此带来新一轮肝细胞的再生。肝细胞再生和复制过程则增加了癌变的可能性。

(二) 丙型肝炎相关的原发性肝癌的发病机制

　　研究表明,体内细胞因子的数量改变能够反映慢性丙型肝炎患者肝脏的炎症程度,其产生可能与肝癌的发展有关。有研究提示大多数原发性肝癌发生在 HCV 感染者的晚期,由于肝脏炎症在晚期肝病的发展中起着重要作用,因此炎症是与 HCV 慢性感染相关的原发性肝癌发展中的一个重要方面。表观遗传学机制也在丙型肝炎相关的原发性肝癌发生中起作用。有研究报道特定的肝和血清微小 RNA(micro RNAs, miRs)、长链非编码 RNA(Long noncoding RNAs, Lnc RNAs)参与丙型肝炎相关的原发性肝癌的发病,其中一些血清 miRs 和 Lnc RNAs 代表了本病潜在的有用生物标志物。另外,启动子区域的高甲基化可抑制 mRNA 的表达,这在 HCV 相关的原发性肝癌的进展中起到了作用。先前的一项研究表明,HCV 感染可上调细胞周期中 G_2/M 转变的关键靶基因的表达。同时,HCV 核心蛋白在原发性肝癌发展中起着重要作用。HCV 核心蛋白和调节胰岛素信号分子之间的相互作用可能影响 HCV 相关的原发性肝癌的发生。

第二节　病　理　特　征

一、基本病理表现

　　病毒性肝炎以肝损害为主,肝外器官可有一定损害。各型肝炎的基本病理表现为肝细胞变性、坏死,同时伴有不同程度的炎症细胞浸润、间质细胞增生和肝细胞再生。

(一) 肝细胞变性、坏死

　　1. 肝细胞变性

　　肝细胞变性通常表现为水样变性、气球样变(ballooning degeneration)和嗜酸性变(acidophilic degeneration)。水样变性在病毒性肝炎中很常见,是由于肝细胞受损后细胞内水分较正常明显增多所致。镜下见肝细胞肿大、胞质疏松呈网状、半透明,称胞质疏松化。病变早期以气球样变为主,表现为肝细胞肿胀,细胞核浓缩,胞质颜色变浅、透亮,状如气球。电镜下可见内质网扩张、囊泡变、核蛋白颗粒脱失、线粒体肿胀、嵴消失等。嗜酸性变多累及单个或几个肝细胞,散在于肝小叶内。肝细胞胞质水分脱失浓缩,嗜酸性染色增强,胞质颗粒性消失。一些肝细胞体积缩小,细胞核固缩甚至消失,由于核酸含量减少,胞质嗜酸性染色增强,呈伊红色圆形小体,称嗜酸性小体(eosinophilic body),此为嗜酸性变。

　　2. 肝细胞坏死

　　根据细胞坏死的形态、范围可分为单细胞坏死、点状坏死(spotty necrosis)、灶状坏死(focal necrosis)、碎屑状坏死(piecemeal necrosis, PN)、桥接坏死(bridging necrosis, BN)、融

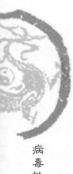

合坏死(confluent necrosis，CN)、亚大块坏死和大块坏死(肝细胞大片坏死，可累及肝腺泡Ⅰ、Ⅱ、Ⅲ区。如仅有极少数肝细胞存活时称为大块坏死；当Ⅰ区有较多的小岛状排列的肝细胞残留时称为亚大块坏死。常见于急性重型肝炎)。重型肝炎时肝细胞的变性往往不明显，很快就发生坏死崩解。

（二）炎症细胞浸润

炎症细胞浸润是判断炎症活动度的一个重要指标。病毒性肝炎时在门管区或肝小叶内常有程度不等的炎症细胞浸润，浸润细胞主要为淋巴细胞，以 CD8+ 或 CD4+ T 细胞为主，其他尚有单核细胞、浆细胞和组织细胞。

（三）间质细胞增生

间质细胞增生包括库普弗细胞增生、间叶细胞和成纤维细胞增生、细胞外基质(exctracellular matrix，ECM)增生和纤维化形成。

（1）库普弗细胞增生：是肝内单核吞噬细胞系统的炎症反应。增生的细胞呈梭形或多角形，胞质丰富，突出于窦壁或自壁上脱入窦内，成为游走的吞噬细胞。

（2）间叶细胞及成纤维细胞增生：间叶细胞具有多向分化的潜能，存在于肝间质内，病毒性肝炎时可分化为组织细胞，参与炎症细胞浸润。反复发生严重坏死的病例，由于大量纤维组织增生可发展成肝纤维化及肝硬化。

（3）ECM 增生：各型胶原、纤维连接蛋白、层粘连蛋白和透明质酸等 ECM 含量异常增多。在急性肝炎时，由于肝实质细胞损伤出现Ⅲ型前胶原、透明质酸等与炎症坏死相关的血清学指标升高，随着肝炎慢性化向肝硬化演变，肝内 ECM 各成分升高逐步明显。

（4）纤维化形成：由于成纤维细胞和 ECM 的增生沉积，逐渐发展为肝纤维化，直至肝硬化形成。

（四）肝细胞再生

肝细胞坏死时，邻近的肝细胞可通过直接或间接分裂而再生修复。在肝炎恢复期或慢性阶段则更为明显。再生的肝细胞体积较大，核大而染色较深，有的可有双核。慢性病例在门管区尚可见细小胆管的增生。

二、各临床型肝炎及原发性肝癌的病理特点

（一）急性肝炎

急性肝炎为全小叶性病变，肝脏肿大，表面光滑。光镜下主要表现为肝细胞肿胀、水样变性及气球样变，夹杂以嗜酸性变、凋亡小体形成及散在的点灶状坏死，同时现存肝细胞呈现再生，细胞核增大，双核增多或出现多核；电镜下可见内质网显著扩大，核糖体脱落，线粒体减少，嵴断裂，糖原减少消失。高度气球样变可发展为溶解性坏死，此外亦可见肝细胞嗜酸性变和凝固性坏死，电镜下呈细胞器凝聚现象，肝细胞坏死可表现为单个或小群肝细胞坏死，伴局部以淋巴细胞为主的炎症细胞浸润；肝窦内库普弗细胞增生，窦内淋巴细胞、单核细

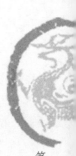

胞增多；汇管区呈轻至中度炎症反应，有的病例出现较明显的炎症细胞浸润，主要是淋巴细胞，单核细胞和浆细胞次之；肝内无明显纤维化。肝细胞再生表现为肝细胞体积增大，有的有核丝分裂、双核现象，以致可出现肝细胞索状排列紊乱现象。黄疸型肝炎的病理改变与无黄疸型者相似且较重，肝小叶内淤胆现象较明显，表现为一些肝细胞胞质内有胆色素滞留，肿胀的肝细胞之间有毛细胆管淤胆。

（二）慢性肝炎

慢性肝炎肝细胞膜增厚、肝细胞坏死，严重者常发生碎屑状坏死和桥接坏死，肝细胞失去索状排列，肝小叶及汇管区内胶原及纤维细胞增生，肝细胞再生结节形成。在肝细胞坏死处和汇管区有淋巴细胞和浆细胞浸润。汇管区及其周围炎症较明显，常伴不同程度的纤维化，主要病变为炎症坏死及纤维化。

1. 慢性肝炎分期及分度

慢性肝炎病变可根据炎症活动度及纤维化程度分为 3 度（G）和 4 期（S）。炎症活动度按汇管区、汇管区周围炎症及肝小叶内炎症程度定级，当两者不一致时，总的炎症活动以高者为准。

（1）慢性肝炎分期

S_1：包括汇管区、汇管区周围纤维化和局限窦周纤维化或肝小叶内纤维瘢痕，均不影响肝小叶结构的完整性。

S_2：纤维间隔即桥接纤维化，主要由桥接坏死发展而来，本期虽然有纤维间隔形成，但肝小叶结构大部分仍保留。

S_3：形成大量纤维间隔、分隔并破坏肝小叶，导致肝小叶结构紊乱，但是尚无肝硬化。本期患者一部分可出现门静脉高压和食管静脉曲张。

S_4：早期肝硬化，肝实质广泛破坏，弥漫性纤维增生，被分隔的肝细胞团呈不同程度的再生即假小叶形成。本期炎症多尚在进行，纤维间隔宽大疏松。这与肝硬化不同，肝硬化时，纤维间隔包绕于假小叶周围，间隔内胶原及弹力纤维轻度改建，多环绕假小叶呈平行排列。

（2）慢性肝炎分度

轻度慢性肝炎：G_{1-2}，S_{0-2}。肝细胞变性、点状坏死、灶状坏死或凋亡小体形成；汇管区有或无炎症细胞浸润、扩大，有或无局限性碎屑状坏死；肝小叶结构完整。

中度慢性肝炎：G_3，S_{1-3}。汇管区炎症明显，伴中度碎屑状坏死；肝小叶内炎症严重，出现融合坏死或少数桥接坏死；纤维间隔形成，肝小叶结构大部分保存。

重度慢性肝炎：G_4，S_{2-4}。汇管区炎症严重或伴重度碎屑状坏死；桥接坏死累及多数肝小叶；大量纤维间隔、肝小叶结构紊乱或形成早期肝硬化。

2. 各类型慢性肝炎病理表现

（1）慢性迁延型肝炎：肝脏大多较正常为大，质较软，光镜下有 3 类改变。① 慢性小叶性肝炎：以肝细胞变性、坏死及肝小叶内炎症细胞浸润为主。汇管区改变不明显。② 慢性间隔性肝炎：有轻度的肝细胞变性及坏死，伴肝小叶内炎症细胞浸润。汇管区纤维组织伸入肝小叶内，形成间隔，间隔内炎症细胞很少，无假小叶形成。③ 慢性门脉肝炎：肝细胞变性较轻，有少数点状坏死，偶见嗜酸性小体。汇管区有多数炎症细胞浸润，导致汇管区增大，但无界板破坏或碎屑状坏死。

（2）慢性活动型肝炎：肝脏体积增大或不大，质中等硬度，光镜下改变可分为中、重二型。① 中型慢性活动型肝炎：肝小叶周边有广泛的碎屑状坏死和主动纤维间隔形成。肝小叶内肝细胞变性及坏死均较严重，可见融合坏死或桥接坏死及被动性间隔形成。肝小叶结构大部保存。② 重型慢性活动型肝炎：桥接坏死范围更广泛，可累及多数肝小叶并破坏肝小叶完整性。

附 肝纤维化/肝硬化

1. 肝纤维化

肝纤维化指的是肝脏内弥漫性 EMC 的过度沉积，主要是由 EMC 合成与降解的稳态平衡被破坏，EMC 合成大于降解而引起的肝内结缔组织异常增生性病变。而且增生以胶原纤维、弹性纤维及基质成分氨基多糖增生为主，但以胶原纤维增生更为突出，因此肝纤维化过程中常伴有炎症反应。

肝纤维化的病理特点主要为汇管区和肝小叶内有大量纤维组织增生和沉积，但尚未形成小叶内间隔。

2. 肝硬化

病毒性肝炎、慢性酒精中毒、胆汁淤积、药物和化学毒物、代谢紊乱、营养失调等上述各种因素均可引起肝细胞弥漫性损伤，以上病毒因素长期作用于肝细胞，引起肝细胞损伤反复发作可导致肝内广泛的胶原纤维增生。广泛增生的胶原纤维可向肝小叶内伸展，分割肝小叶；也可与肝小叶内的胶原纤维连接形成纤维间隔，包绕原有的或再生的肝细胞团，形成假小叶。这些病变随着肝细胞不断坏死与再生而反复进行，最终形成弥漫全肝的假小叶，并导致肝内血液循环改建和肝功能障碍而形成肝硬化。在我国，病毒性肝炎导致的肝硬化是最常见的病因。肉眼观：早期肝体积可正常或稍增大，重量增加，质地正常或稍硬；晚期肝体积缩小，重量减轻，质地变硬，表面和切面呈弥漫全肝的结节，结节可呈现正常肝脏色泽、黄褐色（肝细胞脂肪变性）或黄绿色（淤胆），纤维间隔多呈灰白色。例如，肝细胞坏死范围小，分布均匀，肝细胞再生与丢失相比超出不多，形成的再生结节小而均匀，纤维间隔较纤细，则为小结节性肝硬化（旧称门脉性肝硬化或临床上的酒精性肝硬化），此型肝硬化多由轻型肝炎或慢性酒精中毒所致；肝细胞坏死范围大，分布不均匀，残留的肝细胞再生形成的结节较大，且大小不等，纤维间隔也宽大及宽窄不一，则为典型的大结节性肝硬化，此型多由重型肝炎或中毒性肝炎所致。肝硬化的形态类型可因肝细胞坏死和肝细胞再生能力的变化而有所改变，如小结节性肝硬化可因肝细胞再生能力增强而变为混合结节性或大结节性肝硬化，此类肝硬化的纤维间隔仍较纤细，多由严重的慢性肝炎发展而来。光镜下汇管区和肝小叶内肝小叶结构破坏，假小叶形成，中心静脉区和汇管区出现间隔。假小叶内的肝细胞排列紊乱，可见变性、坏死及再生的肝细胞，中央静脉常缺如，偏位或两个以上；也可见再生的肝细胞结节，其特点是肝细胞排列紊乱，再生的肝细胞体积大，核大且深染，或有双核，假小叶外周被纤维间隔包绕，纤维间隔内有数量不等的炎症细胞浸润及小胆管增生。长期胆管阻塞和胆汁淤积使肝细胞明显变性、坏死。坏死的肝细胞增大，胞质疏松，细胞核消失，称为网状或羽毛状坏死。

（三）重型肝炎

总的来说，重型肝炎即大量的肝细胞坏死导致肝衰竭所引起的一系列病理生理过程。

重型肝炎是病毒性肝炎的一种危重类型。我国重型肝炎主要为 HBV 所致,约占 90%,尤其是亚急性重型肝炎及慢性重型肝炎,绝大多数由 HBV 感染所致,死亡率很高。重型肝炎分类的发病时相是指临床上患者从首次出现临床症状到发生肝性脑病的时间段。2000 年全国肝炎专家组在事先广泛征求意见的基础上,修订了我国《病毒性肝炎防治方案》。该方案将我国病毒性肝炎分为急性肝炎、慢性肝炎、重型肝炎、淤胆型肝炎、肝炎性肝硬化等 5 个临床类型,其中将重型肝炎分为急性重型肝炎、亚急性重型肝炎和慢性重型肝炎 3 个亚型。不同的分类病理表现有所区别。

1. 急性重型肝炎

急性重型肝炎曾称急性肝萎缩,肉眼观肝体积明显缩小,肝脏呈红色间杂黄绿色,故称为红色或黄色肝萎缩。光镜下可见严重而广泛的肝细胞坏死(大量坏死)。在发病 1~2 周,肝细胞坏死约占 2/3,呈大块、亚大块或桥接坏死,周围有中性粒细胞浸润,无纤维组织增生。肝细胞坏死主要从肝小叶的中央区带开始,并迅速扩散到周围,只有少量退化的肝细胞保留在肝小叶的周围。溶解坏死的肝细胞被迅速清除,仅留下网状支架。肝窦明显扩张、充血甚至出血,库普弗细胞增生,吞噬作用活跃。在肝小叶和门静脉区可见炎症细胞浸润,主要是淋巴细胞和巨噬细胞。急性重型肝炎的特征性病理改变为肝窦壁网架不塌陷或少量非完全塌陷,可出现胆管样或腺泡样肝细胞增生。

2. 亚急性重型肝炎

肉眼观肝脏体积缩小,表面包膜缩小,质地坚硬,某些区域呈结节状。在切面,坏死区域为红棕色或黄色,并且由于胆汁淤积而再生的结节为黄绿色。光镜下可见肝细胞的亚大块坏死和结节性肝细胞再生。坏死区域的网状纤维支架塌陷并胶原化(无细胞硬化),因此再生时剩余的肝细胞不能沿原始支架排列,并且呈结节状。肝小叶内外可见明显的炎症细胞浸润,主要是淋巴细胞和单核细胞。肝小叶周围有小胆管增生,在老年患者病变区有明显的结缔组织增生。如果治疗适当及时,本病可以停止发展并可以治愈,但是大多数情况下会发展为肝硬化。亚急性重型肝炎的特征性病理改变为伴较大量小胆管及胆管样肝细胞增生,肝窦早期充血,中期塌陷,晚期闭塞,以Ⅲ型胶原为主的 EMC 增生。

3. 慢性重型肝炎

慢性重型肝炎的病理特征则是在慢性肝病背景下的急性重型肝炎或亚急性重型肝炎病变的显现。病理上慢性重型肝炎并非独立的病理类型,其本身并无特征性病理改变,而是在慢性肝病背景下的急性重型肝炎或亚急性重型肝炎病变的显现,即在不同慢性肝病基础上的一次性打击的一致性坏死或多次打击的新旧交替非一致性坏死。

(四)淤胆型肝炎及肝硬化

急性或慢性淤胆型肝炎及肝硬化,其肝脏病理改变与其相关肝炎的基本病变相同,但在细胆管中胆栓形成较明显,而且与胆红素的值成正比,胆红素的值越高,胆栓越多,存在的部位越广泛。

(五)慢性无症状性肝炎

慢性无症状性肝炎,又称隐匿性肝炎,由于感染的过程极慢,肝组织的病变分布可以相

病毒性肝炎的中西医结合治疗

当不均匀。通常认为大多数慢性无症状性肝炎在漫长的感染后感染状态自行停止,但少数病变可缓慢进展为慢性乙型肝炎、肝硬化,甚至肝癌。近年来,人们对慢性无症状性肝炎肝组织病理学改变有了新的认识。慢性无症状性肝炎肝组织病理学有多种表现,肝组织正常者仅占 10%,大部分慢性无症状性肝炎患者存在不同程度炎症,个别患者甚至已出现肝硬化。尽管这部分患者肝功能检查正常,但仍有 90.6% 存在不同程度的肝脏病理改变,而只有9.4% 的患者肝组织基本正常。病理分级中约 60.0% 为 G_1,病理分期中 81.3% 为 S_1,提示大部分慢性无症状性肝炎主要为轻度肝损伤,发生肝纤维化者较少,但仍有 18.7% 的患者已出现早期肝纤维化甚至肝硬化。

(六) 原发性肝癌

在全球范围内,导致原发性肝癌的危险因素有多种,其中 HBV、HCV 的感染得到全球范围的广泛认可,单就发展中国家看,两者感染导致的肝癌占肝癌总数的 32%,在发达国家占19%,在中国 HBV 感染更加明显。有研究表明,原发性肝癌伴有乙型肝炎病史患者占 1/3。有关对中国人群 HBV 感染与原发性肝癌关系病例对照研究的 Meta 分析显示 HBV 感染与肝癌呈高度关联。HCV 虽然不是中国肝癌的主要病因,但 HCV 感染有增加趋势,值得注意。总之,HBV 感染者应重视肝癌筛查,做到早发现早治疗。

1. 乙型肝炎相关的原发性肝癌

乙型肝炎病例的特点:① 汇管区炎症细胞浸润,后期常伴有汇管区的纤维细胞增生及小胆管增生。常伴有点、灶状肝细胞坏死,偶见碎屑状坏死。可见肝细胞的毛玻璃样变、嗜酸性变及嗜酸性小体形成。② 肝细胞排列成双行、多行甚至成片,以后可见少量散在分布的嗜酸性、嗜碱性、空泡变性或透明变性的肝细胞增生灶、增生结节。乙型肝炎相关的原发性肝癌细胞呈梁柱型、腺样型或梁柱型腺样型两者混合存在,HBV DNA 阳性物质的分布以肝细胞膜为主(膜下型)。

2. 丙型肝炎相关的原发性肝癌

慢性丙型肝炎起病隐匿,多在体检时发现,较早发展至肝硬化、肝癌。其病理特点:① 汇管区淋巴细胞聚集,部分形成伴生发中心的淋巴滤泡,生发中心可不明显。② 小胆管损伤,表现为胆管上皮细胞肿胀、层次增多、排列拥挤、细胞内空泡形成。胆管细胞间淋巴细胞浸润。无小胆管被毁,很少发生胆管减少。③ 肝细胞大泡性脂肪变性。④ 肝窦内局限性或弥漫成串的淋巴细胞浸润。⑤ 汇管区纤维化明显,常发展为宽大的纤维间隔。丙型肝炎相关的原发性肝癌可呈索/梁状型、索状腺样型、假腺管型、实体型、硬化型,特殊类型透明细胞癌尤其于丙型肝炎多见。多数病例 HCVAg 在癌及癌旁均有存在,且以胞质分布为主。

(孔晓妮)

参考文献

[1] WALKER C M, FENG Z, LEMON S M. Reassessing immune control of hepatitis A virus[J]. Current Opinion in Virology, 2015, 11(1): 7-13.

[2] FENG Z, LI Y, MCKNIGHT K L, et al. Human pDCs preferentially sense enveloped hepatitis A virions[J]. The Journal of

Clinical Investigation, 2015, 125(1): 169 – 176.

[3] JEONG S H, LEE H S. Hepatitis A: clinical manifestations and management[J]. Intervirology, 2010, 53(1): 15 – 19.

[4] LOK A S, MCMAHON B J. Chronic hepatitis B[J]. Hepatology, 2007, 45(2): 507 – 539.

[5] SUN J, GAO Y, CHEN H S, et al. Transfusion of multi-factors activated immune cells as a novel treatment for patients with chronic hepatitis B[J]. Journal of Clinical Virology, 2006, 35(1): 26 – 32.

[6] DUAN X Z, WANG M, LI H W, et al. Decreased frequency and function of circulating plasmocytoid dendritic cells (pDC) in hepatitis B virus infected humans[J]. Journal of Clinical Immunology, 2004, 24(6): 637 – 646.

[7] AHMAD I, HOLLA R P, JAMEEL S. Molecular virology of hepatitis E virus[J]. Virus Research, 2011, 161(1): 47 – 58.

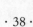

病毒性肝炎的中西医结合治疗

第三章 肝病的中医病因和病机

第一节 中医病因

汉代张仲景所著的《金匮要略·脏腑经络先后病脉证》曰:"千般疢难,不越三条:一者,经络受邪,入藏府,为内所因也;二者,四肢九窍,血脉相传,壅塞不通,为外皮肤所中也;三者,房室、金刃、虫兽所伤。以此详之,病由都尽。"宋代陈言所著的《三因极一病证方论》认为"医事之要,无处三因"。"内因"即伤于七情:喜、怒、忧、思、悲、恐、惊;"外因"即感于六淫:风、寒、暑、湿、燥、火;"不内外因"包括饮食饥饱、叫呼伤气及虎、狼、毒虫、金疮等之类。凡因外感六淫、饮食所伤、内伤七情、久病体虚等导致肝气郁结、湿热内蕴、瘀血阻络,引起气机疏泄、血液储藏和胆汁排泄功能异常而发为中医范畴的"胁痛""黄疸""积聚""鼓胀"等肝病。

一、六淫外邪

(一)风邪

《素问·阴阳应象大论》曰:"东方生风,风生木,木生酸,酸生肝,肝生筋……神在天为风,在地为木,在体为筋,在脏为肝……"风为阳邪,其性开泄,风气为厥阴风木之气。《金匮要略·脏腑经络先后病脉证》曰:"风气虽能生万物,亦能害万物,如水能浮舟,亦能覆舟。若五脏元真通畅,人即安和。客气邪风,中人多死。"风邪之为病有内外之分。所谓外风,有太过和不及两种情况,即《素问·六节藏象论》所言"不至而至,此为太过""至而不至,此为不及"。风邪致病多因营卫不足而内客于肝经,从而引起肝风等症。《素问·至真要大论》曰:"诸风掉眩,皆属于肝……诸暴强直,皆属于风。"外感邪气壅遏气机,气血津液运行不畅,酿湿生痰,血瘀阻络,或因肝肾阴亏虚,血脉不濡,则阴虚风动,均可导致"风从内生"的肝病。

(二)寒邪

寒主收引,寒凝气滞,寒邪侵犯足厥阴肝经则可见少腹、胁肋部等剧烈疼痛。肝主筋,寒邪客于筋脉可导致经脉活动不利等。寒邪侵袭肝脏,凝滞气血,或因外感寒邪,加之情志内伤,气因寒遏,脉络不畅,阴血凝聚而发为积聚,如《灵枢·百病始生》所言:"积之始生,得寒乃生。"

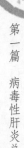

（三）湿邪

湿邪侵犯肝经,经脉不利,可导致关节重着、活动不利,发为痹证、痿证。湿浊下注肝经、下流阴囊则导致阴囊水肿,或痛或痒或重坠,发为水疝。

（四）燥邪

燥为肺经主气,燥气太甚可伤肝,燥金乘肝可表现为大便不通、头痛等症状。此外,燥邪伤肝,可烧灼肝之阴血和津液,筋骨失养则屈伸不利;经脉、毛发失养则咽干、耳聋、毛发干枯。

（五）火热之邪

肝为风木之脏,主升发疏泄。火热之邪最易导致肝之升发疏泄太过而致病。热郁气逆,闭塞清窍,可出现突然昏厥之热厥证;邪热引动肝火上逆,木火刑金可致鼻衄、咯血等症。邪热伤肝,肝气上逆,亦可导致急躁易怒等情志变化。

六淫外邪所致的肝病中,风寒、湿热最为常见。如在急性黄疸型肝炎、急性无黄疸型肝炎的初期或胆绞痛时,可见恶寒、发热、头痛、全身酸痛等风寒袭表、营卫不和之证。湿热之邪是肝病最常见、最主要的致病因素,几乎大多数肝病均不同程度地具有湿热之邪致病的基本特征。例如,外感湿热之邪,由表入里,内蕴中焦,湿热郁蒸,不得泄越,郁结少阳,枢机不利,肝经失于疏泄则可导致胁痛;若湿热夹时邪疫毒伤人,则病势尤为暴急,具有传染性,表现为热毒炽盛、伤及营血的危重现象,可发为急黄。

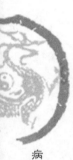

二、饮食不洁(节)

酒食不节,过食肥甘,损伤脾胃,湿热内生,郁于肝胆,疏泄失司则可发为胁痛;或饮食污染不洁,疫毒及秽浊之物从口而入,脾胃运化失职,湿浊内生,郁而化热,湿热熏蒸,胆汁泛溢则为黄疸;食滞、湿热与痰气交阻,气机壅结,气滞血阻,脉络瘀塞则为积聚,水谷精微失于输布,湿浊内聚则为鼓胀。

三、七情内伤

《素问·阴阳应象大论》曰:"天有四时五行,以生长收藏,以生寒暑燥湿风。人有五脏化五气,以生喜怒思忧恐。"一般情况下,七种情感属于正常的生理活动,并不足以致病。但在突然的、剧烈的或持久的情志刺激下,可导致机体气机紊乱,气血、阴阳失调而致病,成为七情内伤。《三因极一病证方论》曰:"喜、怒、忧、思、悲、恐、惊,七者不同,各随其本脏所生所伤而为病……七情,人之常性,动之则先自脏腑而发外形于肢体,为内所因也。"《素问·举痛论》曰:"余知百病生于气也,怒则气上,喜则气缓,悲则气消,恐则气下……惊则气乱,劳则气耗,思则气结。"《素问·阴阳应象大论》曰:"东方生风,风生木,木生酸,酸生肝,肝生筋,筋生心,肝主目……神在天为风,在地为木,在体为筋,在脏为肝,在色为苍,在音为角,在声为呼,在变动为握,在窍为目,在味为酸,在志为怒。怒伤肝,悲胜怒;风伤筋,燥胜风;酸伤筋,辛胜酸。"《素问·灵兰秘典论》曰:"肝者将军之官。"肝木之脏,其性刚强善动,且木性条达不堪委曲。《灵枢·本神》曰:"肝藏血,血舍魂,肝气虚则恐,实则怒。"

怒的产生与肝的功能活动状态密切相关,当人受到外界的不良刺激,或由于某种目的与愿望未达到,导致一系列紧张状态向外或向内发泄产生了一种带有敌意的情志体验,这是一种负性情绪。按照其性质和程度的不同可分为大怒、暴怒、盛怒、郁怒等,病机主要在于气机上逆。肝气抑郁,疏泄不及,多为郁怒恚恨,愤懑难伸;肝气暴涨,疏泄太过,则常为暴怒、盛怒。大怒伤肝,肝藏血,《素问·生气通天论》曰:"大怒则形气绝,而血菀于上,使人薄厥",见呕血、吐血等;肝气横逆,克制脾土,脾不健运,则出现飧泄,即《素问·举痛论》所言:"怒则气上……怒则气逆,甚则呕血及飧泄,故气上矣";肝肾同源,怒伤肝,肝病及肾,则如《灵枢·本神》所言:"肾盛怒而不止,则伤志,志伤则善忘其前言,腰脊不可以俯仰屈伸";忧怒气逆,六腧不通,气滞血瘀,则积聚渐成;怒则气逆,气血瘀滞,瘀而发热,如《灵枢·五变》所言:"怒则气上逆,胸中蓄积,血气逆流,髋皮充肌,血脉不行,转而为热,热则消肌肤,故为消瘅。"

肝主疏泄,调畅一身之气机,情志致病则易伤肝脏之气机,正如清代王孟英所言:"七情之病,必从肝起。"肝为病常表现怒的情绪,而且怒也是肝血气有余的表现;反之,怒也容易伤及肝。例如,《素问·脏气法时论》曰:"肝病者,两胁下痛引少腹,令人善怒。"《素问·风论》曰:"肝风之状,多汗恶风,善悲,色微苍,嗌干,善怒。"《素问·调经论》曰:"血有余则怒,不足则恐。"《灵枢·九针论》曰:"阴出之于阳,病喜怒。"

因此,在临床治疗过程中,不论因怒而伤肝,还是因肝伤而致怒,皆应以调理肝脏为主,由怒而伤肝者,注重疏肝理气,同时柔肝养肝。正如清代沈金鳌《杂病源流犀烛》所言:"治怒为难,惟平肝可以治怒,此医家治怒之法也。"

四、气血津液致病

气、血、津液是构成人体的基本物质,维持人体生命基本活动。病理情况下,气、血、津液运行不畅,或气、血、津液亏虚均可引起肝病的发生。

(一) 正气

风寒、湿热、邪毒等侵犯人体导致发病,往往是由于人体正气不足。《素问·刺法论》曰:"正气存内,邪不可干。"《素问·评热病论》曰:"邪之所凑,其气必虚,阴虚者,阳必凑之。"正气强弱与发病的关系还表现为感邪即发和伏邪而发等不同的形式,如病毒性肝炎的潜伏期、无症状携带期、低病毒水平复制期等。

(二) 痰饮

肝失疏泄,水道不畅,气津不化可导致痰饮,痰饮又可以作为病理产物加重病情。痰气互结于肝经,咽喉梗阻不适则发为"梅核气",痰瘀胆经,上扰神明,则惊悸不寐;痰挟肝风上壅则猝然眩晕、神昏流涎发为中风;水饮在肝,胁下支满,相引而痛则为悬饮之证。

（三）瘀血

瘀血是指脉道不畅，血质污浊、血流缓涩及血液瘀积等的总称。瘀血导致的肝病，主要分为以下几个方面：一是瘀阻肝络，影响肝之疏泄，表现为肝区疼痛，以锥刺样、针扎样、刀割样或脚痛样疼痛为特征；若瘀血阻滞气机日久，阳气郁遏不得伸，化而为热，可见午后低热、手足心热等；也可以引起血不循经的出血之症。二是瘀血停积于肝脏，引起"积聚""癥瘕"等症。三是瘀血黄疸，属于阴黄的范畴，多因肝郁脾虚、瘀血内阻、湿热内蕴所致，以面色黧黑、目青面黑、少腹满、额上黑、大便黑为主症。四是瘀水互结，发为腹水。气机郁遏，气不行血，血液瘀滞，津液内停，进而发展为气滞、血瘀、水饮互结，发为腹胀，病变多由肝、脾累及于肾，病性以气滞血瘀为标，气虚阴虚为本，虚实夹杂[1]。

第二节　中医病机

一、急性肝炎

急性肝炎是由肝炎病毒引起的，以肝脏急性损害为主要病变的一组全身性传染病。各型急性肝炎临床表现：急性起病，以疲乏、食欲减退、厌油、肝大、肝功能异常和病毒抗原抗体系统的特异性标志物阳性为主，部分病例可出现黄疸。

急性肝炎根据其临床特点多可纳入中医学"黄疸""胁痛""郁证""肝热病"及"肝瘟"等病证范畴。

急性肝炎病因病机的特点，从外邪来说，是以湿热或疫毒之邪为主；从内因来说，主要责之于肝胆、脾胃功能失调。湿热侵袭，内蕴中焦，湿郁热蒸，不得泄越，熏蒸肝胆，以致肝失疏泄，胆汁外溢而发黄。湿阻气机，肝失疏泄而郁，则引发胁痛。急性肝炎的病理性质以实为主，其中外感湿热、寒湿和疫毒内侵为首要因素，肝胆、脾胃功能失调是内在条件。其病位主要在肝胆、脾胃，且往往亦由脾胃涉及肝胆。

二、慢性肝炎

慢性肝炎是指由不同肝炎病毒引起、病程超过半年、肝脏组织病理学呈现慢性炎症的一组疾病。乙、丙及丁型肝炎病毒均可导致慢性肝炎。我国以慢性乙型肝炎最为常见。

慢性肝炎临床上可有相应的症状、体征和实验室检查异常，但亦可无明显临床症状。根据其临床特点多可纳入"黄疸""胁痛""癥积""虚劳"等病证范畴。

中医多认为慢性肝炎病机在于湿热疫毒隐伏血分、肝阴不足或脾肾两虚等。其中疫毒内侵为首要因素，正气虚弱是内在条件，饮食、情志与起居为诱发因素。证候病机不外乎湿热蕴结、肝郁气滞、肝郁脾虚、肝肾阴虚、脾肾阳虚、瘀血阻络等几个主要方面。临床多表现为虚实夹杂之候。其病位主要在肝，涉及脾、肾两脏，胃、胆、三焦等腑。

三、肝衰竭

肝衰竭是由多种因素引起的严重肝脏损害,导致肝脏合成、解毒、排泄和生物转化等功能发生严重障碍或失代偿,出现以凝血机制障碍和黄疸、肝性脑病、腹水等为主要表现的一组临床证候。在我国,肝衰竭的主要原因是病毒性肝炎。

肝衰竭可并发肝性脑病、上消化道出血、原发性腹膜炎、肝肾综合征(hepatorenal syndrome, HRS)等,可见身目尿俱黄、纳差、腹胀,甚至呕血、神昏、无尿等症状,根据其临床特点多可纳入"急黄""鼓胀""呕血""癃闭"等病证范畴。

肝衰竭之病因病机多责之于为"湿""热""毒""瘀""痰"相交。湿热炽盛,疫毒嚣烈,入于营血,弥漫三焦,痰毒闭阻,脉络瘀滞,脏腑受累,变证丛生,若抗邪不胜,正气耗伤,可致邪闭正脱之危候。肝性脑病病机多由湿热疫毒化火,上扰心神;或热毒交结,瘀塞血络,蓄血在里,瘀血冲心;或胃肠热毒腐浊,上冲阳明所致。黄疸中阳黄是由于湿热疫毒壅盛,熏蒸肝胆,侵犯脾胃,以致肝胆受损、胆热液泄所致;阴黄则为气血瘀滞,肝肾亏虚,或气血不足,阳气衰败所致。若有出血,多由于湿热疫毒,壅盛化火,迫血妄行,或损伤肝脾,造成肝不藏血,脾不统血,或热毒炽盛,损伤真阴,血络瘀塞,蓄血内停,导致血不归经,络伤则血溢。其病位主要在肝、脾、肾三脏,脑、三焦等腑。

四、肝硬化

肝硬化是由不同病因引起的肝脏弥漫性纤维化并伴肝小叶结构破坏和假小叶形成,为多种慢性肝病的晚期阶段。临床上主要表现为肝细胞功能障碍和门静脉高压。若未出现腹水、肝性脑病或上消化道出血等并发症,则可纳入肝硬化代偿期。随着病情的发展若并发消化道出血、自发性细菌性腹膜炎、肝性脑病、HRS等,则属于失代偿期。引起肝硬化的病因很多,如病毒、细菌与血吸虫感染、慢性酒精中毒、药物与毒物损伤、胆汁淤积、肝瘀血、遗传代谢缺陷、自身免疫性损伤等。我国以慢性乙型肝炎多见,近年来酒精性肝硬化明显增多。另外,临床上有少部分病因尚不清楚,称为隐源性肝硬化。

肝硬化常见体倦乏力、寐差、腹胀纳少、胁肋疼痛、脾脏肿大等症状,根据其临床表现,肝硬化代偿期多属于中医学"癥积"的范围,失代偿期出现腹水者则属于"鼓胀"范畴。此外,尚涉及"黄疸""胁痛""水肿""血证"等病证。

肝硬化基本病机是正虚邪恋。气虚血滞、痰浊内结为本,湿毒热邪稽留血分为标;肝阴虚、湿热之邪留恋及血脉瘀阻为三个基本因素。肝硬化的主要病机是阴血亏虚,瘀热与湿毒互结,肝与脾同病,宜虚中求实为要。其临床表现总为本虚标实之候。气虚血瘀为本病的基本证候,而不同的个体则可表现出以肝肾阴虚或脾肾阳虚、湿热或瘀热内蕴及肝郁脾虚等为主的证候类型。其病位主要在肝,涉及脾、肾两脏,胃、胆、三焦等腑。

五、原发性肝癌

原发性肝癌是原发于肝脏的恶性上皮细胞肿瘤,主要包括肝癌、胆管细胞癌及肝细胞和

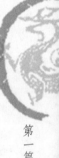

肝内胆管细胞的混合癌。原发性肝癌的病因和发病机制尚未完全明确,可能与以下多种因素的综合作用有关:病毒性肝炎,主要为 HBV、HCV;肝硬化;黄曲霉毒素;饮用水污染;烟酒;其他,一些化学物质如亚硝胺类、偶氮芥类、有机氯农药等均是可疑致癌物质,肝小胆管中的华支睾吸虫感染可刺激胆管上皮增生,为导致原发性胆管细胞癌的原因之一。

本病多见肝区疼痛、上腹饱胀、饮食减少、腹泻、进行性消瘦、发热等症状,属于中医学"胁痛""黄疸"等范畴。

原发性肝癌的中医病因病机主要是邪毒、湿热及寒邪等侵袭人体,留而不去,日久导致脏腑功能紊乱,气血运行失调。其病位主要涉及肝、脾、肾三脏,主要病理为虚、毒、热、瘀血、痰湿、气滞[2]。

(高月求　周振华)

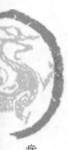

参 考 文 献

[1] 季光,高月求,邢练军,等.海派中医肝病名家[M].上海:上海科学技术出版社,2018:11 - 13.
[2] 高月求,孙学华,周振华,等.慢性肝病中西医治疗学[M].上海:上海科学技术文献出版社,2020:23 - 26.

病毒性肝炎的中西医结合治疗

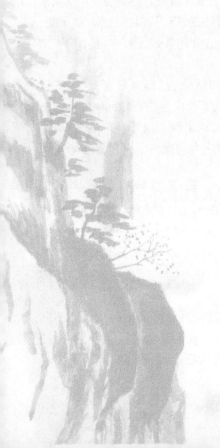

第二篇　病毒性肝炎与相关疾病的诊断和治疗

第四章　急性肝炎的诊断和治疗

第一节　中医诊断

一、病名、疾病范畴

中医论治急性肝炎多从"黄疸"论治。黄疸之名，始见于《素问·平人气象论》中的"溺黄赤，安卧者，黄疸……目黄者，曰黄疸"。《灵枢·论疾诊尺》更为详细地描述了"面色微黄""齿垢黄""爪甲上黄""不嗜食""安卧"等黄疸病的常见症状。《黄帝内经》不仅阐述了"湿热相搏"是其主要发病机制，并还讨论了"风寒客于人"后因为未能及时治疗，脏腑传变而发黄的病理转机，提出了"当此之时，可按、可药、可治"的治疗原则（《素问·玉机真脏论》）。同时，《黄帝内经》还认识到黄疸的形成与肝、脾、肾三脏功能失调密切相关。

张仲景编著的《伤寒论》和《金匮要略》对外感黄疸与内伤黄疸均有较深入的研究，于病因病机方面，认为"湿热在里""寒湿在内不解"及由于"火劫其汗"之类的误治，致使"两阳相熏灼"发黄是外感黄疸的基本病理机制；饮食失节（包括饮酒过度）而致胃热脾湿，劳役纵欲而致脾肾内伤，是内伤黄疸的主要原因。其中湿邪为本，谓"黄家所得，从湿得之"。鉴于此，仲景将之分为谷疸、酒疸、女劳疸、黑疸及伤寒发黄等不同病证，分述其辨证要点，提出了"诸病黄家，但利其小便"等治疗法则。

东晋葛洪《肘后备急方》载述了患者"急令溺白纸，纸即如檗染者"即为黄疸；唐代王焘《外台秘要》则引《必效方》中"每夜小便浸白帛片，取色退为验""比色法"来判断黄疸的方法，此乃世界医学史上对黄疸用实验手段检查和诊断的最早文献记载。西晋皇甫谧《针灸甲乙经》中专篇讨论了黄疸的针灸配穴方法，为后世应用针灸治疗本病提供了有重要参考价值的经验。

隋代巢元方《诸病源候论》将黄疸病分为28种病候，并认识到"卒然发黄，心满气喘，命在顷刻"的"急黄"是由"热毒所加"而致；唐代孙思邈《备急千金要方》则进一步指出"时行热病，多必内瘀著黄"，对重症黄疸的传染性、临床发病特点又有所认识，并提出了相应的防治方法，创制了大茵陈汤（茵陈、黄柏、大黄、白术、黄芩、天花粉、甘草、茯苓、前胡、栀子、枳实）、茵陈丸（茵陈、甘遂、当归、蜀椒、杏仁、大黄、半夏、葶苈子、茯苓、干姜、枳实、白术）等多首清热祛湿退黄的有效方药。

金元时期诸医家对黄疸的分类经历了一个由博返约的过程，对脉因证治的认识亦不断深化和完善。如宋代《太平圣惠方》论述了"三十六黄"的不同病候及其治法；《圣济总录》列载了"九疸""三十六黄"，把重症黄疸称为"急黄"，其中既有历代医家独到见解，亦有不少名不见经传者，凡是有关黄疸的各种病因及临床特征均概括在其中。宋代韩祗和《伤寒微旨论》除了论述"阳黄"证外，还首次设"阴黄证篇"，谓"伤寒病发黄者，古今皆为阳证，治之往往投大黄、栀子、柏皮、黄连、茵陈之类……无治阴黄法"，于是结合自身临床心得，详述了阴黄的成因（如可由阳黄服清下药太过而转为阴黄）、辨证施治方法，并根据仲景"于寒湿中求之"之说创制了茵陈茯苓汤（茵陈、茯苓、桂枝、猪苓、滑石）、茵陈四逆汤（四逆汤加茵陈）、小茵陈汤（附子、甘草、茵陈）、茵陈附子汤（附子、干姜、茵陈）等六首温里散寒祛湿退黄方药。

宋代窦材《扁鹊心书》对黄疸的胆黄之证论述亦较全面，并首次提出"胆黄证"之说，认为此证乃"因大惊卒恐，胆伤而汁泄于外"所致；成无己《伤寒明理论》、陈言《三因极一病证方论》、金代刘完素《黄帝素问宣明论方》、宋代杨士瀛《仁斋直指方论（附补遗）》等医家亦有不少独特见解。如元代朱震亨《丹溪心法》有"疸不用分其五，同是湿热""黄疸乃脾胃经有热所致，当究其所因，分利为先，解毒次之"之说。

明代张介宾《景岳全书》、清代陈士铎《辨证录》、叶桂《临证指南医案》等书已充分认识到黄疸的形成常与湿热蕴结（或热毒炽盛）、肝胆瘀热、脾胃虚寒等因素有关；再次分述了胆黄（即黄疸）的形成与胆汁外溢肌肤有关。如《临证指南医案》指出，"胆液为湿所阻，渍于脾，浸淫肌肉，溢于皮肤，色如熏黄""瘀热在里，胆热液泄"。清代《医门法律》一书探索仲景之学，将《伤寒论》所述者称为外感黄疸，《金匮要略》所述者称为内伤黄疸，可谓要言不烦。清代不少医家进一步阐发了重症黄疸（急黄）的发病机制主要为"热毒充斥"内外，并称为"瘟黄"。如沈金鳌《杂病源流犀烛》言："又有天行疫疠，以致发黄者，俗称之瘟黄，杀人最急。"并发现这类患者起病急骤，病情重笃，具有较强的传染性；常并发出血、神昏谵语等危候。如明代皇甫中《明医指掌》言："瘀血发黄，则发热，小便自利，大便反黑。"清代李用粹《证治汇补》言："疸毒冲心，如狂喘满，腹胀。"

在临床上，急性肝炎的论治属于中医学"黄疸""胁痛""肝热病""肝瘟"等范畴。

1. 黄疸

黄疸是以白睛、皮肤黏膜、小便发黄为特征的一组症状。多因外感湿热、疫毒，内伤酒食，或脾虚湿困，血瘀气滞等所致。一般按病之新久、缓急与黄色的明暗等分为阳黄与阴黄。

2. 胁痛

胁痛指自觉一侧或两侧胁肋部疼痛的症状。多由气机郁滞、脉络失和、疏泄不利导致。

3. 肝热病

肝热病多因湿热疫毒之邪侵及中焦，郁蒸肝胆，肝失疏泄，脾失健运而成。以腹胀、纳差、恶心厌油、右胁疼痛、肝大，或有黄疸为主要表现的疫病类疾病。

4. 肝瘟

肝瘟指湿热疫毒内攻，肝脏严重受损，并伤及营血，内闭心神。其是以发热、黄疸迅速加深、神志昏蒙、出血为主要表现的疫病类疾病[1]。

二、辨证分型

中医证候诊断参照中华中医药学会肝胆病分会制定的《病毒性肝炎中医辨证标准（2017年版）》进行辨证分型[2]。常见证型如下。

（一）急性黄疸型肝炎

1. 湿热内蕴证（阳黄）

（1）热重于湿：身目俱黄，黄色鲜明如橘色，口干口苦，恶心厌油，脘腹胀满，大便秘结，小便黄赤，舌红，苔黄腻，脉弦数或滑数。

（2）湿重于热：身目俱黄，面色晦暗不鲜明，头重身困，倦怠乏力，胸脘痞闷，纳呆便溏，舌苔厚腻微黄，脉弦缓或濡缓。

2. 寒湿困脾证（阴黄）

身目发黄，色泽晦暗，形寒肢冷，大便溏薄，舌质淡，舌体胖，苔白滑，脉沉缓无力。

（二）急性无黄疸型肝炎

1. 寒湿中阻证

纳呆呕恶，腹胀喜温，口淡不渴，神疲乏力，头身困重，大便溏薄，或见浮肿，舌淡或胖，苔白腻，脉濡缓。

2. 肝郁气滞证

胁胀脘闷，胸闷不舒，善太息，情志抑郁，不欲饮食，或口苦喜呕，头晕目眩，舌苔白，脉弦。

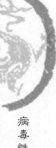

第二节　西　医　诊　断

急性肝炎的西医诊断标准参照《传染病学》《病毒性肝炎防治方案》等相关论述，根据流行病学史、临床症状、体征、化验及病原学检测结果综合判断，并排除其他疾病[3,4]。

一、流行病学史

流行病学史包括急性肝炎密切接触史和相关注射史等。密切接触史是指与确诊病毒性肝炎患者（特别是急性期）同吃、同住、同生活，或经常接触肝炎病毒污染物（如血液、粪便），或有性接触而未采取防护措施者。相关注射史是指在半年内曾接受输血、血制品，以及用未经严格消毒的器具注射药物、免疫接种和针刺治疗等。

1. 甲型肝炎

甲型肝炎流行区接触史，未煮熟海产品及饮用污染水接触史。多见于儿童。

2. 乙型肝炎

输血、不洁注射史，与 HBV 感染者接触史，家庭成员有 HBV 感染者，特别是婴儿母亲 HBsAg 阳性等，有助于乙型肝炎的诊断。

3. 丙型肝炎

有输血及血制品、静脉吸毒、血液透析、多个性伴侣、不洁注射及文身等个人史。

4. 丁型肝炎

同乙型肝炎,我国以西南部感染率较高。

5. 戊型肝炎

基本同甲型肝炎,暴发以水传播为多见。多见于成年人。

二、症状

近期内出现的、持续几天以上但无其他原因可解释的症状,如畏寒、发热、乏力、食欲缺乏、恶心、呕吐等急性感染症状。

三、体征

肝大并有压痛,肝区叩击痛,部分患者可有轻度脾大。

四、实验室检查

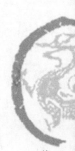

1. 血常规

急性肝炎初期白细胞总数正常或略高,黄疸期白细胞总数正常或稍低,淋巴细胞相对增多,偶可见异型淋巴细胞。

2. 尿常规

尿胆红素和尿胆原的检测有助于黄疸的鉴别诊断。肝细胞性黄疸时两者均为阳性,溶血性黄疸以尿胆原为主,梗阻性黄疸以尿胆红素为主。

3. 肝功能检查

(1) ALT:是目前临床上反映肝功能的最常用指标。急性肝炎时 ALT 明显升高,AST/ALT 常小于 1。

(2) AST:肝病时血清 AST 升高,提示线粒体损伤,病情易持久且较严重。急性肝炎时如果 AST 持续在高水平,则有转为慢性肝炎的可能。

(3) γ 谷氨酰转肽酶:肝炎患者可显著升高,在胆管炎症、阻塞的情况下更明显。

(4) 碱性磷酸酶:正常人血清中碱性磷酸酶主要来源于肝和骨组织。碱性磷酸酶测定主要用于肝病和骨病的临床诊断。当肝内或肝外胆汁排泄受阻时,肝组织表达的碱性磷酸酶不能排出体外而回流入血,导致血清碱性磷酸酶活性升高。儿童生长发育期可明显增加。

(5) 胆碱酯酶:由肝细胞合成,其活性降低提示肝细胞有较明显损伤。其值越低,提示病情越重。

(6) 血清蛋白:主要由白蛋白、α1 球蛋白、α2 球蛋白、β 球蛋白及 γ 球蛋白组成。前 4 种主要由肝细胞合成;γ 球蛋白主要由浆细胞合成。急性肝炎时,血清蛋白可在正常范围内。

(7) 胆红素:急性黄疸型肝炎时血清胆红素升高,肝硬化活动期时亦可升高,且消退缓慢,重型肝炎常超过 171 μmol/L。胆红素含量是反映肝细胞损伤严重程度的重要指标。直接胆红素在总胆红素中的比例可反映胆汁淤积的程度。

4. 病原学检测

（1）甲型肝炎：具备下列任何一项均可确诊为甲型肝炎。抗-HAV IgM 阳性；抗-HAV IgG 急性期阴性，恢复期阳性；粪便中检出 HAV 颗粒、抗原或 HAV RNA。

（2）乙型肝炎：有以下任何一项阳性可诊断为乙型肝炎。① 血清 HBsAg；② 血清 HBV DNA；③ 血清抗-HBc IgM；④ 肝组织 HBcAg 和（或）HBsAg，或 HBV DNA。既往有乙型肝炎病史或 HBsAg 阳性超过 6 个月，现 HBsAg 和（或）HBV DNA 仍为阳性者，可诊断为慢性乙型肝炎。

（3）丙型肝炎：抗-HCV 和（或）HCV RNA 阳性时，可诊断为丙型肝炎。

（4）丁型肝炎：血清 HBsAg 阳性，同时血清 HDVAg、抗-HDV IgM 或 HDV RNA 阳性，或肝内 HDVAg 或 HDV RNA 阳性者可诊断为丁型肝炎。血清抗-HDV IgG 持续高滴度，HDV RNA 持续阳性可诊断为慢性丁型肝炎。

（5）戊型肝炎：血 HEV RNA 阳性，或粪便 HEV RNA 阳性，或粪便检出 HEV 颗粒，可确诊为戊型肝炎。抗-HEV IgG 高滴度，或由阴性转为阳性，或由低滴度到高滴度，或由高滴度到低滴度甚至转阴，均可诊断为 HEV 感染。抗-HEV IgM 阳性，可作为诊断参考，但须排除假阳性。

（6）庚型肝炎：排除其他嗜肝病毒感染，抗-HGV 阳性提示近期 HGV 感染。

凡病原学检测阳性，且流行病学史、症状和体征三项中有两项阳性或化验及体征（或化验及症状）均明显阳性，并排除其他疾病者，可诊断为急性无黄疸型肝炎。

五、病理学检查

病理学检查主要表现为肝细胞肿胀、水样变性及气球样变，夹杂以嗜酸性变、凋亡小体形成及散在的点灶状坏死，同时现存肝细胞再生，细胞核增大，库普弗细胞增生，淋巴细胞浸润，汇管区呈轻至中度炎症但无明显纤维化。

凡单项血清 ALT 升高，或仅有症状、体征，或有流行病学史及症状、体征、肝功能三项中有一项阳性者，均为疑似病例。对疑似病例应进行动态观察或结合其他检查（包括肝组织病理学检查）做出诊断。疑似病例如病原学诊断阳性，且除外其他疾病者可确诊。

六、临床分型

急性肝炎临床分型包括急性黄疸型肝炎和急性无黄疸型肝炎，各型病毒均可引起。

（一）急性黄疸型肝炎

临床经过的阶段性较为明显，可分为三期。

（1）黄疸前期：甲、戊型肝炎起病较急，约 80% 患者有发热伴畏寒。乙、丙、丁型肝炎起病相对较缓，仅少数有发热。本期主要症状有全身乏力、食欲减退、恶心、呕吐、厌油、腹胀、肝区痛、尿色加深等，肝功能改变主要为 ALT 和 AST 升高。本期可持续 5~7 d。

（2）黄疸期：尿黄加深，巩膜和皮肤出现黄疸，1~3 周内黄疸达高峰。部分患者可有一

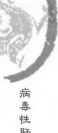

病毒性肝炎的中西医结合治疗

过性粪色变浅、皮肤瘙痒等梗阻性黄疸表现,肝大、质软、边缘锐利、有压痛及叩击痛,部分病例有轻度脾大。肝功能改变主要为 ALT 和胆红素升高,尿胆红素阳性。本期可持续 2~6 周。

(3)恢复期:症状逐渐消失,黄疸消退,肝、脾回缩,肝功能逐渐恢复正常。本期可持续 1~2 个月。

急性黄疸型肝炎总病程为 2~4 个月。

(二)急性无黄疸型肝炎

除无黄疸外,急性无黄疸型肝炎的其他临床表现与黄疸型相似。无黄疸型肝炎发病率远高于黄疸型。其起病较缓慢,症状较轻,主要表现为全身乏力,食欲下降、恶心、腹胀、肝区痛、肝大、有轻压痛及叩痛等。恢复较快,病程多在 3 个月内。

第三节 中医治疗

一、辨证论治

(一)急性黄疸型肝炎

1. 湿热内蕴证(阳黄)
(1)热重于湿
病机:湿热熏蒸,困遏脾胃,壅滞肝胆,胆汁泛溢。
治法:清热利湿,解毒退黄。
推荐方药:茵陈蒿汤(《伤寒论》)加减[5-7]。
常用药:茵陈、栀子、大黄等。
加减:若恶心、呕吐明显者,加竹茹、黄连以清热止呕;腹胀甚者,加厚朴、枳实以行气化湿消积;皮肤瘙痒者,加苦参、白鲜皮以燥湿清热止痒。
推荐中成药:茵栀黄颗粒(口服液),清热解毒,利湿退黄,每次 1 包,每日 3 次。
(2)湿重于热
病机:湿遏热伏,湿阻中焦,胆汁不循常道。
治法:利湿清热,健脾和中。
推荐方药:茵陈五苓散(《金匮要略》)加减[8,9]。
常用药:茵陈、白术、茯苓、猪苓、泽泻、桂枝等。
加减:若恶心厌油重者,加竹茹、法半夏以清热燥湿,和胃止呕;纳呆食少者,加砂仁、白豆蔻、炒谷芽、炒麦芽等以芳香宣中,化湿醒脾开胃;便溏甚者,加木香、黄连以清热燥湿行气,调节肠胃。
推荐中成药:双虎清肝颗粒,清热利湿,化痰宽中,理气活血,每次 1~2 袋,每日 2 次。
2. 寒湿困脾证(阴黄)
病机:中阳不振,寒湿滞留,肝胆失于疏泄。

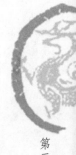

治法：温阳散寒,健脾利湿。

推荐方药：茵陈术附汤(《医学心悟》)加减[10]。

常用药：茵陈、白术、制附片(先煎)、干姜、甘草等。

加减：若湿阻气滞,腹胀较甚者,加大腹皮、木香以行气宽中利湿;皮肤瘙痒者,加秦艽、地肤子以燥湿止痒;黄疸消退缓慢者,加丹参、泽兰、赤芍以增强活血解毒,利湿退黄。

推荐中成药：肝苏颗粒,健脾退黄,每次9g,每日3次。

（二）急性无黄疸型肝炎

1. 寒湿中阻证

病机：寒湿阻滞,中焦受遏。

治法：健脾益气,理气化湿。

推荐方药：藿朴夏苓汤(《医原》)加减[11]。

常用药：藿香、厚朴、姜半夏、茯苓、杏仁、薏苡仁、白豆蔻(后下)、猪苓、泽泻、淡豆豉、通草等。

加减：若腹胀甚伴浮肿者,加大腹皮、车前子以行气导滞,利水消肿;纳差者,加鸡内金以健脾开胃,消积导滞;便溏甚者加白扁豆、莲子肉以健脾渗湿。

2. 肝郁气滞证

病机：肝失条达,气机郁滞,络脉失和。

治法：疏肝解郁,活血解毒。

推荐方药：柴胡疏肝散(《太平惠民和剂局方》)加减[12]。

常用药：柴胡、当归、白芍、茯苓、白术、香附、陈皮、川芎、枳壳等。

加减：若胁痛明显者,加延胡索、莪术等以行气化瘀止痛;纳差、腹胀者,加炒鸡内金、炒山楂、炒麦芽等以行气消滞,开胃健脾;失眠多梦者,加炒酸枣仁、百合、柏子仁等以养阴安神。

二、中医特色技术治疗

（一）中药灌肠

功效：清热利湿,泻下解毒。

适应证：急性黄疸型肝炎的辅助治疗。

操作方法：选用大黄、败酱草、乌梅等清热利湿退黄的中药,煎煮药汁100~150mL,高位保留灌肠,每日1次。

（二）肝病治疗仪

功效：能促进肝功能恢复,改善肝脏微循环。

适应证：急性肝炎的辅助治疗。

选穴及部位：可选期门、日月、肝俞、脾俞、膈俞、足三里、阳陵泉、阴陵泉、太冲等穴,每次选用4穴,交替使用。

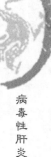

病毒性肝炎的中西医结合治疗

（三）中药离子导入

功效：疏肝解郁,活血退黄。

适应证：急性肝炎或伴黄疸、胁痛等的治疗。

操作方法：选用茵陈、赤芍、虎杖、香附等疏肝理气、祛湿退黄功效的中药复方,煎煮后,滤出药汁。取适量药汁浸泡纱布或药棉块(直径 2 cm)敷于穴位处,可选期门、肝俞,外接电极片。开启中药离子导入机,调整电流大小,以患者舒适为度。每次操作 20 min,每日1 次。

（四）外治法

功效：疏肝解郁,活血止痛。

适应证：急性肝炎或伴胁痛等的治疗。

选穴及部位：应用上海中医药大学附属曙光医院肝病科研发的肝舒贴等外用穴位贴敷于穴位处,可选期门、肝俞、脾俞、膈俞等穴,每次选用 2 穴,交替使用。每次贴敷 24~48 h,每周贴敷 2 次。

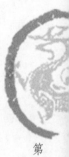

第四节　西 医 治 疗

一、一般治疗

急性肝炎一般多为自限性,以一般治疗及对症支持治疗为主,急性期应进行隔离,症状明显及有黄疸者应卧床休息,恢复期可逐渐增加活动量,但要避免过劳。饮食宜清淡易消化,适当补充维生素,热量不足者应静脉补充葡萄糖。

二、药物治疗

（一）改善和恢复肝功能

（1）非特异性护肝药：维生素类、还原型谷胱甘肽、葡醛内酯(肝泰乐)等。

（2）保肝降酶药：五味子类(联苯双酯等)、山豆根类(苦参碱等)、甘草提取物(甘草酸等)、垂盆草、齐墩果酸等有降转氨酶作用。

（3）退黄药物：门冬氨酸钾镁、前列腺素 E_1、腺苷蛋氨酸、熊去氧胆酸、山莨菪碱、皮质激素等。应用皮质激素需慎重,症状较轻、肝内淤胆严重、其他退黄药物无效、无禁忌证时可选用。

（二）抗病毒治疗

急性肝炎中仅急性丙型肝炎需要抗病毒治疗,其他急性肝炎多为自限性。急性丙型肝炎转为慢性丙型肝炎的概率高达55%~85%,因此对于这类患者应积极处理。但针对急性丙型肝炎患者何时开始抗病毒治疗目前观点不一。部分学者认为,若伴有 ALT 升高,无论有无其他临床症状,均建议抗病毒治疗;而其他学者建议每 4 周复查一次 HCV RNA,对持续 12 周 HCV RNA 阳性患者才考虑抗病毒治疗。

《丙型肝炎防治指南(2019 年版)》指出:所有 HCV RNA 阳性的患者,只要有治疗意愿,均应接受抗病毒治疗。抗病毒治疗终点为治疗结束后持续随访 12 或 24 周,采用精确病毒定量检测方法(检测下限≤15 IU/mL),血清或血浆 HCV RNA 持续阴性(SVR12 或 SVR 24)。

抗病毒治疗可以给予索磷布韦/维帕他韦(泛基因型)、格卡瑞韦/哌仑他韦(泛基因型)、艾尔巴韦格拉瑞韦(基因型 1b 或 4)、来迪派韦/索磷布韦(基因型 1、4、5 和 6)或者奥比帕利联合达塞布韦(基因型 1b)治疗 8 周。因有延迟复发的报道,应监测 SVR12 及 SVR24[13]。

三、并发症的防治

(一)脑水肿

(1)有颅内压增高者,给予甘露醇 0.5~1.0 g/kg。
(2)利尿剂,一般选用呋塞米,可与渗透性脱水剂交替使用。
(3)人工肝支持治疗。
(4)不推荐用肾上腺皮质激素控制颅内高压。
(5)急性肝衰竭患者使用低温疗法可防止脑水肿,降低颅内压。

(二)肝性脑病

低蛋白饮食;保持排便通畅,可口服乳果糖、诺氟沙星等抑制肠道细菌,减少氨的产生和吸收;也可采用乳果糖或弱酸溶液保留灌肠,使肠内 pH 保持在 5~6 的偏酸环境,减少氨的产生和吸收;在合理应用抗生素的基础上,及时应用微生态制剂,调节肠道微环境,改善肠道菌群失调,减轻内毒素血症;静脉用乙酰谷酰胺、谷氨酸钠、精氨酸、门冬氨酸钾镁有一定的降血氨作用;纠正假性神经递质可用左旋多巴,左旋多巴在大脑转变为多巴胺后可取代羟苯乙醇胺等假性神经递质;维持支链/芳香氨基酸平衡可用氨基酸制剂。治疗肝性脑病的同时,应积极消除其诱因。

(三)继发感染

急性肝炎导致的重型肝炎患者极易合并感染,必须加强护理,严格消毒隔离。感染多发生于胆道、腹腔、呼吸道、泌尿道等。一旦出现,应及早应用抗生素,根据细菌培养结果及临床经验选择抗生素。胆道及腹膜感染以革兰阴性杆菌多见,可选用头孢菌素类或喹诺酮类;腹膜感染尚可使用腹腔内注射抗生素;肺部感染,怀疑革兰阳性球菌可选用去甲万古霉素,厌氧菌可用甲硝唑。严重感染可选用强效广谱抗生素如头孢他啶、头孢曲松、头孢噻肟、亚胺培南等或联合用药,同时要警惕二重感染的发生。有真菌感染时,可选用氟康唑。应用免疫调节药物如胸腺肽等,可提高机体的防御功能,预防继发感染[3]。

第五节 名老中医学术经验

一、关幼波教授学术经验

全国著名中医肝病专家关幼波教授认为,黄疸或为外感湿热疫毒,或为湿热内蕴,日久酿毒,湿热夹毒胶固难解,瘀阻血脉而发病。湿热邪盛助其毒势,毒盛湿热鸱张,两者成为互助之势。毒邪不去,湿热难解,黄疸难消,故退黄必解毒。黄疸为湿热瘀阻血脉而成,病在血分,故治黄当从治血入手,活血凉血。湿郁化热,煎液成痰,痰阻血络,血液瘀滞,而致痰瘀互结,气机阻滞,脉道不通,黄疸加重,故治黄必化痰,化痰又当结合理气、活血之法。疾病后期,邪退正衰,应加强扶正作用,使正气恢复,邪气尽除,斩草除根,以防邪气死灰复燃,达到根治的目的。因此,关幼波教授针对黄疸基本病机,认为本病系湿热入于血分,痰湿瘀阻血脉,胆液外溢而发病,强调应从血分论治,在活血解毒、化痰通络基础上辨证施治,提出"治黄必治血,血行黄易却""治黄需解毒,毒解黄易除""治黄要治痰,痰化黄易散"的学术观点。

(一)治黄必治血,血行黄易却

关幼波教授在强调调整脏腑功能兼以化痰的基础上,必合调理气血之品以治本。"发病于气而受病于血",因此活血必先治气。属于气不摄血用升麻、葛根升提固摄;属于气郁化火、气血逆乱,常宗缪仲淳之"应降气而不降火"。治疗气虚证时,在补气的同时,配合应用白芍、当归、生地黄养血活血等药,既可防止补气药温燥伤及阴血,又因血为气之母,能载气,补血以生气。在调气血时,注意药物作用的全面性。例如,行气时升降同用,理肺气时用麻黄配苏子,可使气机上下畅通;活血时左右上下兼顾,常以泽兰统左右肝脾之血,合用藕节行上下通行之血,使全身之血畅行。有凉血活血法,常用生地黄、牡丹皮、赤芍、白茅根、小蓟、藕节等;有养血活血法,常用丹参、白芍、当归、益母草、泽兰、红花、郁金、香附等;有温通血脉法,常用附子、桂枝等。

(二)治黄需解毒,毒解黄易除

有化湿解毒法,常用薄荷、野菊花、藿香、佩兰、黄芩、黄连等;有凉血解毒法,常用金银花、蒲公英、重楼、板蓝根、土茯苓、白茅根、青黛、石见穿等;有通下解毒法,常用大黄、黄柏、败酱草、白头翁、秦皮等;有利湿解毒法,常用金钱草、车前草、萹蓄、瞿麦、六一散、藿香、杏仁、橘红等;有酸敛解毒法,常用五倍子、乌梅、五味子等。

(三)治黄要治痰,痰化黄易散

化痰法多与行气、活血、化瘀诸法配合使用。常用的药物有杏仁、橘红、莱菔子、瓜蒌、山楂、决明子、半夏、焦白术、川贝母、海浮石、郁金等[14]。

二、姜春华教授学术经验

全国著名中医肝病专家姜春华教授认为,凡黄疸型肝炎初起总以湿热为本;湿热之中以热为本,以湿为标,治疗以清热为主,利湿次之。清热有消炎解毒作用,利湿有渗利小便,增加排除黄疸作用,利湿可协助清热,但单纯利湿则不能治本。姜春华教授治疗急性肝炎,辨证论治,常把黄柏加入茵陈蒿汤内,并加入其他中药,如田基黄、荷包草、马蹄金、垂盆草、矮地茶、岗稔根之类,常常配伍黄连、鲜白茅根、龙胆草等药。这些清热解毒中药对治疗一般黄疸型肝炎、无黄疸型肝炎,以及降低 ALT 均有一定疗效。同时应用健胃药如陈皮、白术、白豆蔻、藿香、苏梗之类。黄疸型肝炎且小便不利者加茵陈、茯苓、车前子等。方茵陈蒿汤中大黄初服二三剂时,可能出现便溏或腹痛泻下现象,稍久则不泻甚或便秘。龙胆草为泻肝胆湿热之要药,分量不可太轻,否则效果不理想。龙胆泻肝汤不但可以消退黄疸,而且能下降转氨酶。体弱者,可以减量或加人参、黄芪之品以扶助人体正气(提高机体机能免疫力)来抗衡病毒。纳差者,可加白豆蔻、砂仁、藿香、苏梗。对于宿有胃寒之人或有胃部不适者,略加温养胃气之药即可。腹胀者,加厚朴、大腹子(皮)以疏畅气机,使其升降有度,开阖有常。呕恶者,加半夏、竹茹和胃降逆,恢复胃气之正常枢纽;加谷芽、麦芽之类以醒脾健胃,扶助后天。口渴者,加天花粉、石斛以生津养阴止渴,促进体液新生[15,16]。

三、钱英教授学术经验

全国名中医钱英教授认为黄疸仅辨阴阳、瘀血或急黄过于笼统,不利于确立具体的治法,尤其是急慢性黄疸型肝炎,病机常错综复杂,痰瘀、毒邪、正虚常交织错杂,又有主次之分,故辨证应仔细、准确,才能做到立法处方切中病机。其主张治疗黄疸要"多法联用,分清主次,灵活使用",特别是要根据具体的临床分期、证候灵活使用。

对于病毒性肝炎之黄疸,多用化痰、解毒、活血法。其中,化痰法应根据具体证候酌情选用杏仁、橘红、莱菔子、瓜蒌等;解毒法可选茵陈、大黄、栀子、金银花、连翘、重楼、蒲公英、叶下珠、苦参、黄连、黄芩等;活血法要求凉血而不滞邪,以牡丹皮、赤芍、生地黄、白茅根、小蓟多用。有瘀热者,应凉血活血,选赤芍、牡丹皮、紫草、茜草等为宜;若因虚至瘀,应强调养血活血,选川芎、三七、泽兰为佳;病久多为沉寒痼瘀,应突出温通活血,桂枝、苏木、鸡血藤切合病机。总之,钱英教授治疗病毒性肝炎之黄疸的经验可以概括为三法,即"解毒、活血、化痰",且强调"多法联用,分清主次,灵活使用"。另外,钱英教授在治疗过程中亦非常重视合理使用扶正祛邪法,使正胜才能退邪。

针对病毒性肝炎肝硬化引起的黄疸,钱英教授强调"肝无血养而失柔,木无水涵易枯萎"是肝硬化发生的基本病机,治疗应在解毒凉血、化瘀软坚的同时强调滋肾柔肝。其研制了治疗肝纤维化的"软肝煎",该方以滋补肝肾的一贯煎与软坚散结的鳖甲煎合方化裁,药物组成为当归、白芍、生地黄、枸杞子、墨旱莲、沙参等。

对于慢性重型肝炎合并黄疸的治疗,钱英教授认为慢性重型肝炎大多病史较长,故多虚、多瘀,往往寒热错杂,此类患者多兼有脾肾阳虚,如治疗当中过度使用清热解毒之品,伤及正气,使病情转为阴黄、黑疸等病则更加难治,甚至加速患者死亡,治疗应遵循辨证论治的基本思想,重视人体正气,将扶正祛邪贯穿始终,可应用大剂量黄芪、西洋参。"调理脾肾肝,中州要当先",在补气时尤其重视补中气,可应用四君子汤加减化裁,同时注重活血化瘀[17,18]。

病毒性肝炎的中西医结合治疗

四、王灵台教授学术经验

上海市名中医王灵台教授在长期的临床实践中发现,"阳黄"与"阴黄"不能包括黄疸病证的全部内容,临床黄疸证治纷繁复杂,通过梳理历代医家论述,并结合自身经验,提出了中医黄疸七分类辨证论治的学术经验。

(一)黄疸辨证分类

1. 阳黄

一般而言,阳黄者多见身黄,目黄,小便黄,黄色鲜明如橘色,苔白腻或黄腻,舌质偏红,脉浮(弦)滑数;或见纳呆,口苦,脘腹胀痛。多因湿热疫毒搏结或湿从热化,肝胆气机受阻,疏泄失常,胆汁外溢,外渗肌肤,下注膀胱,导致身目及小便尽黄。诚如《景岳全书》言:"阳黄证,因湿多成热,热则生黄,此即所谓湿热证也。然其证必有身热,有烦渴……或大便秘结,其脉必洪滑有力……"阳黄发病多与脾、胃、肝、胆相关,如叶桂所云:"阳黄之作,湿从火化,瘀热在里,胆热液泄,与胃之浊气共并,上不得越,下不得泄,熏蒸遏郁,侵于肝则身目俱黄,热流膀胱,溺色为之变赤,黄如橘子色。"阳黄又可根据湿与热的偏重进一步分型论治,阳黄多见于病毒或者寄生虫引起的感染性疾病导致的黄疸,以及胆囊炎、毛细胆管炎等引起的胆道疾病。

2. 阴黄

阴黄者,由寒湿所致,病程较长,难以速退,除身黄、目黄、色黄晦暗如烟熏等见症外,患者多有神疲畏寒,脘腹胀满,便溏,苔薄质淡,脉沉迟或濡缓。诚如《症因脉治》所云:"阴黄之证,身无热,手足冷,大便滑,小便清白,黄不鲜明,饮食不进,口不烦渴,此阴黄之证也。"阴黄多因素体气血亏虚,脾肾阳虚,或阳黄过用苦寒之品,致使湿从寒化,寒湿郁滞肝胆,胆道失常所致。《临证指南医案》提出:"阴黄之作,湿从寒化,脾阳不能化热,胆液为湿所阻,渍于脾,浸淫肌肉,溢于皮肤,色如熏黄,阴主晦,治在脾。"张仲景提出"凡病黄疸而绝无阳证阳脉者,即为阴黄",后世医家在此基础上多有所发挥,如《景岳全书》中言:"阴黄证……必喜静而恶动,喜暗而畏明。凡神思困倦,言语轻微,或怔忡眩晕,畏寒少食,四肢无力,或大便不实,小水如膏,及脉息无力等证,悉皆阳虚之候……若或但见色黄,不察脉证,遂云黄疸同是湿热,而治以茵陈栀子泻火利水等剂,则无有不随药而毙者。"阴黄者多见于慢性肝病后期、慢性重型肝炎、肝硬化、胆汁淤积型肝炎等。王灵台教授指出,阴黄、阳黄的判断不可单纯以黄疸的色泽作为判断依据,宜从整体证候综合考虑,"阳疸色明,阴疸色晦,此不过气血之分辨之不清",临证时应四诊合参,全面分析。

3. 介黄

王灵台教授指出"介黄"是从阳黄到阴黄演变过程中的一个特殊的病理阶段,即其具有阳黄与阴黄两者的病因病机和证候的多种特征,但又不能全部或完全归之于阳黄或阴黄。证舌脉介于阳黄和阴黄之间,临床上所见"似阳似阴""非阳非阴"的黄疸患者,从辨证角度难以截然分类,且按阳黄或阴黄论治亦难奏效,即可归属为"介黄"。病因病机为寒湿不化,寒热并存。临床上又可以分为阳重于阴和阴重于阳两种,其病程、病情、治法、预后不同。湿

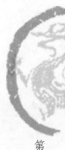

热中湿邪偏重者是"介黄"的主要证型,临床上常表现为实中夹虚、虚中夹实、虚实错杂。因此,"介黄"的辨治当综合分析,考虑兼证中阴阳、虚实及湿热等各种因素,决不能以清热利湿退黄法统治之。从现代医学的角度看,"介黄"多见于慢性肝炎、肝纤维化、肝硬化和肝衰竭等疾病。

4. 恶(急)黄

恶(急)黄多发病急骤,病情危重,常有发热、出血、腹水、肝性脑病及各种并发症,预后极差,病死率高。多因天行疫疠,温热毒邪深重,燔灼营血,谷热熏蒸,脏腑败绝所致。症见高热烦渴,溲赤,猝然面目全身发黄,或初不发黄,随后身面发黄,胸满腹胀,甚则神昏谵语,吐衄,便血,发斑等。隋代巢元方《诸病源候论》谓:"因为热毒所加,故卒然发黄,心满气喘,命在倾刻。"王清任指出:"受瘟疫至重,瘟疫在内,烧炼真血,血受烧炼,其血必凝。"究其病因病机主要在于毒、瘀为患,毒为致病之因,瘀为病理产物,两者又相互影响,互为因果,以致热毒瘀血胶结,内蕴脏腑,气机失调,腑气不通,浊气上冲,恶症丛生。王灵台教授认为,此类黄疸的治疗当以截断,安宫牛黄丸最为合适。恶(急)黄多见于急慢性肝衰竭、急性肝炎、药物性肝炎或肝病终末期。

5. 稽黄

稽黄病程较长,病因不明,病情较轻,但黄疸呈反复波动性,多为阳黄或介黄的特征,现有的治疗手段或药物应用后,退黄疗效欠佳。病因病机多为素体羸弱,气血不足,脏腑经络失于濡养,久之则脏腑失调、气滞血瘀、经络不畅而发为本病。稽黄多见于体质性黄疸、慢性肝炎、免疫性肝炎、淤胆型肝炎、酒精性肝炎、肝硬化和原因不明的肝病等。

6. 塞黄

塞黄是由于肝外胆管或者肝内胆管阻塞所致,常见的病因有肝脏、胆管、胰腺的恶性肿瘤,胆管(囊)结石,消化道寄生虫,肝静脉闭塞症,原发性胆汁性胆管炎等。王灵台教授指出此类黄疸的病机为肝络阻塞,肝胆不用。黄疸久而渐深,先为阳后为阴,临床上以肤痒、便结、胁痛、血中直接胆红素升高为主要表现,或未见身目黄染。塞黄患者多无肝炎和肝硬化病史,药石不效,非外科不治(不可猛用退黄之剂,有害无益)。王灵台教授认为如此类黄疸导致的胆汁疏泄不利,外溢而出情况,只要去除阻塞胆管的病因,佐以疏肝利胆之品,使胆道疏通,胆汁正常疏泄,则黄疸自退。

7. 虚黄

"虚黄"一词首见于《明医指掌》。虚黄一般虚证较为明显,多见乏力、纳差、便溏、浮肿等,苔薄白质淡,脉沉细。或伴有口淡、怔忡、耳鸣、脚软、怠惰无力、寒热微作、小便浑浊涩滞、皮肤虽黄而爪甲如常等症状。按照一般的黄疸治法,不效反剧。究其病因,虚黄多因劳倦太过或食劳虫积等导致脾土不振、气血两虚而发。从现代医学的角度看,慢性消耗性疾病晚期、脾功能亢进、寄生虫病等可归属为中医学"虚黄"的范畴,此类黄疸一般身目黄染的程度较轻,血清总胆红素增高,以非结合胆红素为主,结合胆红素基本正常。王灵台教授认为,治疗此类黄疸,在辨证论治的同时,应注重辨病论治,认真分析虚黄的发生原因,在此基础上扶正养血以退黄。

(二)黄疸治法概要

王灵台教授在总结了数十年的临床工作经验后认为,黄疸的病因不外乎湿、热、毒、瘀、

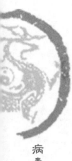

病毒性肝炎的中西医结合治疗

虚五端,且多兼症。黄疸的治疗应法取仲景,同时结合历代名家经验和论著,多法并用。外感伤寒之黄多热,内伤杂病之黄多湿;得之外感者,不可用补法,得之内伤者,不可用攻法。治法当取"盛则泻之,虚则补之,热则疾之,寒则留之",切忌大汗大下、温补燥热及破气闭气,阴黄勿用阳治或滥用苦寒之药。半阴半阳之证,必先退阴复阳,阴退乃从阳治。黄疸日久者需循扶正祛邪之则,诸症不离脾胃。同时要遵循关幼波教授的经验,即"治黄必治血,血行黄易却;治黄需解毒,毒解黄易除;治黄要治痰,痰化黄易散"。黄疸均需从肝论治,注意肝脏的生理特性,以保护促进肝脏功能为主,扶正祛邪当为治黄大法。此外,应尤其注重药物的炮制及煎煮方法对疗效的影响。

（1）阳黄者,当辨表里、湿热偏重。根据其辨证的不同,病邪偏里,可使用茵陈蒿汤化裁,尤其是要注意使用茵陈的剂量、茵陈与大黄的配比、煎法等,以免用之不效。兼有表证,可使用麻黄连翘赤小豆汤,疏散表邪的同时清解内之瘀热。湿热蕴蒸,热重于湿,内无热结者常加用栀子、黄柏,取栀子柏皮汤之意。

（2）阴黄者,当以益气健脾、温化寒湿为主要治法,同时兼以温补肾阳、活血化瘀、温通血脉、化痰散结解毒之法。可采用茵陈术附汤化裁,若见肢体逆冷、神疲乏力、目不欲开等症可取茵陈四逆散加减,历代医方验案皆可参考。

（3）介黄的治疗须辨阴黄与阳黄孰重孰轻以变更药量。治疗时应注意阴阳兼顾,寒热并用,脾肾同治,并佐以解毒活血之法。王灵台教授自拟介黄方,其中以茵陈、附子为君药,茵陈为利胆退黄治要药,凡黄疸皆可用之;附子性温热,黄疸之为病,总因湿邪作祟,方用附子,如"旭日当空,则湿邪可祛",且茵陈苦寒,配以附子,寒热同用,祛邪而不伤阳气。虎杖、黄芩、黄芪、茯苓、白术为臣药,虎杖、黄芩为清热除湿解毒之品,其性苦寒,易伤脾胃,加之脾胃虚弱为黄疸根本病机;黄芪、茯苓、白术益气健脾,扶正同时防止苦寒之品败伤脾胃。佐以当归、刘寄奴、生地黄、枸杞子、石斛,养血活血,滋阴补肾。以郁金、陈皮、车前草、生姜为使药,既可引诸药入厥阴经,直达病所,也可引病邪外出。此方立意周全,诸法同用。王灵台教授同时还指出介黄的治疗,须护扶阳气以防传变;药物选择如厚朴、草豆蔻、木香、砂仁、草果、陈皮、桂枝、细辛、附子、肉桂等。以上药物均需在辨证基础上选择,特别是桂枝、附子一类,药味不宜过多,并从小剂量开始,逐步增加,中病即止。

（4）恶（急）黄治疗上当以清热解毒,凉血开窍。方用犀角散、黄连解毒汤、栀子丸、神犀丹、安宫牛黄丸等化裁。由于恶（急）黄的严重性和预后的不确定,临床上常采用中西医结合的方法来治疗,先求患者的病情稳定,以不使病情进一步恶化为要,以期取得良好的效果。

（5）稽黄常病因不明,治疗上可根据辨证与辨病相结合的原则试治,随症化裁更改,但总以保肝、健脾、利胆为要。脾土得固,肝病得愈,胆道疏通则黄疸自退。王灵台教授在治疗稽黄时常用药物有党参、白术、白芍、当归、枸杞子、鳖甲、鸡内金、麦芽等,疗效较佳。

（6）塞黄的病因病机较为特殊,故而药物内治之法多无效,需要针对塞黄发生的不同病因,"开源畅流",对症治疗。在去除病因后再使用药物调治,不可妄用利胆逐水之剂,不利反害,迫邪内入而生他变。

（7）虚黄的治疗当宜益气、养血、健脾、益肾,诸法以扶正为主。气虚者,常用四君子汤化裁;心脾两虚者,治宜归脾汤,益气养血,裨益心脾;中焦虚弱,而见发黄者,可用小建中汤加减;肾虚火旺,汗出而黄者,可取当归六黄汤,滋阴泻热以退黄[19]。

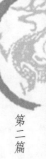

五、康良石教授学术经验

全国著名中医肝病专家康良石教授认为病毒性肝炎从感染至发病的规律与瘟疫大同小异，阐明了肝炎病毒属湿热疫毒乃致全身感染，"伏邪"藏于营血之间，侵袭以肝脏为主要的器官；而肝有"多气易郁"的特点，由疫毒导致的肝病，属于"因疫而致郁"的疫郁之证。除有"疫毒内伏"因素之外，多由平素作息无常、劳累、饮酒、情志失调等因素诱发，并认识到急性肝炎有和瘟疫相似的"内陷、分传"传变规律。其中热毒内陷则全身邪火燔肝、损脾、伤肾、传心，可致急黄、胆胀、癥闭、血证、厥脱等重症；而分传有"表里分传"和"但里不表"两大类型。"表里分传"有"先表后里""里胜于表"的区别；"但里不表"者根据患者的体质等因素又分为气郁、湿热、热毒、湿浊4个证型。

根据急性肝炎的发病规律，将本病分为早期、进展期和恢复期，并将常见证型贯穿在各期辨治。

（一）早期

早期（湿热夹表证）表里分传为瘟疫常见的传变方式，常见有恶风寒、发热、头痛、咽痛、咳嗽、鼻塞、浊涕或风疹等表证；疲乏无力、胁胀胁痛、脘腹痞满、纳呆厌油腻、呕恶、便溏等里证。表里分传包括两种：先表后里证即表证先见，表证解后里证逐渐出现；里胜于表者，上述表里证并见，里证随表证改善、消失而更加明显，且由轻而重出现目黄、身黄、小便黄赤如浓茶、舌偏红或红、苔黄厚腻、脉弦或滑数。故先表后里证多见于急性无黄疸型肝炎，而里胜于表者常为急性黄疸型肝炎。治疗上或解表为先、兼清里，或清里为主、兼解表，各有侧重，方以银翘散和栀子根汤为主化裁，并各有主次。

（二）进展期

早期病例在表证解后进入进展期，有部分病例可不经表里分传阶段直接进入进展期。根据疫毒的特点和患者的体质及临床表现分气郁、湿热、热毒、湿浊辨证治疗。

气郁者多见神气抑郁，善太息，脘腹痞满，饭后较甚，矢气则松，胁胀窜痛，关节窜痛，运动后则较减轻，大便不爽，脉弦或细弦。治以行气通滞为主，利湿清热为辅，方选橘叶栀子根汤。湿热者多见沉困无力，胁腹胀闷，纳呆，厌油腻，大便秘溏交加，身目尿黄、其色鲜明，苔黄腻或厚腻，脉弦滑或弦数。治以利湿清热为主，行气通滞为辅，方选加味栀子根汤。热毒者多见身目发黄，其色鲜明，小便短赤如浓茶，胁痛拒按，脘腹灼热痞满，易怒心烦，口渴喜饮或口臭，大便秘结，舌红苔黄燥，脉弦滑数。治以清热解毒，疏肝利胆，方选解毒栀子根汤。湿浊者多见疲乏无力，肢体困重，头重口淡黏腻，纳呆呕恶，便溏或时泄泻，或轻度黄疸，疸色不鲜，舌胖嫩淡红，苔白腻或厚腻，脉滑或濡或缓。治以宣通三焦，分消湿浊，方选加味三仁汤，即三仁汤合栀子根汤化裁。

（三）恢复巩固期

恢复巩固期肝功能等检查基本趋于正常，而中医的异常脉证仍存，强调继续巩固疗效，结合患者体质因素,以调补肝脾肾为主,祛邪为辅。方选参苓白术散或四白汤(怀山药、茯苓、莲子、芡实)健脾利湿;或用制何首乌、当归、白芍、丹参等养血补肝;或用石斛、黄精、女贞子、枸杞子、肉苁蓉等补益肾阴肾阳。同时续选用绵茵陈、栀子根、白花蛇舌草等清热利湿解毒之品以祛余邪。

六、谌宁生教授学术经验

湖南省名中医谌宁生教授认为,急性肝炎的中医病因应从外因立论,病因是湿热入侵,病机为外感湿热,内蕴中焦,侵犯脾胃,熏蒸肝胆。由于急性肝炎病程短,患者正气未损,一般预后好,所以对急性肝炎的辨治宜简不宜繁,不必辨证分型。在以上理论指导下,自拟急肝方(茵陈、田基黄、土茯苓、栀子、黄柏、木通、夏枯草、甘草)。急性肝炎病因虽均由湿热所致,但因湿热有轻重程度之分,故临床辨证有热重于湿、湿重于热之分,治疗急性肝炎虽不必分型,但不可一法一方,始终不变,应根据病变的不同时期分阶段治之。因为病初属邪盛阶段,虽有脾失健运之候,但因湿阻中焦,损伤脾胃,故治肝时不宜补脾,更不能滋阴,因补脾和滋阴均可留邪,使湿热之邪难祛,而致病证缠绵难愈。故急性期务必以清热利湿为主,以求邪祛正复。经过治疗,主要症状基本消失,肝功能接近正常,往往为邪祛而正未复,则可改用调理肝脾之法。

谌宁生教授认为黄疸病因病理不外乎"瘀毒"二字,毒为病变之因,瘀为病变之本,难治性黄疸治疗原则为重在解毒,贵要化瘀。"急黄""瘟黄"者,病因病机为湿热毒盛。其极易传变,形成"毒瘀互结"之证,病情凶险。应尽早用解毒化瘀汤,采取"快速截断其传变"的果断措施,扭转病机。自拟解毒化瘀汤加减,由茵陈、赤芍、大黄、白花蛇舌草、牡丹皮、栀子、丹参、郁金、石菖蒲、枳壳、连翘、甘草组成。方中茵陈清利湿热,利胆退黄;赤芍清热解毒,化瘀退黄,凉血活血;大黄既能泻热通腑退黄,又能凉血解毒利湿;白花蛇舌草、栀子、连翘加强清热解毒退黄之效;丹参、郁金、牡丹皮活血化瘀退黄;石菖蒲芳香化湿;枳壳行气宽胸;甘草调和诸药。全方共奏清热解毒、凉血活血、化瘀退黄之功[20,21]。

七、王伯祥教授学术经验

全国名中医王伯祥教授认为,病毒性肝炎的病因病机可归纳为三种学说,即毒邪学说、正虚学说、瘀血学说。这三者之间相互联系、相互影响,共同决定着本病的发生、发展与转归。正气不强则毒邪难祛,毒邪不祛则正气难扶,郁不解则血难通,血不行则气必滞。这三者之间,邪毒为患尤为重要。病毒性肝炎多由湿热疫毒所致,"湿"有黏滞之性,"热"为阳蒸之态,"疫"乃传染之机,"毒"寓"隐""显"之变。本病感而即发者,是谓急性肝炎,可随正气强弱或为一过性,或迁延不愈。本病由"疫毒"所致者,常深伏体内,隐而不发,待劳倦、酒色、外感引动内邪,则可变为胁痛、黄疸、积聚、鼓胀。其病机始发于郁,因为肝为木脏,喜条达,若内外舍邪,则肝失疏泄,致饮食失调,情志不畅,气血不达。日久肝郁乃乘脾土,气滞而致血瘀,湿热为之熏蒸,邪毒为之嚣张,阳气为之亏损,阴液为之耗伤,则变证丛生。

王伯祥教授提出了治黄首辨阴阳,勿忘利湿、解毒、行血、化痰、酸敛等治疗原则。

（一）治黄首辨阳阴

临床上常见久用清热利胆而黄疸不退，一旦改用温阳利湿则黄疸速降，辨病之关键在于观察患者大便溏稀还是燥结，不可以黄色的鲜明或晦暗辨证用药，或如附子、桂枝之温阳，或如四君子汤之健脾利湿。

（二）治黄勿忘利湿

黄疸虽有湿热与寒湿之分，但均因外邪不得泄越而致，治疗上要把重点放在为湿邪寻找出路上。

（1）芳香辛散解表法：适用于湿热兼表证黄疸患者。常用茵陈、连翘、藿香、炒苍术、厚朴、白豆蔻、赤茯苓、薏苡仁、白茅根、车前草、虎杖等芳香化湿解毒之品，引其表里之湿，通达三焦，达到湿去热必孤、黄从小便出的目的。

（2）宽中渗湿利胆法：常用于因湿热蕴结脾胃，郁蒸肝胆，影响肝胆疏泄功能，使胆汁外溢肌肤而致湿热并重的黄疸患者。常用茵陈、陈皮、厚朴、枳实、半夏、苍术、草豆蔻、藿香、佩兰、荷叶、大黄等，以达健脾和胃、利胆退黄之效。

（3）利湿解毒分消法：常用于热重于湿的黄疸患者。常用茵陈、栀子、大黄、黄柏、败酱草、茯苓、厚朴、车前草、杏仁、薏苡仁、白豆蔻、田基黄等清热利湿解毒退黄之品，以达开上、宽中、导下退黄之目的。

（三）治黄勿忘解毒

湿热久羁，内蕴成毒，湿热毒邪瘀结则湿热益盛，湿热益盛则毒邪益炽。势助毒势，毒助热威，则黄疸益甚。

（1）化湿祛浊解毒：黄疸初期邪居上、中二焦，当以宣散化湿为主。常用藿香、佩兰、薄荷、桔梗、蝉蜕、野菊花、黄芩、黄连、茵陈等。

（2）清热利湿解毒：当湿热毒邪蕴结中、下二焦时，根据下焦需通利的原则可从二便通利以导邪外出。常用大黄、败酱草、黄柏、夏枯草等。

（3）清热利湿解毒：《金匮要略·黄疸病脉证并治》提出："治黄不利小便，非其治也。"若湿热毒邪偏于中、下二焦，能从小便渗利，则黄疸易于消退。常用金钱草、车前子（草）、木通、六一散等。

（4）清热利胆解毒：肝胆互为表里，湿遏中焦，邪从热化，肝失疏泄，移热于胆，致使胆汁不循常道，瘀阻外溢而致黄疸。常用龙胆草、青蒿、炒栀子、柴胡、黄芩等。

（5）清热凉血解毒：湿热瘀阻血脉，热胜于湿者，应加用凉血解毒的药物。常用金银花、连翘、蒲公英、板蓝根、半枝莲、牡丹皮、赤芍、土茯苓、大青叶等。

（四）治黄勿忘行血

温热黄疸虽在气分，但肝为藏血之脏，其根在血分，治疗黄疸当从行血入手，要重用活血之品，并根据"热者寒之""客者除之""虚者补之""逸者行之"的治疗原则进行治疗。当血分夹有瘀热时，应使用凉血活血药，如生地黄、牡丹皮、赤芍、白茅根、藕节、半枝莲、鸡血藤等。如血分湿热郁遏日久，化热必耗阴血，可出现血热血虚之象，当治以养血活血之法，常用当归、白芍、丹参、泽兰、红花、郁金、香附等。活血之品退黄的机制在于扩张胆管，促进胆汁代

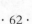

谢;抗肝纤维化,有利于肝脾回缩;活跃微循环,促进肝细胞再生。

(五) 治黄勿忘化痰

黄疸日久,脾不运化,水湿停聚则蕴湿郁热,久则煎熬凝练为痰。湿热凝痰,更加胶固黏滞;痰阻血络,脉道不通,胆汁更加难以循其常道。所谓治痰,即是化痰散结,祛除胶结凝滞的湿热。常用杏仁、橘红、莱菔子、瓜蒌、法半夏、郁金、川贝母、决明子、生山楂等,若配伍行气、活血药则更能提高疗效。

(六) 后期治以酸敛

黄疸后期,因正气耗散,病邪易于散漫不羁,在清热祛湿或温化湿滞的基础上,佐用一些酸敛之品,有时黄疸反而容易消退,常用五味子、乌梅、酸枣仁、五倍子等[22,23]。

(周振华)

---------- 参考文献 ----------

[1] 国家技术监督局.中医临床诊疗术语·疾病部分:GB/T 16751.1—1997[S].北京:中国标准出版社,2004:1,71,72.
[2] 中华中医药学会肝胆病分会.病毒性肝炎中医辨证标准(2017年版)[J].中西医结合杂志,2017,27(3):附Ⅰ,附Ⅱ.
[3] 黄象安,高月求.传染病学[M].北京:中国中医药出版社,2017:31,32.
[4] 中华医学会传染病与寄生虫病学分会、肝病学分会.病毒性肝炎防治方案[J].中华肝脏病杂志,2000,8(6):324－329.
[5] 张红兵.茵陈蒿汤合犀角地黄汤治疗急性黄疸型肝炎45例[J].中国中医急症,2010,19(11):1963,1964.
[6] 邵靓杰.茵陈蒿汤治疗急性黄疸型肝炎78例[J].中国中医急症,2012,21(3):489.
[7] 林国进,高全达,李亚林.加味茵陈蒿汤治疗急性黄疸型肝炎临床观察[J].中国中医急症,2013,22(12):2148,2149.
[8] 夏本林.加味茵陈五苓散治疗甲型急性黄疸型肝炎的临床疗效分析[J].实用中西医结合临床,2010,10(2):31,32.
[9] 董双龙,李银彩,王飞.茵陈五苓汤加减对甲型急性黄疸型肝炎(阳黄湿重于热证)患者肝功能和炎性因子指标的影响[J].中国中医急症,2015,24(11):2032－2034.
[10] 赵新泉.茵陈术附汤加减治疗急性病毒性黄疸型肝炎[J].中国现代医生,2007,45(13):82,144.
[11] 程明,劳绍贤,胡玲.霍朴夏苓汤对湿证内外相关因素作用的探讨[J].新中医,2010,42(9):118,119.
[12] 张庚.加味柴胡疏肝散治疗急性黄疸型肝炎60例[J].浙江中医杂志,2010,45(4):266.
[13] 中华医学会肝病学分会,中华医学会感染病学分会.丙型肝炎防治指南(2019年版)[J].中华临床感染病杂志,2019,13(1):1－18.
[14] 齐京.从2例疑难黄疸的治疗体会关幼波治黄思想[J].北京中医,2006,25(2):77,78.
[15] 戴克敏.姜春华治疗急性肝炎的经验[J].山西中医,1998,14(2):4,5.
[16] 姜光华.姜春华教授谈治疗急性黄疸型肝炎的新法[J].江苏中医药,1986,243(6):3－5.
[17] 张秋云,车念聪.钱英辨治慢性病毒性肝病黄疸的经验[J].中国中医药信息杂志,2010,17(12):93,94.
[18] 杜宇琼,车念聪,孙凤霞,等.钱英治疗黄疸学术思想探究[J].北京中医药,2013,32(10):736,737,743.
[19] 张景豪,孙学华,乐凡,等.王灵台教授黄疸论治拾遗[J].中华中医药杂志,2017,32(9):4029－4031.
[20] 陈斌,孙克伟,谌宁生.谌宁生治疗病毒性肝炎的经验[J].中西医结合肝病杂志,2004,14(2):118,119.
[21] 林嫦,熊焰,张涛.基于复杂网络方法对谌宁生教授治疗黄疸用药规律的研究[J].中国中医急症,2016,25(9):1696－1698,1713.
[22] 朱清静,聂广.王伯祥治病毒性肝炎经验[J].江西中医药,1998,29(6):5,6.
[23] 刘坚.王伯祥治疗肝病的学术思想与临床经验[J].中西医结合肝病杂志,2001,11(3):165－167.

第五章 慢性肝炎的诊断和治疗

第一节 中医诊断

一、病名、疾病范畴

在中医典籍中，并没有"肝炎"的名称，因此就更没有病毒性肝炎的称谓。慢性乙型肝炎归属于中医学"疫毒""肝着""黄疸""胁痛""湿阻""虚劳"等范畴。

早在《黄帝内经》《伤寒论》《金匮要略》就有记载，如《素问·刺法论》云："五疫之至皆相染易，无问大小，病状相似。"《金匮要略》中张仲景将黄疸列入了"伤寒"范围之内，这些都说明对肝炎的传染性已有了认识。张仲景《金匮要略·黄疸病脉证并治》提出"黄家所得，从湿得之"的病机理论，认为"湿热相搏"是其主要的发病机制，其中湿在发病中占了主导地位。现代有医家总结认为，"邪毒"始终是乙型肝炎发病的主导因素，并且贯穿疾病的全过程，毒邪长期深伏肝经血分，影响肝脏正常疏泄功能，是导致发病的重要因素。清代沈金鳌在《沈氏尊生书》中已有认识，书中指出："又有天行疫疠，以致发黄者，俗称瘟黄，杀人最急。"孙思邈在《备急千金要方》中道："凡遇时行热病，多必内瘀发黄。"

临床所见，大多数慢性乙型肝炎患者出现神疲、乏力、畏寒、腰酸、肢软、足跟痛、头晕、耳鸣、遗精等肾虚症状，由此可以证实肾虚为其病机之一，且无论是肾阳亏损或者肾阴虚耗，或两者兼有，均可以从补肾法着手辨证治疗。《素问·五运行大论》中"北方生寒，寒生水，水生咸，咸生肾，肾生骨髓，髓生肝"，奠定了"肝肾同源"的理论基础。《医宗必读》中详细叙述了补肝与补肾的关系，即肝"无虚"则不可补，补肾即补肝，肾"无实"则不可以泻，泻肝则可以达到泻肾的目的。若肾精不足，则不能滋养肝血，肝脏失濡养，可出现肝肾不足之证。

二、辨证分型

目前，慢性乙型肝炎在中医学中并无确切的命名，然依据其临床表现、发病特点等，可以将慢性乙型肝炎归属于中医学中"肝着""胁痛""黄疸""鼓胀"等范畴。虽然慢性乙型肝炎中医病因病机学说纷纭，但目前大致认为，湿热之邪侵肝犯脾，肝郁脾虚，日久导致阴血阳气损伤，正气虚衰为其病机。本病初起在肝，渐致木乘脾土或肝病及肾，或肝、脾、肾三脏同病。中医多认为慢性乙型肝炎由湿热疫毒之邪内侵，当人体正气不足，无力抗邪时，常因外感、情志、饮食、劳倦诱发本病。病机特点是湿热疫毒隐伏血分，时常可以引发"肝胆湿热证"；因肝病传脾，或湿疫伤脾，即可导致"肝郁脾虚证"；因肝肾同源，或热毒伤阴，或郁久化火伤阴皆可

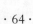

导致"肝肾阴虚证";因肝体阴用阳,久病阴损及阳而克脾伤肾,即可导致"脾肾阳虚证";因气血失调,久病致瘀,入络,即可导致"瘀血阻络证"。本病的病位主要在肝,常多涉及脾、肾两脏及胆、胃、三焦等腑。病性属本虚标实,虚实夹杂。由于本病的病因、病机、病位、病性复杂多变,病情交错难愈,故应辨明"湿、热、瘀、毒之邪实与肝、脾、肾之正虚"两者之间的关系。由于慢性乙型肝炎可以迁延数年甚或数十年,治疗时应注意以人为本,正确处理扶正祛邪之关系,调整阴阳、气血、脏腑功能[1,2]。

(一)肝胆湿热证

临床表现:胁肋胀痛,纳呆呕恶,厌油腻,口黏口苦,大便黏滞秽臭,尿黄,或身目发黄。舌苔黄腻,脉弦数或弦滑数。

主症:① 胁肋胀痛;② 舌苔黄腻。

次症:① 纳呆呕恶,厌油腻;② 尿黄;③ 身目发黄。

辨证要求:具备所有主症者,即属本证;具备主症①及次症 3 项中的任何②项者,即属本证;具备主症②及次症①、②者,即属本证。

(二)肝郁脾虚证

临床表现:胁肋胀痛,情志抑郁,纳呆食少,脘痞腹胀,身倦乏力,面色萎黄,大便溏泄。舌质淡有齿痕,苔白,脉沉弦。

主症:① 胁肋胀痛;② 腹胀便溏。

次症:① 纳呆食少;② 身倦乏力;③ 舌质淡有齿痕。

辨证要求:具备所有主症者,即属本证;具备主症①及次症②、③者即属本证;具备主症②及次症 3 项中的任何 2 项者,即属本证。

(三)肝肾阴虚证

临床表现:胁肋隐痛,遇劳加重,腰膝酸软,两目干涩,口燥咽干,失眠多梦,或五心烦热。舌红或有裂纹,少苔或无苔,脉细数。

主症:① 胁肋隐痛;② 腰膝酸软;③ 舌红少苔。

次症:① 五心烦热;② 失眠多梦;③ 脉细数。

辨证要求:具备所有主症者,即属本证;具备主症 3 项中的任何 2 项及次症 3 项中的任何 2 项,即属本证;具备主症 3 项中的任何 1 项及次症 3 项中的任何 2 项者,即属本证。

(四)瘀血阻络证

临床表现:两胁刺痛,胁下痞块,面色晦暗,或见赤缕红丝,口干不欲饮。舌质紫暗或有瘀斑瘀点,脉沉细涩。

主症:① 两胁刺痛;② 胁下痞块;③ 舌质紫暗或有瘀斑、瘀点。

次症:① 面色晦暗,或见赤缕红丝;② 脉沉细涩;③ 口干不欲饮。

辨证要求:具备所有主症者,即属本证;具备主症及次症各 1 项者,即属本证;具备次症

中的 3 项，即属本证。

（五）脾肾阳虚证

临床表现：胁肋隐痛，畏寒肢冷，面色无华，腰膝酸软，食少脘痞，腹胀便溏，或伴下肢浮肿。舌质暗淡，有齿痕，苔白滑，脉沉细无力。

主症：① 胁肋隐痛；② 畏寒肢冷；③ 舌质暗淡，有齿痕。

次症：① 腰膝酸软；② 腹胀便溏；③ 脉沉细无力；④ 下肢浮肿。

辨证要求：具备所有主症者，即属本证；具备主症 3 项中的 2 项及次症 4 项中的任何 2 项者，即属本证；具备次症中的 3 项，即属本证。

第二节 西 医 诊 断

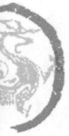

病毒性肝炎的中西医结合治疗

病毒性肝炎是由多种肝炎病毒引起的以肝脏病变为主的一种传染病。临床上以食欲减退、恶心、上腹部不适、肝区痛、乏力为主要表现。部分患者可有黄疸发热和肝大伴有肝功能损害。有些患者可慢性化，甚至发展成肝硬化，少数可发展为肝癌。目前，慢性肝炎主要以慢性乙型肝炎和慢性丙型肝炎为主，且较为常见。

一、慢性乙型肝炎

西医诊断标准参考中华医学会肝病学分会、中华医学会感染病学分会联合制定的《慢性乙型肝炎防治指南（2019 年版）》。

有乙型肝炎或 HBsAg 阳性史超过 6 个月，现 HBsAg 和（或）HBV DNA 仍为阳性者，可诊断为慢性 HBV 感染。慢性乙型肝炎可分为：① HBeAg 阳性慢性乙型肝炎，血清 HBsAg、HBV DNA 和 HBeAg 阳性，抗-HBe 阴性，血清 ALT 持续或反复升高，或肝组织学检查有肝炎病变；② HBeAg 阴性慢性乙型肝炎，血清 HBsAg 和 HBV DNA 阳性，HBeAg 持续阴性，抗-HBe 阳性或阴性，血清 ALT 持续或反复异常，或肝组织学检查有肝炎病变。

二、慢性丙型肝炎

西医诊断标准参考中华医学会肝病学分会、中华医学会感染病学分会联合制定的《丙型肝炎防治指南（2019 年版）》。

诊断依据：HCV 感染超过 6 个月，或有 6 个月以前的流行病学史，或感染日期不明。抗-HCV 及 HCV RNA 阳性，肝脏组织病理学检查符合慢性肝炎。

病变程度判定：肝组织病理学诊断可以判定肝脏炎症分级和纤维化分期。HCV 单独感染极少引起肝衰竭，HCV 重叠 HIV、HBV 等病毒感染，过量饮酒或应用肝毒性药物时，可发展为肝衰竭。

第三节 中 医 治 疗

一、辨证选择口服中药汤剂及中成药

（一）肝胆湿热

治法：清热利湿。
方药：茵陈蒿汤或甘露消毒丹加减。茵陈、栀子、大黄、滑石、黄芩、虎杖、连翘等。

（二）肝郁脾虚证

治法：疏肝健脾。
方药：逍遥散加减。北柴胡、当归、白芍、白术、茯苓、薄荷、甘草等。

（三）肝肾阴虚证

治法：滋补肝肾。
方药：一贯煎加减。当归、北沙参、麦冬、生地黄、枸杞子、玄参、石斛、女贞子等。

（四）瘀血阻络证

治法：活血通络。
方药：膈下逐瘀汤加减。当归、桃仁、红花、川芎、赤芍、丹参、泽兰等。

（五）脾肾阳虚证

治法：温补脾肾。
方药：附子理中汤合金匮肾气丸加减。党参、白术、制附子、桂枝、干姜、菟丝子、肉苁蓉等。

二、经验方

灵猫方（补肾健脾利湿方）：巴戟天、淫羊藿、生地黄、黄芪、白术、灵芝、苦参、猫爪草、丹参、青皮。阴虚加北沙参、女贞子、黄精，气虚加太子参，湿热加白花蛇舌草、贯众。
泡茶饮：白菊花、枸杞子、荷叶、金银花、麦冬。

三、其他疗法

（一）生物信息红外肝病治疗仪

应用生物信息反馈技术发出与人体心率同步的脉动红外线，在肝脏体表投影区，即右

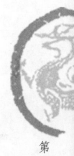

胁——足厥阴肝经、足少阳胆经循行之所,进行施灸,激发脏腑经络气机,起到温经散寒、活血化瘀、祛痰通络的作用。有效改善肝脏微循环,抗肝纤维化。

治疗方法:期门、章门穴位照射,每日 1~2 次。

(二) 穴位按摩或敷贴

穴位按摩或以穴位敷贴贴敷相应穴位。

1. 实证

治法:取足厥阴肝经、足少阳胆经穴位为主。

处方如下:

期门:乳头直下第 6 肋间隙。

支沟:腕背横纹上 3 寸,桡骨与尺骨之间。

阳陵泉:腓骨小头前下方凹陷。

足三里:由外膝眼向下 4 横指,在腓骨与胫骨之间,胫骨旁 1 横指。

太冲:足背,第一、二跖骨结合部之前凹陷中。

2. 虚证

治法:取背俞穴和足厥阴经穴位为主。

处方如下:

肝俞:第 9 胸椎棘突下,旁开 1.5 寸。

肾俞:第 2 腰椎棘突下,旁开 1.5 寸。

期门:乳头直下第 6 肋间隙。

行间:足背,第一、二趾间缝纹端。

足三里:由外膝眼向下 4 横指,在腓骨与胫骨之间,胫骨旁 1 横指。

三阴交:内踝尖高点上 3 寸,胫骨内侧面后缘处。

(三) 塌渍

根据患者具体情况,予以中草药煎汁渍渍。

足部渍渍的药液量、浸泡温度、穴位按压、渍渍次数及时间如下:

(1) 渍渍的药液量:将方剂放入浸泡容器中,直接加水至 8 000 mL 左右调匀。

(2) 浸泡温度:温度不宜过高,以 40~45 ℃为宜;一般可以手臂内侧测试水温,以热而不烫为宜。老人的反应较差,水温酌情降低,以防烫伤。

(3) 穴位按压:在足趾、足背、足跟、小腿前后等部位,取太冲、承山、涌泉等穴,每穴按压 30~60 s。

(4) 渍渍次数:每天 1 次,每次 30 min,饭前、饭后 30 min 内不宜进行。

(四) 脐针治疗胁痛

(1) 寻找压痛点:一般有 20% 左右的患者可以在脐壁、脐谷、脐蕊处找到十分敏感的压痛点。

(2) 脐八卦全息进针法:在临床上遇到脏腑疾病、一般慢性病(未找到压痛点者)可按

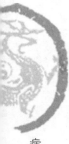

脐八卦全息律,在脏腑对应的脐部位置进针,或根据疾病的性质,采用五行生克制化法进针。脐八卦全息律是脐针临床上应用最多的方法。

(3)手法原则:"进针必有方向,下针须含补泻"。因为脐针治疗并非传统针刺学的定点治疗(多直刺),而是定位治疗(以脐蕊为中心,呈放射性地向外斜刺或横刺),在脐针的进针中带有明显的方位性,而这个方位的选择应该是脐针疗法的灵魂。有了方位,也就有了补泻。根据病情,采用五行生克制化法"虚者补其母,实者泻其子"。

第四节　西　医　治　疗

一、慢性乙型肝炎的西医治疗

(一)抗病毒治疗的适应证

依据血清 HBV DNA、ALT 水平和肝脏疾病严重程度,同时需结合年龄、家族史和伴随疾病等因素,综合评估患者疾病进展风险,决定是否需要启动抗病毒治疗。

血清 HBV DNA 阳性的慢性 HBV 感染者,若其 ALT 持续异常[>健康人群高限(upper limit of normal, ULN)]且排除其他原因导致的 ALT 升高,建议行抗病毒治疗。

导致 ALT 升高的其他原因:其他病原体感染、药物性肝损伤、酒精性肝炎、非酒精性脂肪性肝炎、自身免疫性肝病、全身系统性疾病累及肝脏等。同时,也应注意排除应用降酶药物后 ALT 的暂时性正常。

存在肝硬化的客观依据,不论 ALT 和 HBeAg 状态如何,只要可检测到 HBV DNA,均应进行积极的抗病毒治疗。对于失代偿期肝硬化者,若 HBV DNA 检测不到但 HBsAg 阳性,建议行抗病毒治疗。

血清 HBV DNA 阳性、ALT 正常患者,如有以下情形之一,则疾病进展风险较大,建议行抗病毒治疗:① 肝组织学显示明显的肝脏炎症($\geqslant G_2$)或纤维化($\geqslant S_2$);② ALT 持续正常(每 3 个月检查 1 次,持续 12 个月),但有肝硬化/肝癌家族史且年龄>30 岁;③ ALT 持续正常(每 3 个月检查 1 次,持续 12 个月),无肝硬化/肝癌家族史但年龄>30 岁,建议肝纤维化无创诊断技术检查或肝组织学检查,存在明显肝脏炎症或纤维化;④ 有 HBV 相关的肝外表现(肾小球肾炎、血管炎、结节性多动脉炎、周围神经病变等)。

(二)NAs 治疗

1. NAs 的疗效和安全性

(1)恩替卡韦(entecavir, ETV):大量研究数据显示,采用 ETV 治疗可强效抑制病毒复制,改善肝脏炎症,安全性较好,长期治疗可改善肝硬化患者的组织学病变,显著降低肝硬化并发症和肝癌的发生率,降低肝脏相关和全因病死率。

(2)富马酸替诺福韦酯(tenofovir disoproxil fumarate, TDF):应用 TDF 治疗慢性乙型肝炎患者的多中心临床研究结果显示,可强效抑制病毒复制,耐药发生率低。

（3）富马酸丙酚替诺福韦（tenofovir alafenamide fumarate，TAF）：TAF 和 TDF 都是替诺福韦的前体药物，与 TDF 相比，TAF 对肾脏及骨密度的影响似乎更小。TAF 目前适用的人群包括慢性乙型肝炎初治患者、既往 NAs 单药耐药或应答不佳的患者、正在使用 NAs 联合治疗的患者和使用 TDF 出现肾损伤或骨密度降低的患者。

（4）其他药物：替比夫定（telbivudine）简称 LdT，可改善肌酐/估算肾小球滤过率（estimated glomerular filtration rate，eGFR），但总体耐药率仍偏高。LdT 在阻断母婴传播中具有良好的效果和安全性。

2. NAs 的选择：初治患者应首选强效低耐药药物（ETV、TDF、TAF）治疗。不建议阿德福韦酯（adefovir dipivoxil，ADV）和拉米夫定（lamivudine，LAM）用于 HBV 感染者的抗病毒治疗。

正在应用非首选药物治疗的患者，建议换用强效低耐药药物，以进一步降低耐药风险。应用阿德福韦酯者，建议换用 ETV、TDF 或 TAF；应用 LAM 或 LdT 者，建议换用 TDF、TAF 或 ETV；曾有 LAM 或 LdT 耐药者，建议换用 TDF 或 TAF；曾有阿德福韦酯耐药者，建议换用 ETV、TDF 或 TAF；联合阿德福韦酯和 LAM/LdT 治疗者，建议换用 TDF 或 TAF。

3. NAs 耐药的预防和处理

（1）初始治疗：强调选择强效低耐药药物，推荐 ETV、TDF、TAF。

（2）治疗中：定期检测 HBV DNA 定量，以便及时发现病毒学突破，并尽早给予挽救治疗（表 5-1）。对于 NAs 发生耐药者，改用 IFN-α 类联合治疗的应答率较低。

表 5-1　NAs 耐药挽救治疗推荐

耐 药 种 类	推 荐 药 物
LAM 或 LdT 耐药	换用 TDF 或 TAF
ADV 耐药，之前未使用 LAM 或 LdT	换用 ETV、TDF 或 TAF
ADV 耐药，且对 LAM 或 LdT 耐药	换用 TDF 或 TAF
ETV 耐药	换用 TDF 或 TAF
ETV 和 ADV 耐药	ETV 联合 TDF，或 ETV 联合 TAF

注：LAM，拉米夫定；LdT，替比夫定；ADV，阿德福韦酯；ETV，恩替卡韦；TDF，富马酸替诺福韦酯；TAF，富马酸丙酚替诺福韦。

4. NAs 治疗的监测

（1）治疗前相关指标基线检测：生物化学指标主要有 ALT、AST、胆红素、白蛋白等；病毒学和血清学标志物主要有 HBV DNA 定量和 HBsAg、HBeAg、抗-HBe；根据病情需要，检测血常规、血肌酐、血磷、肾小管功能等；肝脏无创纤维化检测如肝脏硬度值测定；当 ETV 和 TDF 用于肌酐清除率<50 mL/min 患者时均需调整剂量；TAF 用于肌酐清除率<15 mL/min 且未接受透析的患者时无推荐剂量；其余情况均无须调整剂量。

（2）密切关注患者治疗依从性问题：包括用药剂量、使用方法、是否有漏用药物或自行停药等情况，确保患者已经了解随意停药可能导致的风险，提高患者依从性。

（3）少见或罕见不良反应的预防和处理：NAs 总体安全性和耐受性良好，但在临床应用中仍有少见、罕见严重不良反应的发生，如肾功能不全（服用 TDF、ADV）、低磷性骨病（服用 TDF、ADV）、肌炎/横纹肌溶解（服用 LdT）、乳酸酸中毒（服用 ETV、LdT）等，应引起关注。建议治疗前仔细询问相关病史,以降低风险。对治疗中出现血肌酐、肌酸激酶或乳酸脱氢酶水平明显升高,并伴相应临床表现如全身情况变差、肌痛、肌无力、骨痛等症状的患者,应密切观察,一旦确诊为肾功能不全、肌炎/横纹肌溶解、乳酸酸中毒等,应及时停药并改用其他药物,同时给予积极的治疗干预。

(4)耐药监测及处理:随着强效低耐药药物的应用,NAs 长期治疗出现耐药发生率大幅降低。如果在治疗过程中出现 HBV DNA 定量较治疗中最低值升高>100 IU/mL,排除依从性问题后,需及时给予挽救治疗,并进行耐药检测。

(三)IFN 治疗

我国已批准聚乙二醇干扰素 α 和 IFN-α 用于治疗。

1. 聚乙二醇干扰素 α 治疗的方案及疗效

(1)聚乙二醇干扰素 α 初治单药治疗:聚乙二醇干扰素 α 治疗 24 周时,HBV DNA 定量下降<100 IU/mL 且 HBsAg 定量>20 000 IU/mL(HBeAg 阳性者)或 HBV DNA 定量下降<10 IU/mL(HBeAg 阴性者),建议停用聚乙二醇干扰素 α 治疗,改为 NAs 治疗。

(2)聚乙二醇干扰素 α 与 NAs 联合治疗:对 NAs 经治慢性乙型肝炎患者中符合条件的优势人群联合聚乙二醇干扰素 α 可使部分患者获得临床治愈。治疗前 HBsAg 低水平(<1 500 IU/mL)及治疗中 HBsAg 快速下降(12 周或 24 周时 HBsAg<200 IU/mL 或下降>10 IU/mL)的患者,联合治疗后 HBsAg 转阴率较高。但联合治疗的基线条件、最佳疗程和持久应答率等,尚需进一步研究。

(3)聚乙二醇干扰素 α 进一步降低 HBV 相关肝癌的发生率:聚乙二醇干扰素 α 在降低 HBV 相关肝癌发生率方面的作用值得进一步深入研究。

2. 聚乙二醇干扰素 α 抗病毒疗效的预测因素:治疗前,HBV DNA 定量<2×10^8 IU/mL,ALT 高水平[(2~10)×ULN]或肝组织炎症坏死 G_2 以上,A 或 B 基因型,基线低 HBsAg 水平(<25 000 IU/mL),基线核心抗体定量检测高水平,基线信号转导及转录激活蛋白 4(signal transducer and activator of transcription, STAT4)为 rs7574865,是提示其疗效较好的预测指标。聚乙二醇干扰素 α 治疗 12 周时的 HBV DNA 水平、HBsAg 定量及其动态变化,可用于预测其疗效。

3. 聚乙二醇干扰素 α 的不良反应及其处理

(1)流感样症候群:发热、头痛、肌痛和乏力等,可在睡前注射 IFN-α 或用药时服用非甾体抗炎药。

(2)骨髓抑制:中性粒细胞计数≤0.75×10^9/L 和(或)血小板计数<50×10^9/L,应降低 IFN 剂量,1~2 周后复查,如恢复则增加至原量。中性粒细胞计数≤0.5×10^9/L 和(或)血小板计数<25×10^9/L,则应暂停使用 IFN。对中性粒细胞计数明显降低者,可试用粒细胞集落刺激因子(granulocyte colony stimulating factor, G-CSF)或 GM-CSF 治疗。

(3)精神异常:抑郁、妄想、重度焦虑等。应及时停用 IFN,必要时请精神心理方面的专科医师进一步诊治。

(4)自身免疫病:部分患者可出现自身抗体,仅少部分患者出现甲状腺疾病、糖尿病、血小板计数减少、银屑病、白斑病、类风湿关节炎和系统性红斑狼疮样综合征等,应请相关科

室医师会诊,共同诊治,严重者应停药。

（5）其他少见的不良反应：视网膜病变、间质性肺炎、听力下降、肾脏损伤、心血管并发症等,应停止 IFN 治疗。

4. 聚乙二醇干扰素 α 治疗的禁忌证

（1）绝对禁忌证：妊娠或短期内有妊娠计划、精神病史（具有精神分裂症或严重抑郁症等病史）、未控制的癫痫、失代偿期肝硬化、未控制的自身免疫病、严重感染、视网膜疾病、心力衰竭、慢性阻塞性肺疾病等基础疾病。

（2）相对禁忌证：甲状腺疾病,既往抑郁症史,未控制的糖尿病、高血压、心脏病。

5. 停药

HBeAg 阳性慢性感染者采用 ETV、TDF 或 TAF 治疗。治疗 1 年后,若 HBV DNA 低于检测下限、ALT 恢复正常和 HBeAg 血清学转换后,再巩固治疗至少 3 年（每隔 6 个月复查 1 次）仍保持不变,可考虑停药,延长疗程可减少复发。

HBeAg 阳性慢性乙型肝炎患者采用聚乙二醇干扰素 α 抗病毒治疗。治疗 24 周后,若 HBV DNA 定量下降<100 IU/mL 且 HBsAg 定量>20 000 IU/mL,建议停用聚乙二醇干扰素 α 治疗,改为 NAs 治疗。有效患者治疗疗程为 48 周,可以根据病情需要延长疗程,但不宜超过 96 周。

HBeAg 阴性慢性乙型肝炎患者采用 ETV、TDF 或 TAF 治疗,建议 HBsAg 消失且 HBV DNA 检测不到后停药随访。

HBeAg 阴性慢性乙型肝炎患者采用聚乙二醇干扰素 α 抗病毒治疗。治疗 12 周后,若 HBV DNA 定量下降<100 IU/mL,或 HBsAg 定量下降<10 IU/mL,建议停用聚乙二醇干扰素 α 治疗,改为 NAs 治疗。有效患者治疗疗程为 48 周,可以根据病情需要延长疗程,但不宜超过 96 周。

代偿期乙型肝炎肝硬化患者,推荐采用 ETV、TDF 或 TAF 进行长期抗病毒治疗,或采用聚乙二醇干扰素 α 治疗,但需密切监测相关不良反应。

失代偿期乙型肝炎肝硬化患者,推荐采用 ETV 或 TDF 长期治疗,禁用 IFN 治疗,若必要可以应用 TAF 治疗。

（四）抗炎、抗氧化、保肝治疗

HBV 感染后导致肝细胞炎症坏死是疾病进展的重要病理生理过程。甘草酸制剂、水飞蓟素制剂、多不饱和卵磷脂制剂和双环醇等具有抗炎、抗氧化和保护肝细胞等作用,有望减轻肝脏炎症损伤。对肝组织炎症明显或 ALT 水平明显升高的患者,可以酌情使用,但不宜多种联合。

二、慢性丙型肝炎的西医治疗

（一）抗病毒治疗的适应证

所有 HCV RNA 阳性的患者,不论是否有肝硬化、是否合并慢性肾脏疾病或者是否有肝外表现,均应接受抗病毒治疗。但在医疗资源有限的情况下,应在考虑患者意愿、病情及药

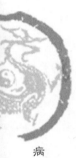

物可及性的基础上,让这部分患者尽可能得到治疗。进展期肝纤维化或肝硬化,显著肝外表现(如 HCV 相关混合冷球蛋白血症血管炎、HCV 免疫复合物相关肾病、非霍奇金 B 细胞淋巴瘤等),肝移植后 HCV 复发且合并加速肝病进展的疾病(其他实质器官或干细胞移植术后、HBV/HCV 共感染、HIV/HCV 共感染、糖尿病等),传播 HCV 高风险的患者(静脉药瘾者、有生育愿望的育龄期女性、血液透析患者、囚犯等)需立即进行治疗。育龄期女性在 DAAs 治疗前应先筛查是否已经妊娠,已经妊娠者,可在分娩哺乳期结束后给予抗病毒治疗。如果妊娠试验排除妊娠,则应告知,避免在服用 DAAs 期间妊娠。

所有 HCV RNA 阳性的患者,均应接受抗病毒治疗。抗病毒治疗终点为治疗结束后 12 或 24 周,采用敏感检测方法(检测下限≤15 IU/mL)检测不到血清或血浆 HCV RNA(SVR12 或 SVR24)。

(二)治疗前评估

采用敏感检测方法(检测下限≤15 IU/mL)进行血清或血浆 HCV RNA 定量检测。如果高敏的 HCV RNA 检测不可进行时,可使用非高敏 HCV RNA 检测(检测下限≤1 000 IU/mL),如果非高敏 HCV RNA 检测低于检测线,建议再使用高敏试剂进行检测确认。

慢性丙型肝炎患者进行抗病毒治疗前须评估肝脏疾病的严重程度,是否存在进展期肝纤维化或者肝硬化,有失代偿期肝硬化病史者,不推荐使用含 NS3/4A 蛋白酶抑制剂的方案。代偿期肝硬化患者,若不能进行密切临床或实验室监测者,不推荐使用含 NS3/4A 蛋白酶抑制剂的方案。进展期肝纤维化和肝硬化治疗后即使获得 SVR,也需要监测原发性肝癌的发生,以及肝硬化并发症的发生情况。基线评估纤维化分期应采用无创诊断方法,仅在有其他潜在病因时才进行肝活检。

治疗前须评估肾功能。eGFR 低于 30 mL·min^{-1}·(1.73 m^2)$^{-1}$的肾功能不全患者应尽量避免应用包含索磷布韦的治疗组合。失代偿期肝硬化兼肾功能严重损伤患者,可谨慎使用含索磷布韦方案。

不推荐治疗前行 HCV RASs 检测。在有些地区,如果唯一可行的治疗方案需要进行治疗前 RASs 检测,而且 RASs 检测易于获得且结果可靠,则建议进行 RASs 检测,包括:① 阿舒瑞韦/达拉他韦治疗 1b 基因型初治或经治,伴或不伴肝硬化患者;② 艾尔巴韦/格拉瑞韦治疗 1a 基因型初治或经治,伴或不伴肝硬化患者;③ 来迪派韦/索磷布韦治疗 1a 基因型经治,伴或不伴肝硬化患者;④ DAAs 治疗失败者,包括突破和复发,可进行 RASs 检测。

治疗前需要检测 HBsAg 以了解有无合并 HBV 感染。治疗前评估患者的合并疾病及合并用药,评估 DAAs 与合并用药间的潜在药物间相互作用。特定细胞色素酶 P450/P 糖蛋白诱导剂(如卡马西平、苯妥英钠)可显著降低 DAAs 的血药浓度,禁止与所有 DAAs 治疗方案合用。

丙型肝炎患者进行抗病毒治疗前须评估肝脏疾病的严重程度、肾脏功能、HCV RNA 定量值、HCV 基因型、HBsAg、合并疾病及合并用药情况[3]。

(三)DAAs 药物

在国际上已经获批准的 DAAs 中,大部分已经在我国获得批准。有部分 DAAs 已经进入

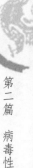

快速审批通道,即将获得批准。国产 DAAs 部分已经进入核查阶段,部分在临床试验阶段。其中,艾尔巴韦/格拉瑞韦及来迪派韦/索磷布韦用于 HCV 1b 基因型的慢性丙型肝炎患者;索磷布韦/维帕他韦用于 HCV 基因 1b 型以外的慢性丙型肝炎患者,为国家医疗保险报销方案。

(四)泛基因型方案

1. 索磷布韦/维帕他韦

每片复合片剂含索磷布韦 400 mg 及维帕他韦 100 mg,每次 1 片,1 次/d,治疗 1~6 基因型,初治或者聚乙二醇干扰素 α 联合利巴韦林(pegylated IFN‐α and ribavirin, PR)或索磷布韦经治患者,无肝硬化或代偿期肝硬化的疗程为 12 周,针对 3 基因型代偿期肝硬化或者 3b 基因型患者可以考虑增加利巴韦林(ribavirin, RBV),失代偿期肝硬化患者联合 RBV 的疗程为 12 周。含 NS5A 抑制剂的 DAAs 经治患者,如果选择该方案,需要联合 RBV,疗程为 24 周。

2. 格卡瑞韦/哌仑他韦

每片复合片剂含格卡瑞韦 100 mg 及哌仑他韦 40 mg,每次 3 片,1 次/d,治疗 1~6 基因型,初治无肝硬化患者及非 3 基因型代偿期肝硬化患者的疗程为 8 周;初治 3 基因型代偿期肝硬化的疗程为 12 周。索磷布韦经治非 3 基因型无肝硬化的疗程为 8 周,代偿期肝硬化的疗程为 12 周。3 基因型索磷布韦经治的疗程为 16 周。不含 NS5A 抑制剂但是含蛋白酶抑制剂的 DAAs 经治 1 基因型的疗程为 12 周,含 NS5A 抑制剂不含蛋白酶抑制剂的 DAAs 经治 1 基因型的疗程为 16 周。既往 NS5A 抑制剂联合蛋白酶抑制剂治疗失败的患者,以及 DAAs 治疗失败的 3 基因型患者不建议使用该方案。该方案禁用于肝功能失代偿或既往曾有肝功能失代偿史的患者。

3. 索磷布韦联合达拉他韦

索磷布韦 400 mg(1 片)联合达拉他韦 100 mg(1 片),1 次/d,疗程 12 周。肝硬化患者加用 RBV,对于 RBV 禁忌的肝硬化患者,需将疗程延长至 24 周。国外一项Ⅱb 期临床试验的数据显示,SVR 率为 95%~100%。

4. 索磷布韦/维帕他韦/伏西瑞韦

每片复合片剂含索磷布韦 400 mg、维帕他韦 100 mg 及伏西瑞韦 100 mg,每次 1 片,1 次/d,治疗 1~6 基因型,既往含 NS5A 抑制剂的 DAAs 治疗失败的疗程为 12 周。针对 1a 基因型或 3 基因型患者,不含 NS5A 抑制剂的 DAAs 治疗失败患者;或者 3 基因型肝硬化患者,建议选择此方案治疗 12 周。索磷布韦/维帕他韦/伏西瑞韦主要用于 DAAs 治疗失败患者,3 基因型初治或索磷布韦经治肝硬化患者可以考虑选择该方案。

(五)基因型特异性方案

1. 1 基因型

(1)达拉他韦联合阿舒瑞韦:达拉他韦 60 mg(1 次/d)和阿舒瑞韦 100 mg(2 次/d),治疗 1b 基因型无肝硬化或代偿期肝硬化患者。

基线病毒在 L31(F、I、M 或 V)或 Y93(H)位点检测出 HCV NS5A RASs 的 1b 基因型患者中,达拉他韦联合阿舒瑞韦的疗效降低,因此,采用此方案时,应该基线检测这两个位点的 RASs。

（2）奥比帕利联合达塞布韦和（或）RBV：奥比他韦（12.5 mg）、帕立瑞韦（75 mg）及利托那韦（50 mg）复合单片药（奥比帕利2片，1次/d，与食物同服），以及达塞布韦250 mg，每次1片，2次/d，治疗1b基因型无肝硬化或代偿期肝硬化的疗程为12周；轻度至中度肝纤维化的初治1b基因型患者可以考虑治疗8周。1a基因型无肝硬化患者，联合RBV疗程12周；1a基因型肝硬化患者，联合RBV疗程24周。

（3）艾尔巴韦/格拉瑞韦：每片复合片剂含艾尔巴韦50 mg和格拉瑞韦100 mg，每次1片，1次/d，治疗1基因型，初治及PR经治患者，疗程为12周。但是针对1a基因型，在既往抗病毒治疗过程中就失败的患者，需要联合RBV，并且疗程延长至16周。中国患者1a基因型流行率仅为1.4%。

（4）来迪派韦/索磷布韦：每片复合片剂含索磷布韦400 mg和来迪派韦90 mg，每次1片，1次/d，可用于成人及大于12岁的青少年患者。无肝硬化患者疗程为12周，初治无肝硬化患者疗程也可以为8周。代偿期或失代偿期肝硬化患者，应联合RBV，疗程12周；或者，如有RBV禁忌或不耐受，则不联合使用RBV，疗程延长至24周。

2. 2基因型

索磷布韦400 mg，1次/d和RBV（<75 kg者1 000 mg，1次/d；≥75 kg者1 200 mg，1次/d），疗程12周。肝硬化患者，特别是肝硬化经治患者，疗程应延长至16~20周。此方案的总SVR12率为95%，无肝硬化患者可达97%，而肝硬化患者为83%。

索磷布韦（400 mg）/来迪派韦（90 mg），1次/d，疗程12周。一项在中国台湾开展的3b期临床试验中，43例感染HCV 2基因型、伴HBV感染者，接受索磷布韦/来迪派韦12周，SVR12率达100%。

3. 3基因型

索磷布韦400 mg，1次/d和RBV（<75 kg者1 000 mg，1次/d；≥75 kg者1 200 mg，1次/d），疗程24周。初治无肝硬化患者采用此方案SVR率为94%，经治无肝硬化患者为87%，而经治肝硬化患者SVR率仅为60%，因此，经治肝硬化患者不建议选择该方案。

4. 4基因型

中国患者4基因型流行率非常低，4基因型患者可以选择的基因型特异性方案如下。

（1）艾尔巴韦/格拉瑞韦：每次1片，1次/d，治疗4基因型，初治及PR经治患者，疗程12周。但是在抗病毒治疗过程中就失败的患者，需要联合RBV，并且疗程延长至16周。

（2）来迪派韦/索磷布韦：每次1片，1次/d，可用于成人及大于12岁的青少年初治患者，无肝硬化或者代偿期肝硬化，疗程12周。经治患者不建议使用此方案。

（3）奥比帕利联合RBV方案：奥比帕利，每次2片，1次/d，与食物同服，联合RBV，无肝硬化或代偿期肝硬化患者疗程12周。

5. 5/6基因型

来迪派韦/索磷布韦，每次1片，1次/d，可用于成人及大于12岁的青少年初治患者，无肝硬化或者代偿期肝硬化，疗程12周。经治患者不建议使用该方案。

（六）含聚乙二醇干扰素 α 的方案

1. 达诺瑞韦联合利托那韦和PR

达诺瑞韦（danoprevir，DNV）100 mg，每次1片，2次/d，加上利托那韦100 mg，每次1片，

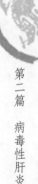

2次/d,联合聚乙二醇干扰素α180μg,皮下注射,1次/周,以及RBV,每日总量1 000 mg(体重<75 kg)或者1 200 mg(体重≥75 kg),分2~3次口服,治疗1b基因型无肝硬化患者,疗程12周。

2. 索磷布韦联合PR

聚乙二醇干扰素α(1次/周)、RBV(<75 kg者1 000 mg 1次/d;≥75 kg者1 200 mg 1次/d)和索磷布韦400 mg(1次/d)三联治疗,治疗1~6基因型,疗程12周。但是此方案从药物费用及药物不良反应考虑,不建议选择。

泛基因型药物索磷布韦/维帕他韦,400 mg/100 mg,1次/d,治疗1~6基因型,初治或者索磷布韦经治患者,无肝硬化或代偿期肝硬化的疗程为12周,针对3基因型代偿期肝硬化或者3b基因型患者可以考虑增加RBV,失代偿期肝硬化患者联合RBV的疗程为12周。

泛基因型药物格卡瑞韦/哌仑他韦,300 mg/120 mg,1次/d,初治1~6基因型无肝硬化患者及非3基因型代偿期肝硬化患者,疗程8周;3基因型代偿期肝硬化患者,疗程12周。索磷布韦经治患者,非3基因型无肝硬化患者,疗程8周,代偿期肝硬化患者,疗程12周。3基因型索磷布韦经治患者,疗程16周。

1b基因型患者可以选择:艾尔巴韦/格拉瑞韦,50 mg/100 mg,1次/d,治疗1基因型,初治及PR经治患者,疗程12周。来迪派韦/索磷布韦,90 mg/400 mg,1次/d,可用于成人及大于12岁的青少年患者。无肝硬化患者,疗程12周,初治无肝硬化患者,疗程也可以为8周。肝硬化患者联合RBV的疗程为12周;或者不使用RBV,但疗程延长至24周。奥比帕利,每次2片,1次/d,以及达塞布韦250 mg,2次/d,1b基因型无肝硬化或代偿期肝硬化患者,疗程12周;轻度至中度肝纤维化的初治,1b基因型患者,可以考虑治疗8周。

4基因型患者可以选择:艾尔巴韦/格拉瑞韦,50 mg/100 mg,1次/d,初治及PR经治患者,疗程12周。但是在抗病毒治疗过程中就失败的患者,需要联合RBV,并且疗程延长至16周。来迪派韦/索磷布韦1片,1次/d,可用于成人及大于12岁的青少年初治患者,无肝硬化或者代偿期肝硬化,疗程12周。

5/6基因型患者可以选择:来迪派韦/索磷布韦,90 mg/400 mg,1次/d,可用于成人及大于12岁的青少年初治患者,无肝硬化或者代偿期肝硬化,疗程12周。

第五节　名老中医学术经验

一、王灵台教授学术经验

王灵台教授根据慢性肝炎的病因病机,首先,提出"扶正祛邪"是慢性肝炎最根本的治疗原则,结合慢性肝炎病因病机,气血脏腑统筹兼顾,自拟方"肝八味"(党参、炒白术、当归、枸杞子、生地黄、淫羊藿、炙鳖甲、牡蛎),用以治疗大部分的慢性肝炎。

在长期的临床实践中,王灵台教授本着以患者健康为第一需要的原则,采用中西医结合的方法,为许多患者解除了疾苦。慢性肝炎具有病程长、病情复杂多变等特点,治疗起来相

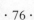

当棘手,初治者常无从下手,而王灵台教授在临诊时善于抓住主要矛盾,采用辨证辨病相结合,一法为主、多法联用、分期分阶段各个击破等治疗方法,运筹帷幄,游刃有余,常常药到病除[4]。

(一) 辨证与辨病结合

在临诊中,王灵台教授常采用有证辨证、无证辨病、辨证辨病相结合的原则。既遵循中医的辨证原则,又利用现代医学知识及检测手段,病证结合,中西合参,循古而不泥古,发扬而不离宗。慢性肝炎患者,由于个体耐受力的不同而有很大差异。例如,有的患者肝功能明显异常而无任何自觉症状,在这种情况下,就需要针对其病情进行治疗。

王灵台教授认为,ALT 增高多为湿热毒邪较重,采用清利湿热的药物常常奏效,如虎杖、黄芩、猫人参、大黄、车前草等。无论急慢性肝炎或肝硬化,在病理上都有血液循环瘀滞的表现,可能在临床上并不构成中医的血瘀证,但是治疗中加用活血化瘀的药物如丹参、当归,可起到很好的疗效。通过对大量慢性肝炎患者的观察及统计发现,疾病的演变与现代诊断有着一定的对应关系。慢性轻度肝炎多表现为肝郁脾虚证;慢性中度肝炎多表现为肝肾阴虚、脾肾阳虚,这两型中都可见湿热证;慢性重度肝炎多表现为肝肾不足、血瘀阻络。反过来讲亦是成立的,如见到慢性轻度肝炎多考虑肝郁脾虚证,见到慢性重度肝炎多考虑肝肾不足、血瘀阻络[4]。

(二) 一法为主、多法联用

慢性乙型肝炎虽已有公布的辨证标准,分为湿热中阻、肝郁脾虚、肝肾阴虚、瘀血阻络、脾肾阳虚 5 个证型,然而王灵台教授认为本病临床表现复杂,单一证型极少,多为数证互见,希望以一种治法治愈疾病是不可能的,必须一法为主,多法联用。如慢性轻度肝炎常肝郁脾虚、湿热蕴结共见,王灵台教授对此以疏肝健脾、清利湿热两法共施,根据证候偏倚而以其中一法为主,药味的数量及剂量也随之加减。在稳定期多以肝郁脾虚为主,可多用或重用疏肝健脾的药物,如柴胡、郁金、川楝子、延胡索、八月扎、香附;活动期以湿热蕴结为主,可重用清热利湿的药物,如虎杖、黄芩、苦参、车前子、制大黄、胡黄连,酌加疏肝健脾药,如柴胡 10 g、郁金 15 g、川楝子 15 g、党参 15 g、白术 12 g、茯苓 10 g。

在治疗中王灵台教授提出平和稳进,分期分阶段治疗,在一定的时间解决一定的问题,不可急于求成,用一张方子解决所有的问题。治疗时要考虑症状、体征、化验检查。如慢性乙型肝炎患者,其肝功能、病毒指标、免疫功能、肝纤维化指标都可能存在异常,王灵台教授常先抗病毒,稳定肝功能;再调控免疫,抗肝纤维化。

(三) 治肝不忘健脾和胃益肾

木和土在生理上处于制约平衡的相克关系,一旦失于平衡必然相互影响。肝主疏泄,主宰脾胃气机的升降,肝病则脾气不升、胃气不降,脾胃消化功能失调在肝炎患者中最为多见。王灵台教授熟谙肝胃之间的生理关系和病理上的相互影响,故强调治肝不忘和胃。临证常用茯苓、陈皮、半夏、鸡金、麦芽健脾和胃。王灵台教授认为,人以胃气为本,土生万物,木得土荣。从西医角度讲,改善脾胃消化功能,亦有利于药物的吸收。肝为肾之子,肾为肝之母,肝肾同源，理应同治。王灵台教授在临床实践中观察到肝炎患者多有肾精亏损的症状或尚有命门之火不足的表现，如眩晕耳鸣、腰膝酸软、面白无华、阳痿遗精等。HBV 持续感染现代医学的发病机制主要是机体免疫功能低下，无力清除病毒，中医学认为免疫功能低下系机体正气不足，而肾精肾气则是正气的主要代表。故王灵台教授从 1970 年起率先使用补肾的方法治疗病毒性肝炎，卓有成效。王灵台教授推崇仲景"阴阳互求"之说，肾阳虚者，常用巴戟天、淫羊藿、肉苁蓉、菟丝子等温而不热、润而不燥之品，酌加补肾阴之属。若肾阴虚，常用生地黄、枸杞子、何首乌，稍佐巴戟天、肉苁蓉温润之品，以阳中求阴。附子、肉桂这类温燥的药物应少用，因肝脏体阴而用阳，喜柔恶刚，另外，病毒性肝炎另有湿热一面，温燥太过，不惟助热，且有伤阴劫津之弊。

（四）善于处理治疗矛盾

在慢性肝炎的治疗中，常常碰到治疗矛盾的情况。如正虚和邪实同时存在，在这种情况下，需要善于处理治疗矛盾。王灵台教授认为在肝功能异常、病毒复制活跃、免疫功能尚可的情况下，要以祛邪为主，尤其是湿热很明显时，不宜用扶正药。肝功能正常、病毒复制不活跃、免疫功能低下的情况下，扶正祛邪共用，扶正常用补气、健脾、益肾，祛邪常用清热、利湿、解毒。病毒性肝炎为感受外界湿热之邪，湿热日久必然耗伤阴分，一般认为湿热未尽不宜养阴，以免恋邪。王灵台教授却不拘泥于这一点，认为一味清利势必更伤其阴，理应采取"双通道"原则，养阴化湿并举，药物的选择上应注意用化湿（如淡渗药）而不用燥湿的药物（如苍术），用养阴而不助湿的药物（如石斛），少用滋腻药物（如生地黄），力争做到化湿而不伤阴，养阴而不滞湿。总之，王灵台教授的治疗经验可以归纳为：辨证为主，辨病为辅；把握重点，统筹兼顾；循序渐进，分段解决；病药互参，精心组方；审时度势，中西结合。

二、关幼波教授学术经验

关幼波教授重视气血在辨证论治中的地位和作用，提倡以阴阳为总纲，下设气血、表里、寒热、虚实八纲，合为十纲。主张以十纲辨证结合脏腑辨证，一统六经、卫气营血、三焦辨证，以达执简驭繁、推陈出新之目的。关幼波教授认为慢性肝炎以"正气虚"为矛盾的主要方面，故治疗应以扶正为主，亦不能忽视祛邪。同时关幼波教授认为肝之顽疾，无不与"痰"有关，丰富和发展了"痰瘀"学说，将活血化痰的治疗法则贯穿于治疗的全过程。具体归纳如下。

（一）扶正祛邪，调理气血

关幼波教授认为慢性肝炎以正气虚（包括肝、脾、肾、气血、津液等）为矛盾的主要方面，由于脏腑气血功能失调和机体防御功能减弱，以致正不抗邪，并招致湿热再侵，造成"因虚致病"。湿热羁留的主要部位在肝、脾、肾。热易耗伤肝阴，肝肾同源，肝阴不足易致肾阴不足，日久阴损及阳，致肾阳不足。湿性黏滞，易阻遏气机，损伤阳气，致脾阳不足。脏腑功能的盛衰与气血的盛衰关系密切，脾为气血生化之源，肾藏精，脾肾亏虚亦可导致气血亏虚。肝体阴而用阳，为藏血之脏，湿热日久，耗伤气阴，易导致肝阴血不足。气血不足又可反过来影响脏腑功能。故慢性肝炎的治疗，应注重扶正祛邪，调理气血。调理气血亦应以平为期，补其不足,损其有余,纠正其虚实盛衰,使之平衡。关幼波教授在调理气血时注重调气血以"通"为平,用药宜柔和。补益药多滋腻,易阻遏脾胃气机,肝为刚脏,喜条达而恶抑郁,故补益时宜疏补为主,使气机调畅,邪祛正安[5,6]。

(二)调理肝脾肾,中州要当先

《黄帝内经》云"肝为万病之贼",肝失疏泄,或横逆上扰,或流窜三焦,对其他脏腑气血产生广泛影响,对脾胃的影响更加迅速而且持久。肝主疏泄,为藏血之所,脾主运化,为气血生化之源。肝木疏土,助脾运化,脾土营木,成肝之疏泄。肝病常累及脾胃,主要表现为腹胀、纳差、便溏等肝郁脾虚证及腹胀、嗳气等肝胃不和证。关幼波教授对慢性肝炎辨证论治基本上是以脏腑、气血论治为原则,且以扶正治其本,祛余邪治其标。慢性肝炎主要是湿热久滞,其损害部位主要是肝、脾、肾三脏。肝主疏泄,脾主运化,肝气郁结或肝强横逆均可导致脾胃运化失常,病可自肝及脾;反之,湿热蕴于脾胃,可导致肝气郁滞,亦可因脾胃气伤或阴伤,导致肝气来乘。肝、脾、肾三脏互为影响。因此,在治疗上宜宗张仲景《金匮要略·脏腑经络先后病脉证》之"夫治未病者,见肝之病,知肝传脾,当先实脾……",即强调在治疗肝病时注意调未病之脾,目的是使脾脏正气充实,防治肝病蔓延。故在治疗中均应注意调理中州,稍佐祛邪,使湿热之邪非但无处藏身,而且又无由以生。若湿从寒化,以致脾肾阳虚,中气不运,宜健脾助阳,温化寒湿,但仍以调理中州为要[7]。

(三)活血祛痰,柔肝软坚

《关幼波临床经验选》中指出:"痰阻血络,可以引起黄疸、癥积、痞块等多种病证。"关幼波教授认为痞块形成的病理实质主要是肝阴虚、肝血虚、血虚血瘀、痰湿阻于血络。痰瘀均为病理性代谢产物,反过来又作为致病因素进一步影响脏腑气血功能[8]。

慢性肝炎首发且最常见的是肝郁气滞,脾困湿阻。《读医随笔》曰:"肝气久郁,痰瘀阻络。"津、气、血均由脾胃化生,津血同源,痰瘀相关,痰瘀可互相转化。活血化痰之治的重要性正如关幼波教授所云:"由于痰血互相胶固,痰阻血难行,血凝痰难化,所以,治痰必治血,血活则痰化,活血必治痰,痰化血易行。"故活血化痰的治则一定要贯穿治疗的始终。同时慢性肝炎日久则易致肝肾阴虚,当禁用辛温香燥之疏肝理气之品,应以柔养为主,以达软坚消痞的目的。关幼波教授一般选用当归、白芍、生地黄、丹参、王不留行、藕节、龟甲、鳖甲、牡蛎、泽兰等。配合其他活血、化痰、化瘀之品,这样不但能使肝脾回缩,也能使肝功能趋于正常。

(四)扶正需解毒,湿热勿残留

慢性肝炎多由感染肝炎病毒,迁延不愈而成。肝炎病毒多兼夹湿热,临床常表现为胁肋部灼热胀痛、脘腹痞闷、口苦、纳呆、泛恶、便溏、舌苔黄腻、脉弦数或滑数等湿热并重的症状,或身目俱黄、头重身困、胸脘痞闷、舌苔厚腻微黄、脉濡缓等湿重于热症状。故治疗上应注重解毒祛湿并用。现代有医家总结认为,慢性肝炎发病的主导因素始终是"湿、热、瘀、毒",并且贯穿疾病的始末,其中毒邪长期深伏肝经血分,必然影响肝之疏泄功能,导致慢性肝炎的发生。关幼波教授认为慢性肝炎主要是"因虚致病",脏腑气血功能失调,外邪得以入侵,故正虚是矛盾的主要方面,但是在强调扶正的基础上,切不可忽视余邪未清、余毒未尽和湿热

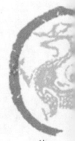

蕴毒的情况。故治疗上应以扶正为主,辅以清热解毒。但清热解毒之剂每多苦寒,不宜过用,以免伤正,应选甘寒之品。扶正之品每多甘温,长期久服也易蕴热,配以少量苦寒之剂也寓有反佐之意。

三、钱英教授学术经验

在"调整阴阳,以平为期"的中医治疗思想指导下,钱英教授根据叶桂提出的"肝体阴而用阳"理论和慢性肝炎的常见证候、病机特点提出"体用同调"作为治疗大法。体用同调是指调治肝体和肝用,即在肝体用同病之时,不仅要补益肝阴和肝血,还应加强肝阳和肝气的功能[9]。

(一)益肝用与补肝体并重

肝为刚脏,其用为阳,肝用过旺,如肝气过极、肝阳亢盛、肝风内动等病理变化多见,故前人有"肝气肝阳常有余,肝阴肝血常不足"的论述。然肝应春令,为气化发生之始,张锡纯将肝喻作物之萌芽,虽有蓬勃生气,却嫩脆易损。慢性肝炎迁延日久,反复发作,其间疏肝理气、清热解毒、活血化瘀、利湿消肿诸法屡屡受之,肝气肝阳难逃伐伤厄运。慢性肝炎以神疲乏力、食欲缺乏、便溏、失眠、健忘等气阴两虚为突出表现。钱英教授治疗慢性肝炎十分重视补益肝气或肝阳,并与滋补肝体之法并施,以求温补而不伤体阴、滋养而不碍气机之良效。补肝气善用黄芪,取"培土荣木"之意。黄芪味甘性微温,入脾、肺经,补气升阳,益卫固表,又有利水退肿之功,用于治疗慢性肝炎之肝气十分贴切,故每每获效。常用菟丝子、沙苑子等性温和之品温肾阳而补肝阳(虚则补其母),以求温阳而不伤肝体;补肝阴则首选桑寄生、山茱萸,次有枸杞子、女贞子、百合、麦冬、北沙参等可滋补肝肾肺之阴,取"肝肾同源,金水相生"之义;肝血不足,则选当归、白芍、鸡血藤、三七等补血和血之品,以防滋腻碍气之弊。钱英教授创制调肝颗粒剂(原名槲芪散)为肝体用同调的基本方,用于治疗各种慢性肝炎,经临床验证,对慢性乙型肝炎、慢性丙型肝炎疗效显著,药理研究证实,此方还有阻断、逆转肝癌前病变的作用[9]。

(二)疏肝理气与顾护肝体并施

肝体阴而用阳,肝用阳主要表现在肝主疏泄,性喜条达舒畅,能调节全身气机,而慢性肝炎主要由湿热疫毒引起,迁延日久,湿热疫毒盘根胶着,气机不畅乃其基本病机之一,故疏肝理气也在治法之列,然湿与热相合,最易伤阴,临床上肝肾阴虚证为慢性肝炎的主要转归之一,一些无症状HBV携带者,肝组织活检亦发现有不同程度的肝实质损害。张介宾云:"故凡损在形质者,总曰阴虚,此为大目。"可见,慢性肝炎在肝体用同损的同时,肝气郁结,失于疏泄的病机也很突出,而一般疏肝理气药如木香、青皮、三棱等有温燥破气伤阴之弊,用于慢性肝炎必损及肝体,犹如枯木加焚,故钱英教授在选用理气药时慎之又慎,常用佛手、香橼、绿萼梅等性平微温之品,且与滋补肝阴之药并施,意在调治肝体。

(三)标本同治,固本重于祛邪

湿热疫毒是慢性肝炎的起始病因,由此又产生了气滞、湿阻、瘀血、水饮、痰浊等病理因

病毒性肝炎的中西医结合治疗

素,故祛邪之法应贯穿肝炎治疗始终,如清热、解毒、疏肝、祛湿、活血、化痰等,但祛邪同时切不能忘记肝体受损为本病的重要特征。钱英教授认为,慢性肝炎祛邪,当于补肝方中助以祛邪之品为宜,且要用性味平和的药物,清热解毒善用苦味叶下珠、苦参、白花蛇舌草;利湿退黄遵仲景茵陈蒿汤之意先煎茵陈,再用猪苓、薏苡仁、通草等;和血柔肝选当归、泽兰、丹参、赤芍、白芍、水红花子、三七等;化痰常选清半夏、瓜蒌、郁金、浙贝母。如此,肝体得固,肝用得调,病邪得祛,则病或可缓或可愈矣[10,11]。

总之,钱英教授认为肝乃"体阴用阳"之脏,"体用同损"是慢性肝炎的关键病机,治疗上应重视"体用同调"[7]。

(孙学华)

················· 参 考 文 献 ·················

[1] 王贵强,段钟平,王福生,等.慢性乙型肝炎防治指南(2019年版)[J].实用肝脏病杂志,2020,23(1):9-32.
[2] 中华中医药学会肝胆病专业委员会,中国民族医药学会肝病专业委员会.慢性乙型肝炎中医诊疗指南(2018年版)[J].中西医结合肝病杂志,2019,29(1):97-102.
[3] 魏来,段钟平,王贵强.丙型肝炎防治指南(2019年版)[J].实用肝脏病杂志,2020,23(1):33-52.
[4] 王灵台.王灵台肝病论治经验集[M].上海:上海科学技术出版社,2009:23-109.
[5] 关幼波.关幼波临床经验选[M].北京:人民卫生出版社,1979:32-79.
[6] 关幼波.关幼波肝病百问答[M].北京:华夏出版社,1993:16-35.
[7] 关幼波,钱英.传染性肝炎治验分析[J].赤脚医生杂志,1973,2:36,37.
[8] 关幼波.关幼波肝病杂病论[M].北京:世界图书出版公司,1994:13-19.
[9] 钱英.中医药防治慢性肝病[J].科技潮,1998,8:100.
[10] 钱英.中医治疗病毒性肝炎的现状与思考[J].中西医结合肝病杂志,1999,9(1):1.
[11] 钱英.命门——三焦气化学说与肾炎水肿的治疗——学习姚正平、张子珍老中医经验一得[J].北京中医,1988,1:4-6.

第二篇 病毒性肝炎与相关疾病的诊断和治疗

第六章 肝硬化的诊断和治疗

第一节 中医诊断

一、病名、疾病范畴

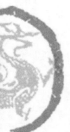

肝硬化很难用中医单独的病证来概括[1],依据临床症状,可归入"积聚""癥瘕""鼓胀"范畴。病之初期,患者感受湿热邪毒,导致肝脾受损,肝脾先伤,脾失健运,肝失疏泄,二者互为因果,久病及肾,后期因气滞湿阻,阻滞气机,脉络受损,血运不畅,日积月累,气滞血瘀,癥瘕积聚出现,气血凝滞,脉道壅塞,瘀结水留更甚;终末期出现气滞、血瘀、水停,三者错杂为患,表现为"鼓胀""悬饮",病情恶化可见络脉损,出现呕血危症,或邪从热化,引动肝风,内蒙心窍,或脾肾阳虚,湿浊内生,蒙蔽心窍,出现神昏,终则邪陷正虚,气阴耗竭,病情极为凶险。

积聚,也可称为癥瘕,《黄帝内经》中首先提出积聚的病名,古代医学典籍《黄帝内经》中还有"伏梁""肥气"等病名,《难经》明确了积与聚在病机及临床表现上的区别,指出:"积者五脏所生,聚者六腑所成也,积者,阴气也,其始发有常处,其痛不离其部,上下有所始终也,左右有所穷处,聚者,阳气也,其始发无根本,上下无处留止,其痛无常处,谓之聚。"此外,《诸病源候论》记载的"癖块",《太平圣惠方》记载的"疝癖",《医宗必读》记载的"痞块"等,均可归于积聚。《医宗必读》把攻补治法与积聚病程中的初、中、末三期有机地结合起来。

鼓胀在古代文献中,名称很多,如"水蛊""蛊胀""蜘蛛蛊""单腹胀"等,首见于《黄帝内经》。《诸病源候论》云:"此由水毒气结聚于内,令腹渐大,动摇有声……名水蛊也。"《医宗必读》云:"在病名有鼓胀与蛊胀之殊,鼓胀者,中空无物,腹皮紧绷急,多属于气也,蛊胀者,中实有物,腹形充大,非虫即血也。"《景岳全书》云:"单腹胀者,名为鼓胀,以外虽坚满,而中空无物,其象如鼓,故名为鼓胀,又或以血气结聚,不可解散,其毒如蛊,亦名蛊胀,且肢体无恙,胀惟在腹,故又名为单腹胀。"

二、辨证分型

(一)肝硬化代偿期

1. 肝胆湿热证

主症:口干苦或口臭,胁胀或痛,纳呆,胃脘胀闷,倦怠乏力,巩膜皮肤黄染,大便黏滞秽臭或干结。舌质红,苔黄腻,脉弦数或弦滑数。

2. 肝郁脾虚证

主症:胁肋胀满疼痛,胸闷善太息,精神抑郁或性情急躁,纳食减少,脘腹痞闷,神疲乏力,面色萎黄,大便不实或溏泄。舌质淡有齿痕,苔白,脉沉弦。

3. 肝肾阴虚证

主症:胁肋隐痛,遇劳加重,腰膝酸软,口燥咽干,心中烦热,头晕目眩,失眠多梦,两目干涩。舌质红,苔薄白少津,脉弦细数。

(二)肝硬化失代偿期

1. 气滞湿阻证

主症:腹胀按之不坚,胁下腹满或疼痛,饮食减少,食后作胀,嗳气不适,小便短少。舌苔白腻,脉弦。

2. 寒湿困脾证

主症:腹大胀满,按之如囊裹水,甚颜面微肿,下肢浮肿,脘腹痞胀,得热稍舒,周身困重,精神困倦,怯寒懒动,小便短少,大便溏薄。舌苔白腻,脉缓。

3. 湿热蕴结证

主症:腹大坚满,脘腹撑急,烦热口苦,渴不欲饮,小便赤涩,大便秘结或溏垢。舌边尖红,苔黄腻或兼灰黑,脉象弦数,或有面目肌肤发黄。

4. 肝脾血瘀证

主症:腹大坚满,脉络怒张,胁腹刺痛,面色黧黑,面颈胸臂有血痣,呈丝纹状,手掌赤痕,唇色紫褐,口渴不欲饮,大便色黑。舌质紫暗或有紫斑,脉细涩。

5. 脾肾阳虚证

主症:腹大胀满不舒,朝宽暮急,面色苍黄,或呈㿠白,脘闷纳呆,神倦怯寒,肢冷,或下肢浮肿,小便短少不利。舌胖质淡紫,苔厚腻而滑,脉沉细无力。

6. 肝肾阴虚证

主症:腹大胀满,或见青筋暴露,面色晦滞,唇紫,口燥,心烦,不寐,牙宣出血,鼻衄,小便短少。舌质红绛少津,脉弦细数。

(三)变证

1. 出血

主症:轻者大便色黑,如柏油样,重者呕吐物中夹有鲜血或血块,伴有汗出肢冷或吐血盈碗盈盆,大便暗红而溏薄。

2. 神昏

主症:烦躁不宁,逐渐嗜睡,终至昏迷;或先语无伦次,逐渐嗜睡,终至昏迷。

3. 悬饮

主症:腹大胀满,伴见喘促不宁,转侧则胸胁疼痛加重,甚则不能平卧,病侧肋间胀满。

第二节　西医诊断

一、乙型肝炎相关的肝硬化

乙型肝炎相关的肝硬化的诊断[2]应符合下列(1)和(2)(病理学诊断),或(1)和(3)(临床诊断)。

(1)目前 HBsAg 阳性或 HBsAg 阴性、抗-HBc 阳性且有明确的慢性 HBV 感染史(既往 HBsAg 阳性>6 个月),并除外其他病因者。

(2)肝脏活组织检查病理学符合肝硬化表现者。

(3)符合以下 5 项中的 2 项及以上,并除外非肝硬化性门静脉高压者:① 影像学检查显示肝硬化和(或)门静脉高压征象;② 内镜检查显示食管胃底静脉曲张;③ 肝脏硬度值测定符合肝硬化;④ 血生物化学检查显示白蛋白水平降低(<35 g/L)和(或)凝血酶原时间延长(较对照延长>3 s);⑤ 血常规检查显示血小板计数<100×10⁹/L 等。

二、丙型肝炎相关的肝硬化[3]

(1)HCV 感染超过 6 个月,或有 6 个月以前的流行病学史,或感染日期不明,抗-HCV 阳性,除外其他病因者。

(2)影像学检查提示肝硬化,或肝脏组织病理学检查符合肝硬化,或有门静脉高压的特征,脾大、腹水、侧支循环开放(腹壁静脉曲张或食管胃底静脉曲张)。

三、肝硬化代偿期或失代偿期诊断

临床上常根据是否曾出现腹水、食管胃底静脉曲张破裂出血和肝性脑病等严重并发症,将肝硬化分为代偿期及失代偿期。

(1)代偿期:病理学或临床诊断为肝硬化,但从未出现腹水、食管胃底静脉曲张破裂出血或肝性脑病等严重并发症者,可诊断为肝硬化代偿期;肝功能多为 Child-Pugh A 级。

(2)失代偿期:肝硬化患者一旦出现腹水、食管胃底静脉曲张破裂出血或肝性脑病等严重并发症者,即诊断为肝硬化失代偿期;肝功能多属于 Child-Pugh B 级或 C 级。

第三节　中医治疗

一、辨证论治

(一)肝硬化代偿期[4-7]

1. 肝胆湿热证
治法:清热利湿,疏肝利胆。

方药:茵陈蒿汤加味。茵陈、栀子、大黄等。可加黄芩、泽泻、车前子清热利湿;若胁痛较甚,可加柴胡、白芍、郁金、延胡索等疏肝理气;如恶心、呕吐,予以橘皮、竹茹、半夏等和胃止呕。

2. 肝郁脾虚证

治法:疏肝健脾。

方药:逍遥散加减。柴胡、芍药、当归、薄荷、甘草、川芎、白术、茯苓等。若胁痛明显,可加青皮、延胡索理气止痛;若肝郁化火,口干口苦,可加栀子、牡丹皮、夏枯草等;若腹泻明显、肠鸣者,予以白术、防风柔肝祛湿止泻;若恶心、呕吐者,予以半夏、陈皮、竹茹等和胃止呕。

3. 肝肾阴虚证

治法:滋养肝肾。

方药:一贯煎与六味地黄丸加减。生地黄、当归、北沙参、麦冬、枸杞子、山药、山茱萸、牡丹皮、泽泻、茯苓等。若头晕目眩,视物昏花,可加菊花、蒺藜、女贞子等益肾平肝明目;若心中烦热失眠者,予以栀子、酸枣仁等清热安神。

(二) 肝硬化失代偿期

1. 气滞湿阻证

治法:疏肝理气,行湿散满。

方药:柴胡疏肝散或胃苓汤加减。肝气郁滞为主者,用柴胡疏肝散(柴胡、枳壳、赤芍、香附、郁金、青皮、陈皮、甘草等)。若口干而苦,苔腻微黄,脉弦数,气郁化火,加用牡丹皮、栀子;若气郁化火伤阴,加用枸杞子、女贞子、白芍等;若气滞血瘀,面色晦暗,舌紫,脉弦涩,加用莪术、丹参等。食少腹胀,小便短少,舌苔腻,质淡体肿,脉弦滑,脾虚湿阻为主者,用胃苓汤(白术、茯苓、猪苓、泽泻、桂枝、苍术、陈皮、厚朴、郁金、青皮、香附等)。若湿邪化热,出现口干口苦,小便短赤,可去桂枝,加用栀子、茵陈等清热利湿;若寒湿重者,加用干姜、砂仁等温阳。

2. 寒湿困脾证

治法:温阳健脾,行气利水。

方药:实脾饮加减。熟附片、干姜、白术、甘草、大腹皮、茯苓、厚朴、木香、草果、大枣等。若水湿过重,可加肉桂、茯苓、猪苓等温阳利小便;若胁腹胀满,可加郁金、青皮、砂仁等理气和中。

3. 湿热蕴结证

治法:清热利湿,攻下逐水。

方药:中满分消丸合茵陈蒿汤加减。黄芩、黄连、知母、厚朴、枳壳、半夏、陈皮、茯苓、猪苓、泽泻、茵陈、栀子、大黄等。若湿热壅积,热毒炽盛,甚则热毒内陷,或痰蒙心窍,见语无伦次、循衣摸床,或神志不清、嗜睡、昏迷等,热毒内陷心包,予以安宫牛黄丸或至宝丹以清热凉血开窍;若痰浊蒙闭心包者,可予以苏合香丸;若出现出血诸症,可用犀角地黄丸等清热凉血止血。

4. 肝脾血瘀证

治法:活血化瘀,行气利水。

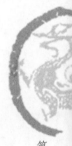

方药：调营饮加减。当归、川芎、赤芍、莪术、延胡索、大黄、瞿麦、槟榔、葶苈子、茯苓、桑白皮等。若大便色黑，可加三七、侧柏叶等化瘀止血。

5. 脾肾阳虚证

治法：温补脾肾，化气行水。

方药：附子理中丸合五苓散、济生肾气丸加减。熟附片、干姜、党参、白术、甘草、猪苓、茯苓、泽泻、桂枝、熟地黄、山茱萸、山药、牡丹皮、泽泻、牛膝、车前子等。若偏于脾阳虚，可用附子理中丸合五苓散，以温阳化气行水；若偏于肾阳虚，予以济生肾气丸。若纳呆腹满，食后尤甚者，可加用山药、薏苡仁、鸡内金、木香、谷芽、麦芽等健脾消食理气；畏寒、神疲，脉弱无力，予以淫羊藿、仙茅等温阳。

6. 肝肾阴虚证

治法：滋养肝肾，活血化瘀。

方药：一贯煎合膈下逐瘀汤加减。生地黄、北沙参、南沙参、麦冬、枸杞子、五灵脂、赤芍、桃仁、红花、牡丹皮、香附、枳壳等。如阴虚内热，舌绛少津等，加玄参、石斛、麦冬等清热生津；如腹胀明显，予以莱菔子、大腹皮以行气消胀；若有烦躁、不寐等，加银柴胡、地骨皮、栀子等；若小便短少，予以猪苓、滑石、白茅根等；若阴虚阳浮，症见面赤颧红、耳鸣，加用龟板、鳖甲、牡蛎等滋阴潜阳。

（三）变证

1. 出血

治法：泻热宁络，凉血止血，气血耗伤则予以益气固托法。

方药：热邪迫血妄行用泻心汤或大黄粉、白及粉、三七粉，凉开水调为糊状，慢慢吞服。泻心汤由大黄、黄芩、黄连组成，出血时，可用大黄炭、黄芩炭、黄连炭加强止血作用。若气血耗损，气随血脱，可予以独参汤，或参附注射液、生脉注射液静脉滴注，益气固脱。

2. 神昏

治法：醒神开窍。

方药：痰热蒙闭心窍者，用至宝丹研化，吞服或鼻饲，以清热开窍；痰湿蒙闭心窍，用苏合香丸研化，吞服或鼻饲，芳香温开；醒脑静注射液或清开灵注射液静脉注射，治疗痰热蒙闭心窍者尤佳。

3. 悬饮

治法：泻肺祛饮，降气化痰。

方药：椒目瓜蒌汤加减。桑白皮、葶苈子、椒目、麻黄、杏仁、桔梗、苏子、陈皮、半夏、茯苓、枇杷叶、瓜蒌皮。

二、中医特色技术治疗

（一）肝硬化

1. 肝病治疗仪肝区照射

肝病治疗仪[8]是应用生物信息反馈技术（与人体心脏搏动节律同步），自动提取患者的

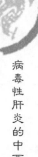

心率信号,发出与患者心律相同并和人体蛋白质振动频率基本一致的电磁波,明显改善肝脏微循环,提高药物疗效,有效调整肝脏内环境。其是具有中医理疗的一种类似仪器,能使肝脏的血流加快,血流量增加,使肝脏的氧化和营养物质的供给得到改善,从而能修复受损的肝细胞,恢复肝功能。通过照射可显著增加正常肝门静脉的血流量,起到活血化瘀的作用。由于肝区有期门、日月、章门三穴,均为足少阳胆经、足厥阴肝经之要穴。

2. 穴位敷贴

穴位敷贴疗法是传统针灸疗法和药物疗法的有机结合,其实质是一种融经络、穴位、药物为一体的复合性治疗方法,理论依据为中医的经络和脏腑学说,方法是将研成细末的中药用水、醋、酒、蛋清、蜂蜜、植物油、清凉油、药液,或用呈凝固状的油脂(如凡士林等)、黄醋、米饭、枣泥制成软膏、丸剂、饼剂或熬制成膏,或将药末撒于膏药上,直接贴敷穴位、患处(阿是穴)。穴位敷贴治疗肝硬化的穴位常选用任脉、足厥阴肝经、足阳明胃经上的穴位,如神阙、期门、章门、日月、足三里等。现代中医为提高药物的吸收,常常使用透皮促进剂。

(二)肝硬化并发症

1. 肝硬化腹水

(1) 中药脐敷疗法:单药敷脐[9],常用的中药有甘遂和芒硝。复方敷脐,复方多采用甘遂、芒硝、冰片、大黄、葶苈子、牵牛子等药,治宜攻逐水饮,利水散结,温阳活血。制作方法常将所选中药研末,配以醋、姜汁等赋形剂调和。

芒硝敷脐治疗肝硬化腹水的 Meta 分析[10]中,共 11 项随机对照研究被纳入研究。与对照组相比,芒硝敷脐治疗组的腹水缓解率明显更高,腹围及体重降低程度更加明显。与治疗前相比,芒硝敷脐治疗后 ALT 水平明显降低,白蛋白水平明显增高,但 AST 及总胆红素水平并未显著改变。芒硝敷脐对治疗肝硬化腹水有一定疗效,但对肝功能改善尚不确定。

(2) 中药灌肠方法[11]:可以改善肠道环境,减少肠源性毒素的产生与吸收,促进腹水吸收。一般以健脾调肠,化湿解毒为主,也可配合通利泻水药物。中药灌肠可选用大黄、郁金、金钱草、赤芍等。灌肠的方法目前并不一致,多数是按照保留灌肠的操作方法,临床研究文章中疗程多为 2~3 周。

(3) 隔物灸法:灸法[12]是用艾绒或其他药物放置在体表的穴位上烧灼、温熨,具有温散寒邪、温通经络、调和气血、燥湿祛寒、回阳固脱、消肿散结的功效。《灸法秘传》在治疗本病时认为:"臌胀在上,灸于上脘;在中,灸于中脘;在下,灸于下脘,或灸气海。至若胀及两胁者,灸于期门。胀及腰背者,灸于胃俞。胀至两腿者,灸足三里。胀至两足者,灸行间可也。"

(4) 穴位敷贴疗法[9]:将制备成膏糊状的中药敷贴于特定的穴位上,药效通过皮肤腠理吸收入里。中药穴位外敷可使局部组织血管扩张,改善微循环。常用的穴位有期门、气海、关元、中脘、气分。所选中药多为活血消肿、健脾利水药,多为自拟方药。费景兰等[13]通过观察荷叶中药封包治疗肝硬化顽固性腹水发现,应用健脾利水方(甘遂、砂仁、牵牛子、葶苈子、肉桂、木香等组成),上述中药粉碎后,加以赋形剂进行调和,均匀涂在患者脐周腹部,外用升发清阳、散瘀止血之荷叶封包,给药简单,易于操作,毒副作用小,无痛苦。

2. 肝性脑病

肝性脑病治疗最常用的通腑法是中药灌肠疗法。通腑法防治肝硬化并发症肝性脑病已

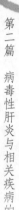

获广泛认可[14]，目前的灌肠方主要以大黄为主而变化，因大黄具有降低血氨，减少内毒素、炎症因子，抑制肠道病原微生物的独特优势。应用传统的中药保留灌肠，疗程多为 1 周，每日 1 次。

有研究[15]对中药保留灌肠联合西医常规药物治疗肝性脑病进行了系统评价发现，干预措施为中药保留灌肠结合西医常规药物治疗，通过下段肠黏膜直接吸收药物，减少刺激，促进排便，减少肠内毒物的吸收，能有效达到减少血氨等有毒物质的作用。中药保留灌肠联合西医常规药物治疗肝性脑病的疗效显著，总有效率、血氨水平及肝功能指标水平均优于单纯使用西医常规药物治疗，提示联合中药保留灌肠为肝性脑病的一种有效辅助治疗方式。系统评价未选取同时给予多方式给药（如口服、鼻饲及静脉注射中药）的干预手段，从而保证了干预因素的一致性。也有应用结肠透析机进行中药灌肠，其治疗效果优于传统中药灌肠效果。

第四节 西 医 治 疗

一、病因治疗

1. HBV 引起的肝硬化，抗 HBV 治疗[2]

存在肝硬化的客观依据，不论 ALT 和 HBeAg 状态，只要可检测到 HBV DNA，均应进行积极的抗病毒治疗。对于肝硬化失代偿期者，若检测不到 HBV DNA 但 HBsAg 阳性，建议行抗病毒治疗。

肝硬化代偿期患者，推荐采用 ETV、TDF 或 TAF 进行长期抗病毒治疗，或采用聚乙二醇干扰素 α 治疗，但需密切监测相关不良反应。肝硬化失代偿期患者，推荐采用 ETV 或 TDF 长期治疗，禁用 IFN 治疗，若必要可以应用 TAF 治疗。

2. HCV 引起的肝硬化，抗 HCV 治疗[3]

肝硬化代偿期患者，若不能进行密切临床或实验室监测者，不推荐使用含 NS3/4A 蛋白酶抑制剂的方案。NS3/4A 蛋白酶抑制剂包括：格卡瑞韦、阿舒瑞韦、帕立瑞韦、达诺瑞韦。进展期肝纤维化和肝硬化治疗后即使获得 SVR，也需要监测原发性肝癌的发生，以及肝硬化并发症的发生情况。

肝硬化失代偿期患者，如无影响其生存时间的其他严重并发症，应即刻开始抗病毒治疗。NS3/4A 蛋白酶抑制剂、IFN 禁止用于肝硬化失代偿期患者。伴有肝功能失代偿或既往曾有肝功能失代偿病史或 Child - Turcotte - Pugh（CTP）评分 7 分及以上的患者，不推荐使用含 NS3/4A 蛋白酶抑制剂的方案，因其血药浓度升高和（或）缺乏安全性数据。CTP 评分 5 分或 6 分的患者，若不能进行密切临床或实验室监测者，不推荐使用含 NS3/4A 蛋白酶抑制剂的方案。

抗病毒治疗方案可以选择：来迪派韦/索磷布韦（1、4、5、6 基因型）、索磷布韦/维帕他韦（泛基因型）或索磷布韦联合达拉他韦（泛基因型），以及 RBV（<75 kg 者 1 000 mg/d；≥75 kg 者 1 200 mg/d）治疗 12 周，RBV 起始剂量 600 mg/d，随后根据耐受性逐渐调整。如

果患者有 RBV 禁忌或无法耐受 RBV,则不联合 RBV,但疗程延长至 24 周。

肝硬化失代偿期患者,抗病毒治疗时不良事件发生风险极高,因此,应在有 HCV 治疗经验的中心进行治疗,抗 HCV 治疗期间需要进行严密的监测,如果发生严重肝功能失代偿应停止治疗。治疗后也要继续随访及评估。肝硬化失代偿期患者 DAAs 的疗效低于无肝硬化及肝硬化代偿期患者,SVR 率约为 94%。

经治患者(经过规范抗病毒治疗,仍有一些患者不能获得 SVR,这些患者定义为经治患者)的再次治疗:肝硬化代偿期、包含蛋白酶抑制剂或 NS5A 方案治疗失败的 DAAs 经治患者,可以给予索磷布韦/维帕他韦/伏西瑞韦联合治疗 12 周,或者索磷布韦联合格卡瑞韦/哌仑他韦治疗 12 周。1、2 基因型 DAAs 经治失败的患者,可给予索磷布韦/维帕他韦联合 RB 治疗 24 周。非常难治 DAAs 经治患者(包含蛋白酶抑制剂或 NS5A 方案失败 2 次,有 NS5A RASs),可给予索磷布韦/维帕他韦/伏西瑞韦,或索磷布韦联合格卡瑞韦/哌仑他韦,同时加用 RBV(<75 kg 者 1 000 mg/d;≥75 kg 者 1 200 mg/d)治疗 12 周或 16 周。

肝硬化失代偿期经治患者的再次治疗,应再次予索磷布韦/维帕他韦,同时加用 RBV(<75 kg 者 1 000 mg/d;≥75 kg 者 1 200 mg/d),治疗 24 周。

二、对症治疗

(一) 饮食/胃肠外营养及支持治疗[16,17]

1. 饮食/胃肠外营养

能进食的患者宜高热量、少刺激、不坚硬粗糙、易消化的食物,每日热量 1 500 ~ 2 000 kcal,蛋白质每日 1.0~1.5 g/kg,再配合适量的糖类和脂肪,脂肪及肉类以能耐受为度,并发严重肝性脑病时可酌情减少或短时间限制口服蛋白质的摄入,根据患者耐受情况,逐渐增加蛋白质摄入至目标量。

腹水患者宜适量限制钠的摄入,有稀释性低钠血症者宜适量限水,有明显肝衰竭者宜限制蛋白质摄入,不能进食或进食甚少者可用要素饮食,包括必需氨基酸、葡萄糖、新型脂肪乳剂、多种维生素、无机盐和微量元素,通过鼻饲或胃肠外营养。

2. 支持治疗

目的是恢复肝功能,减轻肝坏死,促进肝细胞再生。治疗措施包括促进肝细胞再生,如肝细胞生长素;保护肝功能,如甘草酸制剂;抗氧化剂,如谷胱甘肽、乙酰半胱氨酸;纠正凝血机制障碍,如新鲜冷冻血浆;纠正有效动脉血容量不足或低白蛋白血症,如人血白蛋白。

(二) 食管静脉曲张的治疗[18]

一旦确诊肝硬化,应做上消化道内镜检查。

1. 食管静脉曲张的一级预防

(1) 轻度食管静脉曲张:仅在出血风险较大的轻度食管静脉曲张患者中推荐使用非选择性 β 受体拮抗剂。

(2) 中、重度食管静脉曲张

1) 药物预防(普萘洛尔、卡维地络、纳多洛尔):非选择性 β 受体拮抗剂通过降低心输

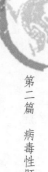

出量、收缩内脏血管发挥降低门静脉压的作用,同时,减少细菌易位,减少腹水、自发性细菌性腹膜炎的发生。

2）内镜预防:内镜下静脉曲张套扎术用于预防食管静脉曲张首次出血具有较好的疗效。目前的研究发现,对比内镜下静脉曲张套扎术和非选择性 β 受体拮抗剂的一级预防效果,结果显示两者在消化道出血率、病死率、出血相关病死率等方面无统计学差异。

3）内镜联合药物预防:药物联合内镜下静脉曲张套扎术治疗疗效不优于单用药物或内镜下静脉曲张套扎术,且增加不良事件发生率。

4）门体分、断流术预防:门体分、断流术均通过降低门静脉压减少首次出血风险,但肝性脑病发生率明显升高,病死率反而增加,经颈静脉肝内门体分流术和断流术原理相似,因此均不适用于作为预防首次出血的措施。

2. 食管静脉曲张出血的二级预防

（1）目的:根除食管静脉曲张,减少再出血率及病死率。

（2）二级预防的时机:既往有食管静脉曲张出血史或急性食管胃静脉曲张出血 5 d 后开始二级预防治疗,更早开始二级预防,患者是否获益尚不清楚。二级预防治疗前,应该常规行增强 CT/MRI 检查及门静脉系统血管重建,了解肝动脉血供及门静脉系统侧支循环情况。常规 B 超检查明确门静脉系统有无血栓。

（3）药物预防

1）非选择性 β 受体拮抗剂:常用药物为普萘洛尔、卡维地洛。这类药物适用于 Child - Pugh A、B 级肝硬化并发食管胃底静脉曲张出血患者。

2）血管扩张剂:是一类通过抑制肝窦肌成纤维细胞主动收缩降低肝内血管阻力或扩张门静脉侧支循环,降低门静脉压的药物。这类药物有硝酸盐、α2 受体拮抗剂、钙通道阻滞剂、5 - HT 受体拮抗剂等。目前临床应用的证据和经验很少。

3）药物的联合应用:部分肝硬化门静脉高压患者因各种原因对药物无反应或不宜使用,故需选择联合用药。非选择性 β 受体拮抗剂（普萘洛尔）与硝酸酯类合用;普萘洛尔与螺内酯合用,对普萘洛尔无反应的患者加用螺内酯能降低食管曲张静脉压。

（4）内镜预防:二级预防采用内镜治疗的目的是根除或基本使静脉曲张消失,减少再出血率及相关病死率。内镜治疗方法主要包括内镜下静脉曲张硬化剂注射治疗、内镜下静脉曲张套扎术。至于何时选择内镜下硬化剂注射,或套扎,或两者联合治疗,要根据医院的条件和医生的经验决定。

（5）非选择性 β 受体拮抗剂联合内镜预防:近年来,多项高质量临床研究证明,非选择性 β 受体拮抗剂联合内镜治疗是二级预防食管静脉曲张出血首选的标准方案。

（6）经颈静脉肝内门体分流术:可作为药物、内镜治疗失败的选择方案。对于 Child - Pugh A、B 级的患者,在内镜、药物治疗失败后优先考虑经颈静脉肝内门体分流术,在没有进行经颈静脉肝内门体分流术治疗条件时再考虑外科分流术。

三、肝移植

肝硬化患者有以下指征应考虑肝移植:肝衰竭,反复发作的食管静脉曲张出血,自发性

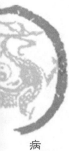

腹膜炎及肝性脑病,难治性腹水,难治性 HRS。

四、并发症的治疗

1. 肝硬化腹水[19]

一般情况下,临床上根据腹水的量及伴随疾病确定患者是否需要住院治疗。1 级腹水:多数患者无症状,肝硬化其他并发症少,对利尿剂治疗敏感,可门诊治疗,并应督促患者定期门诊随访。2 级腹水:大多数患者有症状,常伴肝硬化其他并发症,需要住院治疗。3 级腹水:必须住院治疗。

(1)一线治疗:① 病因治疗;② 合理限盐(4~6 g/d)及应用利尿剂[螺内酯和(或)呋塞米];③ 避免应用肾毒性药物。

(2)二线治疗:① 合理应用缩血管活性药物和其他利尿剂,如特利加压素、盐酸米多君及托伐普坦等;② 大量放腹水及补充人血白蛋白;③ 经颈静脉肝内门体分流术;④ 停用非甾体抗炎药及扩血管活性药物,如血管紧张素转换酶抑制剂、血管紧张素受体拮抗剂等。

(3)三线治疗:① 肝移植;② 腹水浓缩回输或肾脏替代治疗;③ 腹腔 α-引流泵或腹腔静脉 Denver 分流。

2. 肝肾综合征[19]

根据患者病情进展及预后,HRS 分为两型。1 型 HRS:快速进展性肾功能损伤,2 周内血肌酐成倍上升,超过基础水平 2 倍或>226 μmol/L(2.5 mg/dL),或 eGFR 下降 50% 以上(<20 mL/min)。2 型 HRS:缓慢进展性肾功能损伤,中度肾衰竭,血肌酐为 133~226 μmol/L(1.5~2.5 mg/dL),常伴有顽固型腹水,肾功能下降过程缓慢;多为自发的过程,有时也有诱因,预后相对 1 型较好。

(1)药物治疗:特利加压素联合人血白蛋白,去甲肾上腺素联合人血白蛋白、利尿剂与托伐普坦等。

(2)经颈静脉肝内门体分流术:可改善 1 型 HRS 患者的肾功能。但肝硬化腹水患者如果出现 1 型 HRS 一般病情较重,多数有经颈静脉肝内门体分流术治疗的禁忌证。理论上,经颈静脉肝内门体分流术能有效控制腹水,减轻门静脉压力,因此,对 2 型 HRS 患者应该有较好疗效。

(3)肾脏替代治疗:如血液透析、连续静脉血液滤过并不能改善预后,对部分 1 型 HRS 患者可能改善肾功能。因此,肾脏替代治疗仅用于 HRS 并发严重高钾血症、代谢性酸中毒、容量超负荷需要肾脏替代治疗时的抢救治疗。

(4)肝移植:是 1 型和 2 型 HRS 的首选治疗方法。

3. 肝性脑病[20]

(1)去除病因:肝硬化引起肝性脑病的患者,感染是最常见的诱发因素,应积极寻找感染源,即使无明显感染灶,也可能因肠道细菌易位、内毒素水平等升高,存在潜在的炎症状态,而抗菌药物治疗可减少这种炎症状态。因此,应尽早开始经验性抗菌药物治疗。

消化道出血也是肝性脑病的常见诱发因素,出血当天或其后几天均易出现肝性脑病;隐匿性消化道出血也可诱发肝性脑病。应尽快止血,并清除胃肠道内积血。过度利尿引起的

容量不足性碱中毒和电解质紊乱会诱发肝性脑病。此时应暂停利尿剂,补充液体及白蛋白,纠正电解质紊乱。

（2）降氨治疗

1）乳果糖:不良反应少,有糖尿病或乳糖不耐受的患者也可应用。常用剂量为每次口服 15~30 mL,每日 2~3 次(根据患者反应调整剂量),以每日排软便 2~3 次为宜。必要时可配合保留灌肠治疗。

2）拉克替醇:治疗肝性脑病的疗效与乳果糖相当,同时起效速度快,腹胀发生率低,甜度较低,糖尿病患者可正常应用。推荐的初始剂量为 0.6 g/kg,分 3 次于就餐时服用。以每日排软便 2 次为标准来增减服用剂量。

3）L-鸟氨酸 L-天冬氨酸:10~40 g/d,静脉滴注,可单用或联合乳果糖,亦有口服制剂。

4）α 晶型利福昔明:是利福霉素的合成衍生物,对 B 型肝性脑病无明显效果,常用剂量为 800~1 200 mg/d,分 3~4 次口服,疗程有待进一步研究。

5）微生态制剂:包括益生菌、益生元和合生元等,可以促进对宿主有益的细菌菌株的生长,并抑制有害菌群如产脲酶菌的繁殖。

6）其他治疗药物:① 盐酸精氨酸,因含有盐酸,偏酸性,可用于治疗伴代谢性碱中毒的肝性脑病。在应用过程中应注意进行血气分析,警惕过量引起的酸中毒。盐酸精氨酸在肝性脑病治疗中的效果有限,临床不常规应用。② 谷氨酰胺,近年来认为,谷氨酸盐只能暂时降低血氨,不能透过血脑屏障,不能降低脑组织中的氨,且可诱发代谢性碱中毒,反而加重肝性脑病;另外,脑内过多的谷氨酰胺产生高渗效应,参与脑水肿的形成,不利于肝性脑病的恢复,目前临床上不常规应用。③ 阿卡波糖最初用于治疗糖尿病,用于肝性脑病的确切机制不明。④ 清除幽门螺旋杆菌药物。

7）人工肝治疗:肝衰竭合并肝性脑病时,在内科治疗基础上,可针对肝性脑病采用一些可改善肝性脑病的人工肝治疗,能在一定程度上清除部分炎症因子、内毒素、血氨和胆红素等。常用于改善肝性脑病的人工肝治疗有血液灌流、血液滤过、血浆滤过透析、分子吸附再循环系统、双重血浆分子吸附系统或血浆置换联合血液灌流等。

8）肝移植:对内科治疗效果不理想、反复发作的难治性肝性脑病伴有肝衰竭是肝移植的指征。

4. 消化道出血[19]

（1）药物治疗

1）一般处理:肝硬化并发的急性食管胃底静脉曲张大量出血者,早期治疗主要针对纠正低血容量休克、防止胃肠道出血相关并发症(感染、电解质紊乱、酸碱平衡紊乱、肝性脑病等)、有效控制出血、监护生命体征和尿量,有条件者入住 ICU。少量出血、生命体征稳定的患者可在普通病房密切观察。

2）血容量的恢复:保持有效(至少两条)的静脉通路,以便快速补液输血,根据出血程度确定扩血容量和液体性质,输血以维持血流动力学稳定。需要强调的是,对于肝硬化患者,恢复血容量要适当,过度输血或输液可能导致继续或重新出血,避免仅用盐溶液补足液体,从而加重或加速腹水与其他血管外部位液体的蓄积。

病毒性肝炎的中西医结合治疗

3）早期降低门静脉压药物的应用：目前临床急诊常用降低门静脉压药物包括血管加压素及其类似物（特利加压素）、十四肽生长抑素、八肽生长抑素。对于生长抑素及其类似物控制出血失败者，可换用或联合应用特利加压素。

4）抗生素的应用：对肝硬化引起急性食管胃底静脉曲张破裂出血的患者应短期使用抗生素，首选第三代头孢类抗生素，若过敏则选择喹诺酮类抗生素，如左氧氟沙星、莫西沙星等，一般疗程5~7 d。

5）质子泵抑制剂的应用：临床应用种类较多，包括奥美拉唑、埃索美拉唑、泮托拉唑等。

目前没有足够的临床证据表明，局部使用凝血酶、冰盐水（8 mg 去甲肾上腺素／100 mL 0.9%氯化钠注射液）、云南白药，以及静脉应用血凝酶、凝血酶原复合物、维生素 K_1 等在肝硬化食管胃底静脉曲张出血的治疗中有确切疗效，应该避免滥用这类止血药。

（2）内镜治疗：目的是控制肝硬化急性食管胃底静脉曲张出血及尽可能使静脉曲张消失或减轻，以防止再出血。内镜治疗包括内镜下静脉曲张套扎术、硬化剂注射治疗及钳夹法或组织黏合剂注射治疗食管胃底静脉曲张。适应证：急性食管胃底静脉曲张出血；经外科手术等其他方法治疗后食管胃底静脉曲张再发急性出血；既往有食管胃底静脉曲张出血史。LDRf 分型 D1.0~D2.0 曲张静脉适用。当曲张静脉直径>2.0 cm，内镜下静脉曲张套扎术治疗后近期再发大出血风险增加。

（3）三腔二囊管压迫止血：药物控制出血无效及无急诊内镜或无经颈静脉肝内门体分流术治疗条件的情况下，使用三腔二囊管压迫，可使80%~90%出血的病例得到控制，但再出血率高达 50%以上，并且患者痛苦大，并发症多，如吸入性肺炎、气管阻塞等。

（4）外科手术：药物或内镜治疗不能控制的出血或出血一度停止后 5 d 内再次出血，Child - Pugh A、B 级者行急诊手术有可能挽救患者生命；对 Child - Pugh C 级者肝移植是理想的选择。

5. 自发性腹膜炎[20]

（1）经验性抗感染治疗

1）轻中度社区获得性自发性腹膜炎（spontaneous bacterial pentontis, SBP）：草药方案推荐头孢西丁、莫西沙星、替卡西林、克拉维酸，联合方案推荐头孢唑林、头孢呋辛、头孢曲松或头孢噻肟联合甲硝唑，氟喹诺酮联合甲硝唑。

2）重度社区获得性 SBP：单药方案推荐亚胺培南/西司他丁、美罗培南、比阿培南、哌拉西林/他唑巴坦，联合方案推荐头孢他啶、头孢吡肟联合甲硝唑，氟喹诺酮联合甲硝唑。

3）医院获得性 SBP：根据当地微生物学调查结果来确定，为了实现对可能病原菌的经验性覆盖，需要使用包含广谱抗革兰阴性杆菌与厌氧菌的多药联合治疗方案，这些药物包括亚胺培南/西司他丁、美罗培南、比阿培南、哌拉西林/他唑巴坦，头孢他啶、头孢吡肟联合甲硝唑，亦可需要替加环素或黏菌素类药物。

4）可疑 SBP：可选用头孢噻肟或类似三代头孢类抗生素，可以覆盖 95%的细菌。

（2）耐药细菌的目标治疗：国内针对革兰阴性杆菌耐药率较低的为哌拉西林/他唑巴坦、头孢哌酮舒巴坦、亚胺培南、美罗培南、比阿培南、阿米卡星、盐酸米诺环素和磺胺类药物；对葡萄球菌敏感的药物为万古霉素、达托霉素、替考拉宁、利奈唑胺和利福平；对肠球菌耐药率较低的为万古霉素、替考拉宁、利奈唑胺和达托霉素。万古霉素耐药肠球菌，主要是

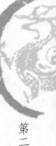

屎肠球菌,宜选择达托霉素、利奈唑胺、米诺环素或大剂量氨苄西林。

（3）三代头孢类抗生素联合人血白蛋白治疗：抗生素联合人血白蛋白延迟肝硬化 SBP 患者急性肾损伤的发生,对预后没有影响。

（4）特利加压素、人血白蛋白联合三代头孢类抗生素治疗：肝硬化并发 SBP 是急性肾损伤及 HRS 的重要诱因。特利加压素联合人血白蛋白、三代头孢类抗生素可显著提高住院生存率。

6. 肝性骨病

骨质疏松患者可以在给予钙剂、维生素 D 的基础上使用双膦酸盐。口服阿伦膦酸钠可能存在曲张静脉破裂出血的风险。唑来膦酸(5 mg,静脉滴注,1 次/年)是较新的双膦酸盐,有很强地降低骨折风险的证据,且无导致食管静脉曲张破裂出血的风险。

7. 脾大伴脾功能亢进

部分脾动脉栓塞和脾切除均可升高外周血白细胞、血红蛋白和血小板水平,但适应证尚存争议。无消化道出血史者不建议行预防性脾切除。

8. 肝肺综合征

目前缺乏有效的药物治疗,低氧血症明显时可给予氧疗,改变疾病结局主要依靠肝移植。

9. 门静脉血栓

急性门静脉血栓的治疗目标为开通闭塞的门静脉,避免急性血栓进展为慢性血栓,防止血栓蔓延。其治疗措施主要为药物抗凝,首选低分子肝素,也可口服华法林。近年来也有应用非维生素 K 拮抗剂口服的报道,但其有效性和安全性需进行更多评估。抗凝疗程多为 3~6 个月,治疗过程中应定期评估出血和血栓栓塞的风险。

10. 肝硬化心肌病

尚缺乏特异性的药物,药物治疗效果有限。当肝硬化心肌病患者因明显心力衰竭就诊时,应注重限制容量负荷。强心苷类药物并不能有效改善肝硬化心肌病患者的心脏收缩力。当患者血压不高时,禁用血管扩张剂,慎用利尿剂。肝移植可能有助于缓解肝硬化心肌病,改善其远期的心脏舒张及收缩功能,改善 QT 间期的延长。

第五节　名老中医学术经验

一、朱良春教授主要学术经验

朱良春教授[21]认为肝硬化腹水的病机,多为肝脾久损,气阴两伤,血瘀癥积,水湿停聚。本虚标实,瘀积为水是其病机特点。朱良春教授认为,本病晚期,多为正气不支,然正气之虚衰不外伤阴、伤阳两途,而温阳易,育阴最难。盖养阴则碍水,利水则伤阴,故治疗切忌利水伤阴,宜把握好利水不伤阴。

朱良春教授[22]对于肝郁脾虚型肝硬化患者,治疗重在疏肝实脾,扶正消癥。朱良春教授予以复肝丸,扶正消癥,每日 3 g,分 2 次,早晚饭前服。复肝丸为红参须、参三七各 40 g,紫

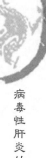

病毒性肝炎的中西医结合治疗

河车、䗪虫、穿山甲[*]、片姜黄、郁金、鸡内金各 100 g，共碾细粉，另用虎杖、石见穿、糯稻根各 250 g，煎浓汁与药粉泛丸如绿豆大。此方平调脏腑阴阳，乃取仲景大黄䗪虫丸重药轻投之法。对早期肝硬化，因久病体虚，正虚邪恋，又补不耐补，清不能清，且攻不胜攻者，尤为合适。药用柴胡 6 g，郁金 10 g，茯苓 12 g，炒白术 10 g，当归、炒白芍各 10 g，炙甘草、陈皮各 6 g，生黄芪 30 g，党参 12 g，石见穿 15 g，糯稻根 30 g。

朱良春教授治疗肝肾阴虚型患者，认为此型患者因邪毒久羁，肝血亏耗，肾阴损伤，热郁脉络，临床多见脾大明显，肝大不著，面色晦暗，红丝缕缕，胁痛腰酸，鼻衄或齿龈渗血，咽喉干燥，夜寐梦多，舌红绛少苔或苔黄腻中剥，脉弦细数或虚弦。肝肾阴虚之一贯煎古方今用有新见，常用北沙参、麦冬、生地黄、枸杞子、天冬、白芍、女贞子、墨旱莲、西洋参、龟板。症见阴虚阳亢、热伤阳络、出血较多且频者，加阿胶、水牛角为药对；齿衄不止者，加大剂量地骨皮 60 g、白茅根 100 g 为药对（煎汤含漱止血）；脾大较甚、质地较硬者，加玄参、鳖甲为药对，以滋阴降火，软坚散结。煎剂一般服至舌红转淡，苔转白薄，脉数转平，诸证大减时，即配合复肝丸并进，以提高养正消癥的疗效。一般守服半年后，停服煎剂，继以每日早饭前服复肝丸 3~5 g。晚饭后服六味地黄丸 6 g，守服 2 年，以杜绝复发。

朱良春教授认为寒湿夹瘀型早期肝硬化患者迁延不愈，症见目肤暗黄晦滞，神疲纳呆，胁痛腹胀，便溏溺赤，舌淡苔白腻，舌边有瘀斑，脉濡细。若误治，临床亦见目肤色黄，甚或鲜明如阳黄，但症见脘腹胀满、食欲缺乏、大便稀溏、舌淡苔白腻、脉沉细迟等太阴证，有一派寒湿夹瘀内阻、阳气不宣、土壅木郁之征，乃和阳黄证出现的发热口渴、大便秘结、尿黄如茶、舌苔黄腻、脉弦滑等阳明证有水火寒热之不同，应予鉴别；治疗此型，法拟温化寒湿，疏肝运脾，行瘀利胆，方用仲景茯苓四逆汤加减化裁，药用熟附片、干姜、茯苓、甘草、白术、豨莶草，配合复肝丸。

二、谌宁生教授主要学术经验

谌宁生教授[23]认为鼓胀病程较长，易损伤肝脾，日久可伤及肾。疾病早期，邪气入攻，正气充实，肝脾先伤，肝失疏泄，脾失健运，两者互为因果，乃致气滞湿阻，清浊相混，以实证为主；病至中期，湿浊内蕴中焦，阻滞气机，既可郁而化热，致水热蕴结，亦可湿从寒化，水湿困脾，久则气血凝滞，瘀结水留，此时邪气实而正气不衰；晚期正气耗伤，肝脾渐虚，病延及肾，肾火虚衰，无法助脾阳运化水湿，且开阖失司，气化不利，而致阳虚水盛。至此，肝、脾、肾三脏俱伤，气、血、水三者错杂为患，病机更为复杂，变证多端，临床治愈甚难。

肝硬化初期患者受邪气攻伐，正气尚足，故以消法为主，着重于治肝，常用疏肝行气、活血利水等法；病至中期，邪气充实而正气将衰，此时宜用攻法，着重于利肠胃，多用逐水攻下、破瘀消坚等法；晚期患者久治不愈，正气耗损而邪气不盛，当以扶正补虚为主，着重于补益脾肾，以固其本，常用益气健脾、温补脾肾等法。重视培补阳气是谌宁生教授治疗晚期肝硬化腹水的又一特点。肝硬化腹水晚期，治疗应从基本病机脾肾阳虚出发，正如《诸病源候论》所载"夫水肿病者，皆由荣卫痞涩，肾脾虚弱所为"，应本着培补阳气的理念，以温法贯穿治疗始

---

[*]（现多用活血化瘀、软坚散坚类药物代替。下同。）

终。温法,即运用温热药治疗里寒证的治法,具有祛除寒邪、温补阳气之功效,常用药物有附子、肉桂、干姜、肉苁蓉、熟地黄等。

三、关幼波教授主要学术经验

关幼波教授[24]治疗肝硬化腹水有以下经验。

(一)见"水"不单治水,重视补气调中

肝硬化腹水的形成是由于正虚(气虚、脾虚、阴虚),肝郁血滞,中州不运,湿热凝聚结痰,瘀阻血络,更由于肝、脾、肾三脏功能失调,三焦气化不利,气血运行不畅,水湿不化,聚而成水。因此,在治疗上主张以扶正为主,逐水为辅,以补虚扶正为常法,逐水攻邪为权变。

(二)疏利三焦以行水,重视调理气血

若肺、脾 、肾功能失调,则三焦气化无主,临床除肝硬化腹水的一般症状外,每因水气上泛而见气短、咳喘、胸胁满闷、腹胀、腿肿、尿少而黄、苔白或白腻等症,治疗上当注意疏利三焦以行水,临床上常用麻黄、杏仁、葶苈子、防风等宣通肺气,以开发上焦;用白术、茯苓、薏苡仁、厚朴、大腹皮等健运脾气,以理中焦;选用肉桂、桂枝、防己、木通、车前子、猪苓、赤小豆等温肾通关,以利下焦。关老强调在疏利三焦的同时,仍应注意补气、调理气血。重视调理气血是关老治病的最大特点,认为"治病必治本,气血要遵循",不论外感、内伤、急性、慢性,惟使气血和畅,才能给疾病的痊愈创造最有利的条件。

(三)重视活血行气化痰以助利水

补气活血化痰药常用黄芪、当归、赤芍、泽兰、红花、益母草、藕节、杏仁、橘红、水红花子等;行气活血化痰则加用香附、郁金、枳壳等;活血化痰软坚时加用炙鳖甲、牡蛎、王不留行、地龙等。若兼血热有瘀,则加用牡丹皮、赤芍、白茅根、小蓟等;若无热象而有血瘀,可适当加用肉桂、干姜、桂枝、附子,以助温运活血,通阳利水。对于肝郁血滞,痞块积聚,强调多用当归、白芍、鳖甲、龟板等养血柔肝,滋阴软坚之品;治疗中很少或不用三棱、莪术、水蛭、虻虫等破瘀攻伐,峻下逐水之剂,认为扬汤止沸,徒伤其正。

四、姜春华教授主要学术经验

姜春华教授[25]认为,肝硬化的临床证候属于中医学"癥瘕积聚"的范围;若出现腹水,即成"鼓胀"。正如《医门法律》云:"凡有癥瘕、积块、痞块,即胀病之根。日积月累,腹大如箕,腹大如瓮,是名单腹胀。"肝硬化的病理状态是瘀血郁结,体质状态是气虚脾弱,特点是病实体虚,虚实互间。治疗时必须病体兼顾,揆度邪正,化瘀益气,肝脾同治。姜春华教授常于大队活血破瘀之中重用益气健脾之品,虚实同治。基本方:黄芪15~30 g,白术30~60 g,党参16 g,生大黄6~9 g,桃仁9 g,䗪虫9 g,炮山甲9 g,丹参9 g,鳖甲15~22 g。随症加减:热毒蕴结者,选加栀子9 g,牡丹皮9 g,连翘9 g,白茅根30 g,川黄连1.5 g;湿重者,基本方去党参,加

病毒性肝炎的中西医结合治疗

苍术 15 g；气滞者，选加枳实 12 g，大腹皮、大腹子各 9 g，乳香 9 g，藿香、苏梗各 9 g；阴虚者，选加生地黄 9 g，阿胶 9 g；腹水尿少者，选加茯苓皮 15 g，黑大豆 30 g，陈葫芦 15 g，虫笋 30 g，木通 9 g；纳呆者，选加焦山楂、焦神曲各 9 g，炙鸡内金 9 g，谷芽、麦芽各 9 g，砂仁 3 g；胃痛吞酸者，加瓦楞子 15 g；肝区剧痛者，基本方去党参，选加九香虫 6 g，醋延胡索 15 g，炒五灵脂 9 g，乳香 9 g；阳虚寒郁者，选加炮附片 9 g，干姜 3 g，桂枝 6 g；鼻衄、齿衄者，选加白茅根 30 g，白茅花 9 g，仙鹤草 15 g，羊蹄根 30 g，蒲黄 9 g。

五、康良石教授主要学术经验

康良石教授[26]对肝硬化腹水见解独到，认为 HBV 属湿热疫毒，因疫致郁，因郁致病；肝病日久成"虚实夹杂""虚滞相兼"之演变；当累及肝脾肾功能失调，导致气道壅塞或（及）髓道不通，则水湿、瘀血、热毒诸邪内阻，清浊相混裹于腹中而成鼓胀及诸变证。临床分肝脾气虚、气滞湿阻，肝肾阴虚、瘀浊并阻，肝脾肾虚、热浊停聚 3 个证型辨证施治，并对上消化道出血、肝性脑病、感染等并发症辨证施治，疗效显著。康良石教授非常重视病因治疗，根据"疫郁理论"的观点，清除疫毒是治疗病毒性肝炎的核心，湿热为疫毒之属性，主张采用清热利湿之法治疗疫毒；而现代医学的抗病毒药物如 NAs，可通过抑制 HBV 而达到控制肝脏炎症，促使肝功能恢复正常和稳定，在防止病情加重或复发方面比清热利湿中药疗效更好，因此提倡"西为中用"，将其用于肝硬化的治疗，进一步提高疗效。人血白蛋白、抗生素、利尿剂等西药配合使用，可通过纠正低蛋白血症、控制腹腔感染、增加水钠排出等机制使多数患者的腹水得以控制。从中医角度来说，康良石教授认为，白蛋白输注相当于益气养阴而利水，抗生素有清热解毒之能，利尿剂的利水疗效确切，剂量不同可有利水及逐水之别。对于上述西药，要在中医辨证论治的基础上选择性联用可以提高整体疗效。

（一）肝脾气虚，气滞湿阻

症见腹部逐渐膨胀如鼓，按之不坚、静脉显露，常伴腰以下皮水，疲乏无力，胁坠痛喜按，纳减腹胀，泄泻或便溏，小便短少，面色苍暗，蜘蛛痣或血丝缕，肝掌，舌体胖嫩或有齿印，舌色晦暗，苔白腻或厚腻，脉弦细或弦紧。治法：益气健脾、化湿行水以治其标为先，方选加减导水茯苓汤。药用茯苓、黄芪、白术、野葡萄藤等补气行水，醒脾和中；合木香、砂仁、紫苏、木瓜、陈皮、大腹皮以疏肝行气，和胃宽中，化湿导滞；配桑白皮、麦冬以通调水道，利水消肿；佐灯心草以辅膀胱气化而导水。若腹水消退，诸症改善明显，需以扶正固本为主；多用西洋参、三七粉、茯苓、白术、鸡内金、鳖甲、鸡血藤、炙甘草等健脾益气，养血活血，配合行气利水之药以巩固疗效。

（二）肝肾阴虚，瘀浊并阻

症见腹大如鼓，按之坚满，静脉怒张，胁隐痛或刺痛，视物模糊，腰膝酸软，口苦咽干，易怒心烦或少寐、不寐，小便短少，大便褐黑，形态消瘦，面色晦暗，唇色紫褐，蜘蛛痣或血丝缕，肝掌，爪甲不荣，舌晦红或紫红，少苔或苔薄白、薄黄，脉沉弦或细涩。治法：理气活血，化瘀行水，方选鼓胀方合田琥散。鼓胀方合田琥散为康良石教授创立治疗鼓胀的代表方药。方

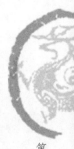

中半边莲性寒,味辛,功擅清热解毒,利水消肿,现代药理证实其利尿作用显著而持久,能增加尿量和水的排出,配用荠菜宣肺利尿,佛手、橘皮、大腹皮行气利水;伍以栀子根、玉米须、地胆草清湿热利胆消水;佐以猫须草、茯苓皮利水渗湿;再加益气养阴、滋补强壮之灵芝草,活血化瘀之三七粉、琥珀粉、郁金。全方共奏理气、活血、化瘀、行水之功。若腹水消退,诸症明显改善者,改用石斛、灵芝草、西洋参粉、白芍、制黄精、女贞子、枸杞子、怀山药、玉米须、泽兰、三七粉、泽泻等滋养肝肾,活血利水以巩固治疗。

(三)肝脾肾虚,热浊停聚

症见腹大坚满,腹壁静脉显露或怒张,胁腹撑急,疲惫无力,烦热口苦,身目发黄,小便赤涩,大便秘结或溏垢不爽,面色晦暗,蜘蛛痣或血丝缕,肝掌,舌紫红或晦暗,舌体胖嫩或有齿印,苔黄浊或黄糙,脉弦滑或弦数。治法:清热化瘀,淡渗利水为先,方选加减疸胀汤。其重用茵陈清热利湿;辅以猪苓、泽泻、车前子、茯苓皮、通草、玉米须泻热渗湿,利水消肿,使蕴结的湿热从三焦水道而解;配以郁金、三七、琥珀活血化瘀;伍以青陈皮、大腹皮、莱菔子、佛手疏肝行气,共同通泻停聚之热浊。若腹水消退,诸症明显改善者,药用白芍、山药、灵芝、茯苓、鳖甲、何首乌、金石斛、黄精、鸡内金、莲肉、扁豆、砂仁、西洋参粉、三七粉等,以调补肝脾肾,养血活血,配合清利淡渗之品以巩固治疗。

六、钱英教授主要学术经验

钱英教授[27]认为肝硬化腹水常见脾肾阳虚证,用真武汤或肾气丸补肾阳也可收效。但晚期肝硬化腹水多因郁热伤阴,或长期使用西药利尿剂伤阴,或滥用攻逐法泻水伤阴,终致难治性(或称顽固性)腹水。钱英教授运用"滋肾柔肝法"治疗肝硬化腹水,所拟的代表方剂来源于一贯煎合鳖甲煎丸,并化裁至简。生地黄、鳖甲为君药,生地黄为一贯煎君药,用量最大(原方用八钱至一两四钱,折合现代每剂成人应 24~42 g),功效滋阴养血、补益肝肾;鳖甲为鳖甲煎之君药,功能软坚散结、柔肝消积,《柳州医话》指出:"胁痛作胀,按之坚硬加鳖甲。"生地黄与鳖甲相合,彰显滋润濡养,以柔克刚。北沙参、麦冬、当归身、枸杞子为臣药,滋阴养血,辅助君药濡润肝体。绿萼梅为佐使:一贯煎原方用川楝子疏肝理气,是因多数疏肝理气药药性偏香燥伤阴,与一贯煎滋阴柔润之意相悖,唯独川楝子苦寒而不温燥。但因川楝子的毒性成分为川楝素毒蛋白,损伤肝脏明显,用绿萼梅代替,因绿萼梅采摘于初春的白梅花蕾未开之时,其功效如《本草纲目拾遗》所述"能助清阳之气上升,生津,涤烦,开胃,散邪",使全方更完善,具有"滋阴养血而不遏滞气机,疏肝理气又不耗伤阴血"之功效。肝硬化腹水常见瘀血阻络证,"久病入络"说明瘀血病位已纵深缠绵导致血络包括孙络、浮络……不通。血络具有渗灌气血和濡养组织以调节营、血、津、液互化平衡等作用,与人体微循环有相似之处。钱英教授常言"若欲通之,必先充之",即指滋阴生津、和血润络是治疗肝硬化腹水的前提。

七、王灵台教授主要学术经验

王灵台教授认为[28]治病求本,果断抗病毒,早治防变,积极抗肝纤维化。其一是积极治

病
毒
性
肝
炎
的
中
西
医
结
合
治
疗

疗慢性乙型肝炎,防止其进展为肝硬化;其二,已发展至肝纤维化或肝硬化阶段者,要尽早治疗,阻止其向终末期肝病进展。衷中参西,治疗常见症,黄疸和腹水是肝硬化常见的体征。黄疸治疗首辨阴黄阳黄,治疗阳黄时,在大量苦寒之剂中佐以少量温热之品(如桂枝),既可防苦寒败胃,重伤阳气,又可宣发阳气,利于湿化而退黄;再辨湿与热,这仍没有离开阴阳的范畴,辨证当权衡左右,灵活变通,治疗当中病即止,以防变证。王灵台教授临证时发现一类"似阳似阴""非阳非阴"的黄疸患者,从辨证角度难以截然加以分类,究其根源,可能包含阳黄、阴黄之病因病机,且按阳黄或阴黄论治皆难奏效,深察病机,此乃阳黄与阴黄之间的特殊病理阶段,故名"介黄",临证时及早适量运用温运阳气药物以护扶阳气,防其传变。药物首选性温味辛、善理脾胃气机之品,如厚朴、草豆蔻、木香、砂仁、陈皮等,稍佐通阳气之味,如桂枝,桂枝用治其中,不仅可通阳气,使已生之湿化解,更可通过其补中作用使湿浊来源无由。以上药物均需在辨证基础上选用,特别是桂枝、附子一类尤当斟酌,药味不宜过多,应从小剂量开始,逐步增加,中病即止,勿使过剂。

肝硬化腹水乃肝、脾、肾三脏功能失调,痰血水郁结腹中而致。病位虽在肝,但日久及肾乘脾,虚实错杂。王灵台教授倡导量正气与水邪多寡,定扶正逐水力度;扶正不可峻补,逐水当求平和;当权衡缓急标本,以扶正为常法,逐水为权变。故临床辨证以脾、肾二脏为重,应当健脾益气,补肾温阳,以顾其本,根据正邪多寡决定活血利水药物的选用,不可一味攻下,机体不耐,变证迭起。治疗腹水王灵台教授善用防己黄芪汤合五皮饮加减,常合用张锡纯的鸡胵茅根汤,顾及脾肾之本,又解腹水胀满之急。腹水虽为多余水液积于体内,但为离经之水,为"坏水",不具有水液的正常生理功能,此时患者往往伴有津伤,而医师往往图一时之快,又予大量利水之品,则津伤更重,王灵台教授常常提醒顾护津液,稍佐石斛、玉竹、北沙参等,养阴不恋湿,祛湿勿伤阴。

王灵台教授[29]临证50余载,善用防己黄芪汤、五苓散、牡蛎泽泻散、五皮饮、鸡胵茅根汤等经方化裁治疗鼓胀,认为脾肾失运是肝炎后肝硬化腹水的核心病机,湿热疫毒贯穿于病情始终,黄芪宜为主药。黄芪性温,味甘,入脾、肺经,益气固表,利水消肿;防己味苦、辛,味辛能散以祛风,味苦能泻以利水消肿;黄芪配伍防己,一补气,一利水,一扶正,一祛邪,使利水而不伤正,扶正而不留邪,攻补兼施,共奏益气利水之功。白术健脾燥湿;陈皮理气和胃,气行则湿化;茯苓皮健脾渗湿;大腹皮辛微温,下气宽中,行水消肿;桑白皮味甘,性寒,泻肺平喘,利水消肿,启水之上源,宣肺以畅下;牡蛎软坚行水;泽泻利水渗湿。鸡胵茅根汤是治疗鼓胀效方,张锡纯在《医学衷中参西录》中论及:"鸡内金为鸡之脾胃,中有瓦石铜铁皆能消化,其善化有形瘀积可知。故能直入脾中,以消回血管之瘀滞。而又以白术之健补脾胃者以驾驭之,则消化之力愈大。"茅根可利水而用于此方,不但取其利水也,茅根春日生发最早,是禀一阳初生之气,而上升者也。故凡气之郁而不畅者,茅根皆能畅达之。其善利水又善理气,故能佐鸡内金,以奏殊功也。王灵台教授认为,在健脾以培土筑堤的同时,还要补肾以疏通下源,临证喜用枸杞子、女贞子滋养肾阴,淫羊藿、巴戟天、肉苁蓉温补肾阳。针对湿热疫毒之邪,善用苦参、黄芩、虎杖、猫人参。王灵台教授指出病情发展至肝硬化腹水阶段要斟酌使用,不可过量,以免败脾胃之气,伤肾中阳气,不利于病情恢复。

随症加减:腹胀明显者,加大腹皮、莱菔子、枳壳等以下气消满除胀;两胁胀满疼痛者,加八月札、郁金、青皮、延胡索等疏肝理气止痛;夜间痛甚者,以养血活血为治,常选用白芍;胁下痞块、刺痛明显者,加赤芍、丹参、鳖甲等活血化瘀,软坚散结;小便赤涩不利者,加滑石、

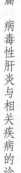

通草以行窍利水;下肢浮肿明显者,加泽泻、赤小豆、汉防己等利尿除湿;湿浊中阻、恶心呕吐者,加半夏、陈皮、生姜、竹茹等和胃降逆;伴鼻衄、齿衄等阴虚内热者,加女贞子、墨旱莲、仙鹤草等清热养阴,凉血止血。一是鼓胀易伴身肿、畏寒、便溏、舌胖质淡、脉象细沉,乃肾阳虚损之征,可加用附子、肉桂等温肾药物,不但可加强利水效果,更能振奋阳气改善全身症状;二是利水见效,务必顾及护阴,无论有无口干,当加用石斛、沙参之品;三是活血化瘀究属祛邪之法,缓缓图之,不可贪一时速度之快,见效后中西医利水药物逐渐减量,不能长期服用,也不宜突然撤药,常易导致症状反复,腹水再起。

（朱晓骏）

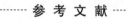

参 考 文 献

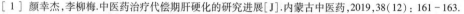

［1］ 颜幸杰,李柳梅.中医药治疗代偿期肝硬化的研究进展[J].内蒙古中医药,2019,38(12):161-163.

［2］ 中华医学会感染病学分会,中华医学会肝病学分会.慢性乙型肝炎防治指南(2019年版)[J].中国医学前沿杂志(电子版),2019,11(12):51-77.

［3］ 中华医学会肝病学分会,中华医学会感染病学分会.丙型肝炎防治指南(2019年版)[J].临床肝胆病杂志,2019,35(12):2686-2670.

［4］ 中国中西医结合学会肝病专业委员会.肝纤维化中西医结合诊疗指南(2019年版)[J].中国中西医结合杂志,2019,39(11):1286-1295.

［5］ 陈湘君.中医内科学[M].5版.上海:上海科学技术出版社,2013:206-235.

［6］ 张伯臾.中医内科学[M].5版.上海:上海科学技术出版社,1984:192-197.

［7］ 余小萍,方祝元.中医内科学[M].3版.上海:上海科学技术出版社,2018:248.

［8］ 施维群,杨育林,陆增生,等.肝硬化常见并发症的中医外治法研究进展[J].临床肝胆病杂志,2014,30(4):303-306.

［9］ 孙卫,刘光伟.中医外治法在肝硬化顽固性腹水中的应用现状[J].世界最新医学信息文摘,2019,19(27):139,140.

［10］ 张文文,祁兴顺,郭晓钟.芒硝敷脐治疗肝硬化腹水的Meta分析[J].临床肝胆病杂志,2015,31(6):947-950.

［11］ 中华中医药学会脾胃病分会.肝硬化腹水中医诊疗专家共识意见(2017)[J].临床肝胆病杂志,2017,33(9):1621-1626.

［12］ 郑旦.中医外治法治疗顽固性腹水的研究进展[J].实用中西医结合临床,2014,14(3):93,94.

［13］ 费景兰,梁浩卫.荷叶中药封包治疗顽固性肝硬化腹水患者疗效观察[J].光明中医,2015,30(6):1208-1210.

［14］ 陆璐,鲁冰洁,安永潼,等.肝性脑病中西医诊疗进展[J].辽宁中医药大学学报,2019,1(6):121-131.

［15］ 高思佳,杨桃,周雪林,等.中药保留灌肠联合西医常规药物治疗肝性脑病的系统评价[J].中国医院用药评价与分析,2019,9(10):1153-1161.

［16］ 王家䭾,李绍白.肝脏病学[M].3版.北京:人民卫生出版社,2013:643.

［17］ 中华医学会肝病学分会.肝硬化诊治指南[J].临床肝胆病杂志,2019,35(11):2408-2423.

［18］ 中华医学会肝病学分会,中华医学会消化病学分会,中华医学会内镜学分会.肝硬化门静脉高压食管胃静脉曲张出血的防治指南[J].实用肝脏病杂志,2016,16(5):I-IXI.

［19］ 中华医学会肝病学分会.肝硬化腹水及相关并发症的诊疗指南[J].临床肝胆病杂志,2017,3(10):1847-1863.

［20］ 中华医学会肝病学分会.肝硬化肝性脑病诊疗指南[J].中国肝脏病杂志(电子版),2018,10(4):17-32.

［21］ 高尚社.国医大师朱良春教授辨治肝硬化腹水验案赏析[J].中国中医药远程教育,2013,1(23):7-9.

［22］ 邱志济,朱建平,马璇卿.朱良春治疗肝硬化"对药"特色[J].辽宁中医杂志,2000,27(11):492,493.

［23］ 黎运芳,陈斌,谌宁生.谌宁生治疗晚期肝硬化腹水经验[J].湖南中医药,2018,34(2):18,19.

［24］ 刘敏,李献平.关幼波治疗肝硬化腹水的经验[J].中医药通报,2006,5(4),11,12.

［25］ 贝润浦.姜春华治疗肝硬化的经验[J].中医杂志,1983,93(2):12-14.

［26］ 阮清发,林立,康旻睿,等.康良石治疗乙肝肝硬化腹水经验[J].2014,9(9):923-926.

［27］ 关伟.钱英教授滋肾柔肝法治疗肝硬化腹水的经验[J].中西医结合肝病杂志,2015,25(2):102,103.

［28］ 范兴良,王灵台.王灵台教授论治乙型肝炎肝硬化经验[J].世界中西医结合杂志,2007,(7):380,381.

［29］ 祝峻峰.王灵台论治肝炎后肝硬化腹水临证经验[J].上海中医药杂志,2015,49(7):1-3.

病毒性肝炎的中西医结合治疗

第七章　肝衰竭的诊断和治疗

第一节　中医诊断

一、病名、疾病范畴

肝衰竭是以病毒性肝炎为主要病因引起的严重肝脏损害,导致合成、解毒、代谢和生物转化功能严重障碍或失代偿,出现以黄疸、凝血功能障碍、肝性脑病、腹水等为主要表现的一组临床证候。肝衰竭往往病情进展迅速,病死率高,预后差[1]。

肝衰竭在中医学属于"急黄""瘟黄"范畴,根据疾病发展中出现的不同并发症,又可出现中医学"鼓胀""血证""肝厥"等[2]。古代医籍对"黄疸"之名的论述首见于《黄帝内经》,《素问·平人气象论》云:"溺黄赤安卧者,黄疸……目黄者,曰黄疸。"《灵枢·论疾诊尺》云:"身痛面色微黄,齿垢黄,爪甲上黄,黄疸也。"这些对黄疸的主要症状做了详尽描述。《素问·六元正纪大论》曰:"湿热相搏……民病黄疸。"东汉张仲景《金匮要略·黄疸病脉证并治》提出"黄家所得,从湿得之"的病机理论,认为"湿热相搏"是其主要的发病机制,其中湿在发病中占了主导地位。《素问·玉机真脏论》提出了"当此之时可按、可药、可治"的治疗原则。《金匮要略·黄疸病脉证并治》对黄疸的治疗提出了"诸病黄家,但利其小便"等原则,首创茵陈蒿汤、茵陈五苓散、麻黄连翘赤小豆汤等方剂,为后世沿用。

隋代巢元方《诸病源候论》认识到:"脾胃有热,谷气郁蒸,热毒所加……故卒然发黄,心满气喘、命在顷刻,故云急黄也。"其认为"卒然发黄"的"急黄"是由热毒并加所致。对黄疸的传染性及其严重性,清代沈金鳌在《沈氏尊生书》中已有认识,书中指出:"又有天行疫疠,以致发黄者,俗谓之瘟黄,杀人最急。"孙思邈在《备急千金要方》中道:"凡遇时行热病,多必内瘀发黄。"清代张璐《张氏医通》曰:"诸黄虽多湿热,然经脉久病,不无瘀血阻滞也。"叶桂在《临证指南》中云:"阳黄之作,湿从热化,瘀热在里,胆热液泄。"《医学心悟·发黄》篇提出了"瘀血发黄"的理论,提出"祛瘀生新而黄自退"。

二、辨证分型

肝衰竭病势多凶险,为感受疫毒,病势暴急凶险,具有传染性,表现为热毒炽盛,迅速伤及营血的严重现象,蕴结中焦,致使脾胃运化失常,湿热交蒸于肝胆,肝失疏泄,胆液外溢,浸淫肌肤,上侵于目,下注膀胱,使身目小便俱黄;或久病迁延不愈,积聚日久不消,脉络瘀阻,

肝胆疏泄不畅,胆道瘀滞,胆汁外溢,发为黄疸。其临床特点表现:面目、皮肤、小便发黄,伴有极度乏力、恶心、呕吐、纳差、不欲食、厌油腻、腹胀等全身及消化道症状,并发症可见行为反常、性格改变、意识障碍、精神异常、消化道出血,或严重出血倾向(皮肤瘀斑)、腹水,部分患者可伴高热、烦渴,甚则神昏谵语、吐衄发斑、舌红绛无苔或苔黄厚干,脉细数;或有神情淡漠、嗜睡、倦怠乏力、面色白、形寒肢冷、舌暗淡苔白厚腻、脉沉缓等。其核心病机多属于正虚邪实,多为"肝、脾、肾"本虚,"湿、热、毒、瘀"邪实,临床中常见虚实兼夹。其辨证分型如下[2]。

(一) 毒热瘀结证

主症:① 发病急骤,身黄、目黄,颜色鲜明甚至其色如金;② 困倦乏力;③ 呕恶厌食或脘腹胀满;④ 舌质红,或红绛,或紫暗,或有瘀斑、瘀点。

次症:① 口干口苦,或口渴但饮水不多;② 大便秘结;③ 尿黄赤而短少;④ 皮肤瘙痒,或抓后有出血点,或皮肤灼热;⑤ 或见壮热,神昏谵语,或有出血表现(吐血、衄血、便血、肌肤瘀斑);⑥ 苔黄干燥或灰黑,脉数有力(洪数、滑数、弦数等),舌少苔或苔薄白或薄黄,脉弦或弦涩。

凡具备:主症3项(其中主症①必备),或主症2项(其中主症①必备)加次症2项,即可诊断。

(二) 湿热蕴结证

主症:① 身目黄染,小便短黄;② 肢体困重,乏力明显;③ 口苦泛恶,脘腹胀满;④ 舌苔黄腻。

次症:① 大便黏滞秽臭或先干后溏;② 口干欲饮或饮而不多;③ 高热或身热不畅;④ 舌质红,脉弦滑或弦数。

凡具备:主症3项(其中主症①必备),或主症2项(其中主症①必备)加次症2项,即可诊断。

(三) 脾肾阳虚证

主症:① 身目黄染,色黄晦暗;② 畏寒肢冷,或少腹腰膝冷痛;③ 神疲,纳差;④ 舌质淡胖,或舌边有齿痕,舌苔腻或滑,舌苔白或稍黄,脉沉迟或弱。

次症:① 腹胀,恶心,呕吐;② 食少便溏或饮冷则泄;③ 头身困重;④ 口干不欲饮;⑤ 下肢浮肿,或朱砂掌、蜘蛛痣,或有胁下痞块。

凡具备:主症3项(其中主症①必备),或主症2项(其中主症①必备)加次症2项,即可诊断。

(四) 肝肾阴虚证

主症:① 身目晦暗发黄或黄黑如烟熏;② 头晕目涩,腰膝酸软;③ 口干,口渴;④ 舌红少津,脉细数。

次症:① 全身燥热或五心烦热;② 少寐多梦;③ 胁肋隐痛,遇劳加重;④ 腹壁青筋,朱砂掌及赤缕红丝;⑤ 腹胀大如鼓,水肿;⑥ 形体消瘦。

凡具备:主症 3 项(其中主症①必备),或主症 2 项(其中主症①必备)加次症 2 项,即可诊断。

三、鉴别诊断

(一)与萎黄相鉴别

急黄为湿热夹时邪疫毒阻滞中焦,胆液不循常道,溢于肌肤而发黄;萎黄为气血不足、肌肤失养而呈现黄色。急黄以身黄、目黄、小便黄为主症,伴纳呆、恶心、乏力、厌油腻等消化道症状;萎黄则两目和小便均不黄,仅肌肤呈现淡黄色、干枯无光泽,且常有眩晕耳鸣、心悸少寐、倦怠乏力、便溏等症状。

(二)与胆黄相鉴别

两者均可见身黄、目黄、小便黄症状,且黄疸较重。急黄为湿热夹时邪疫毒,起病急骤,热毒侵入营血,内陷心包所致,以致黄疸迅速加深,其色如金,甚至可呈现壮热烦渴、神昏谵语、吐血衄血等危重证候,预后较差;胆黄是因胆石、胆道蛔虫、肿瘤、手术等压迫或损伤胆道,使胆汁排泄受阻,不能遵循原道排入肠道而淤积入血,溢于肌肤,胆黄是以右胁下疼痛、黄疸、发热为主要表现的疸病类疾病,起病可急、可缓,多有明显的皮肤瘙痒,一般不导致神昏、吐血、衄血等并发症。

第二节 西 医 诊 断

基于病史、起病特点及病情进展速度,肝衰竭可分为四类:急性肝衰竭、亚急性肝衰竭、慢加急性肝衰竭和慢性肝衰竭[3]。

一、临床诊断

(一)急性肝衰竭

急性起病,2 周内出现Ⅱ度及以上肝性脑病(按Ⅳ级分类法划分)并有以下表现者。

(1)极度乏力,并伴有明显厌食、腹胀、恶心、呕吐等严重消化道症状。

(2)短期内黄疸进行性加深,血清总胆红素≥10×ULN 或每日上升≥17.1 μmol/L。

(3)排除其他原因,有出血倾向,凝血酶原活动度≤40%,或国际标准化比值≥1.5。

(4)肝脏进行性缩小。

(5)组织病理学表现为肝细胞呈一次性坏死,可呈大块或亚大块坏死,或桥接坏死,伴存活肝细胞严重变性,肝窦网状支架塌陷或部分塌陷。

（二）亚急性肝衰竭

起病较急，2～26周出现以下表现者。

（1）极度乏力，有明显的消化道症状。

（2）黄疸迅速加深，血清总胆红素≥10×ULN或每日上升≥17.1 μmol/L。

（3）伴或不伴肝性脑病。

（4）排除其他原因，有出血表现，凝血酶原活动度≤40%，或国际标准化比值≥1.5。

（5）组织病理学表现为肝组织呈新旧不等的亚大块坏死或桥接坏死；较陈旧的坏死网状纤维塌陷，或有胶原纤维沉积；残留肝细胞有程度不等的再生，并可见细小胆管增生和胆汁淤积。

（三）慢加急性肝衰竭

在慢性肝炎基础上，由各种诱因引起以急性黄疸加深、凝血功能障碍为临床表现的综合征，可合并包括肝性脑病、腹水、电解质紊乱、感染、HRS、肝肺综合征等并发症，以及肝外器官功能衰竭。患者黄疸迅速加深，血清总胆红素≥10×ULN或每日上升≥17.1 μmol/L；有出血表现，凝血酶原活动度≤40%，或国际标准化比值≥1.5。

根据不同慢性肝炎基础分为3型。A型：在慢性非肝硬化肝病基础上发生的慢加急性肝衰竭；B型：在代偿期肝硬化基础上发生的慢加急性肝衰竭，通常在4周内发生；C型：在肝硬化失代偿期基础上发生的慢加急性肝衰竭。

组织病理学表现为在慢性肝炎病理损害的基础上，发生新的程度不等的肝细胞坏死性病变。

（四）慢性肝衰竭

在肝硬化基础上，缓慢出现肝功能进行性减退和失代偿。

（1）血清总胆红素升高，常<10×ULN。

（2）白蛋白明显降低。

（3）排除其他原因，血小板明显下降，凝血酶原活动度≤40%，或国际标准化比值≥1.5。

（4）有顽固性腹水或门静脉高压等表现。

（5）肝性脑病。

（6）组织病理学表现为弥漫性肝纤维化及异常增生结节形成，可伴有分布不均的肝细胞坏死。

二、临床分期

根据临床表现的严重程度，亚急性肝衰竭和慢加急性肝衰竭可分为早期、中期和晚期。在未达到标准时的前期要提高警惕，需密切关注病情发展。

（一）前期

（1）极度乏力，并有明显厌食、呕吐和腹胀等严重消化道症状。

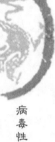

病毒性肝炎的中西医结合治疗

（2）ALT 和（或）AST 大幅升高，黄疸进行性加深（85.5 μmol/L≤总胆红素<171 μmol/L）或每日上升≥17.1 μmol/L。

（3）有出血倾向，40%<凝血酶原活动度≤50%，或国际标准化比值<1.5。

（二）早期

（1）极度乏力，并有明显厌食、呕吐和腹胀等严重消化道症状。

（2）ALT 和（或）AST 继续大幅升高，黄疸进行性加深（总胆红素≥171 μmol/L 或每日上升≥17.1 μmol/L）。

（3）有出血倾向，30%<凝血酶原活动度≤40%，或 1.5≤国际标准化比值<1.9。

（4）无并发症及其他肝外器官功能衰竭。

（三）中期

在肝衰竭早期表现基础上，病情进一步发展，ALT 和（或）AST 快速下降，总胆红素持续上升，出血表现明显（出血点或瘀斑），20%<凝血酶原活动度≤30%，或 1.9≤国际标准化比值<2.6，伴有 1 项并发症和（或）1 个肝外器官功能衰竭。

（四）晚期

在肝衰竭中期表现基础上，病情进一步加重，有严重出血倾向，凝血酶原活动度≤20%，或国际标准化比值≥2.6，并出现 2 个以上并发症和（或）2 个以上肝外器官功能衰竭[4]。

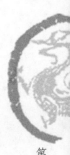

第三节　中医治疗

一、中医治疗原则

（一）解毒凉血利湿

解毒凉血利湿是治疗肝衰竭的重要原则。湿热疫毒是本病的主要病因，血分瘀热是其中的重要病机，湿热瘀毒互结，肝胆熏蒸，弥散三焦，阻遏气血，则皮肤黄染深重。"瘀热以行，身必发黄"，瘀热愈甚，毒邪愈烈，致使病情迅速急转直下。解毒、凉血、利湿是本病的重要治则[5,6]。

（二）截断逆挽

截断逆挽是治疗肝衰竭成功的关键手段。肝衰竭是一种病情凶险且传变迅速的疾病。清热解毒是截断的主要关键，通腑是截断的转机，关键要点是凉血化瘀。"逆流挽舟法"则强调先安未受邪之地，根据患者初期症状尽早采用养肝、健脾、温阳、补肾等方法来帮助切断病势的发展。

（三）顾护脾胃

顾护脾胃是提高肝衰竭疗效的基本方法。肝衰竭的核心病机多是"正虚邪实"。脾胃是后天之本,气血生化之源,脾胃的运化功能是否正常与患者预后息息相关。"解毒凉血重通腑,健脾化湿顾中焦"治疗肝衰竭的临床实践和学术经验均说明"解毒凉血,顾护中焦脾胃"的重要性。

二、辨证论治

（一）毒热瘀结证

（1）病机:湿热交蒸,毒瘀搏结,脾失健运,腑气不通。

（2）治法:解毒凉血,健脾化湿。

（3）推荐方药

1）犀角散(《备急千金要方》)加减。药物组成:水牛角、黄连、升麻、栀子、茵陈、板蓝根、生地黄、玄参、牡丹皮、土茯苓等。

2）解毒凉血方加减。药物组成:茵陈、生大黄、栀子、生地黄、黄芩、赤芍、蒲公英、郁金、丹参、牡丹皮、紫草、白术、茯苓、陈皮等。

3）解毒化瘀方加减。药物组成:茵陈、赤芍、大黄、白花蛇舌草、石菖蒲、郁金等。

4）清肝方加减。药物组成:茵陈、败酱草、黄芩、虎杖、生大黄、赤芍等。

（二）湿热蕴结证

（1）病机:湿热疫毒,阻滞中焦,熏蒸肝胆,脉络瘀阻。

（2）治法:清热利湿,健脾化瘀。

（3）推荐方药

1）甘露消毒丹(《温热经纬》)加减。药物组成:滑石、黄芩、茵陈、石菖蒲、川贝母、木通、藿香、连翘、白豆蔻、薄荷、射干等。

2）复方茵陈方加减。药物组成:茵陈、栀子、黄芩、大黄、炒白术、甘草等。

3）茵虎方加减。药物组成:茵陈、虎杖、赤芍、大黄、栀子、车前子、茯苓、猪苓、三七（粉）、玉米须等。

（三）脾肾阳虚证

（1）病机:湿毒久羁,耗伤正气,气虚及阳。

（2）治法:健脾温阳,化湿解毒。

（3）推荐方药

1）茵陈四逆汤(《伤寒微旨论》)加减。药物组成:茵陈、炮附子（先煎）、干姜、炙甘草等。

2）温阳退黄方加减。药物组成:茵陈、白术、炮附片、白豆蔻、赤芍等。

3）温阳解毒化瘀方加减。药物组成:茵陈、薏苡仁、白术、丹参、制附片、赤芍等。

病毒性肝炎的中西医结合治疗

若患者阳虚不明显,以脾气虚弱为主,可选用以下方药:① 扶正解毒化瘀方加减。药物组成:炙黄芪、虎杖、茯苓、刘寄奴、丹参、益母草、猪苓、炒白术等。② 益气健脾基本方加减。药物组成:黄芪、太子参、炒白术、陈皮、当归、茯苓、炙甘草、女贞子等。

(四)肝肾阴虚证

(1)病机:湿热之邪,内蕴脾胃,熏蒸肝胆,久则肝血不足,肝肾亏虚。

(2)治法:滋补肝肾,健脾化湿。

(3)推荐方药

1)一贯煎(《柳州医话》)合六味地黄丸(《小儿药证直诀》)加减。药物组成:北沙参、麦冬、当归、生地黄、枸杞子、川楝子、熟地黄、山药、茯苓、牡丹皮、泽泻、山茱萸等。

2)补肾生髓成肝方加减。药物组成:熟地黄、茵陈、姜黄、五味子、甘草、山药、枸杞子、山茱萸、菟丝子、茯苓、牡丹皮、泽泻等。

3)柔肝化纤方加减。药物组成:黄芪、牡蛎、黄精、枸杞子、薏苡仁、橘红、泽兰、鸡内金、鳖甲、虎杖、牡丹皮、大枣等。

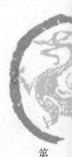

三、并发症的治疗

(一)神昏(肝性脑病)

(1)推荐方药:清开方加减。药物组成:制大黄、败酱草、石菖蒲等。

(2)推荐中成药:安宫牛黄丸(《温病条辨》)。药物组成:牛黄、水牛角浓缩粉、人工麝香、珍珠、朱砂、雄黄、黄连、黄芩、栀子、郁金、冰片。用法:口服,1 丸/次,1 次/d;或遵医嘱。

(二)肠源性内毒素血症

(1)温阳解毒化瘀方。药物组成:茵陈、薏苡仁、白术、丹参、制附片、赤芍等。

(2)清毒汤。药物组成:黄连、大黄、厚朴、枳实、生地黄、玄参、乌梅、小蓟、茜草、血余炭等。

四、中医特色治疗技术

除中药、中成药内服外,还可采用中药灌肠、中药敷脐、耳穴压豆等中医特色诊疗技术方法缓解患者病情,改善不适症状。

(一)中药灌肠

中药灌肠可以改善肠道环境,减少肠源性毒素的产生与吸收,促进病情改善。常用大黄煎剂保留灌肠。药物组成:醋制大黄 30 g,乌梅 30 g,煎制成 200 mL/瓶的灌肠液备用,煎药时间为 30 min。灌肠药液使用时将温度加热至 40 ℃,灌肠操作程序为先用 50 mL 注射器抽取灌肠液,连接 14 号肛管,润滑前端,患者取左侧卧位,抬高臀部 20 cm,将肛管轻柔插入直肠 30 cm,缓慢注入药液。灌肠时使药物在肠内尽量保持 120 min。7 d 为 1 个疗程,治疗 2 个疗程。

（二）中药敷脐

神阙是五脏六腑之本，冲脉循行之地，元气归藏之根，利用中药敷脐疗法辅助治疗肝硬化腹水，有着单纯口服中药不及的优势。敷脐中药可选用甘遂、炒牵牛子、沉香、木香、肉桂、附子等研末以醋（或蜂蜜）调，加冰片外敷于神阙，4~6 h 后取下，每日 1 次。

（三）耳穴压豆

中医学认为"耳者，宗脉之所聚也"，说明耳与人体经络、脏腑密切相关，肝、胆、脾、胃等经络均与耳朵相连通，"豆"指中药王不留行，具有活血化瘀、疏通经络、调节脾胃的作用。通过在耳朵相应的穴位上压豆刺激可以对疏通经络、调节脾胃、调节人体阴阳起到治疗作用。取王不留行贴于施治侧耳朵肝、神门、交感、胃、脾、胆等穴位，轻轻按压每个穴位，按压力度因人而异，强度以患者出现胀、酸、麻及轻微的疼痛为度，2~5 min/次，直至患者耳朵有发红、发热的感觉停止，3~5 次/d，王不留行每 2 d 更换 1 次。配合腹部顺时针按摩，可有效促进患者肠胃蠕动，改善腹胀、失眠等症状。

第四节 西 医 治 疗

目前肝衰竭的内科治疗尚缺乏特效药物和手段，原则上强调早期诊断、早期治疗，采取病因治疗和综合治疗措施，并积极防治并发症[3]。

一、内科综合治疗

（一）一般支持治疗

（1）卧床休息，减少体力消耗，减轻肝脏负担，病情稳定后加强适当运动。

（2）加强病情监护，评估神经状态，完善相关实验室检查，包括凝血酶原时间/国际标准化比值、肝功能、电解质、血肌酐、血氨、动脉血气腹部超声（肝胆胰脾肾、腹水）等，定期监测评估。

（3）推荐肠内营养，包括高碳水化合物、低脂、适量蛋白饮食。进食不足者，每日静脉补给热量、液体、维生素及微量元素。

（4）积极纠正低蛋白血症，补充白蛋白或新鲜血浆。

（5）血气监测，注意纠正水电解质及酸碱平衡紊乱。

（二）药物治疗

1. 抗病毒治疗

甲型、戊型肝炎引起的急性肝衰竭，目前尚未证明病毒特异性治疗有效。

乙型肝炎相关的急性、亚急性、慢加急性和慢性肝衰竭患者的病死率高，若 HBsAg 阳性建议应用抗病毒治疗。DAAs 应选择快速、强效、低耐药的 NAs，如 ETV、TDF 或 TAF。肝衰竭患者恢复后，抗病毒治疗应长期坚持。

丙型肝炎相关的肝衰竭患者，可根据肝衰竭发展情况选择抗病毒治疗时机及药物治疗。抗病毒治疗首选无 IFN 的直接 DAAs 治疗方案，并根据 HCV 基因型、患者耐受情况等进行个体化治疗。在治疗过程中应定期监测血液学指标和 HCV RNA，以及不良反应等。

2. 护肝药物治疗

护肝药物治疗主要应用抗炎护肝药物、肝细胞膜保护剂、解毒保肝药物及利胆药物。

3. 微生态调节治疗

肝衰竭患者存在肠道微生态平衡失调，益生菌减少，肠道有害菌增加，故多应用肠道微生态调节剂、乳果糖或拉克替醇，以减少肠道细菌易位或内毒素血症。

4. 免疫调节剂治疗

病毒性肝炎所致的肝衰竭，若病情发展迅速且无严重感染、出血等并发症者，可酌情短期使用肾上腺皮质激素如甲泼尼龙治疗。胸腺肽 α1 用于慢性肝衰竭、肝硬化合并自发性腹膜炎、肝硬化患者，有助于降低病死率和继发感染发生率。对肝衰竭合并感染患者应早期应用。

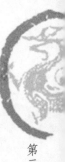

（三）并发症的防治

1. 肝性脑病

（1）去除诱因，如感染、消化道出血及电解质紊乱等。

（2）调整蛋白质摄入及营养支持。

（3）降氨药物治疗如乳果糖、拉克替醇、L-鸟氨酸 L-天冬氨酸、α 晶型利福昔明及微生态制剂包括益生菌等。

（4）镇静药物治疗如纳洛酮、丙泊酚、苯二氮䓬类镇静药。

2. 脑水肿

（1）颅内压增高者，给予甘露醇或者高渗盐水治疗。

（2）襻利尿剂，一般选用呋塞米，可与渗透性脱水剂交替使用。

（3）应用人血白蛋白，特别是肝硬化白蛋白偏低的患者。

（4）对于存在难以控制的颅内高压，急性肝衰竭患者可考虑应用轻度低温疗法和吲哚美辛。

3. 感染

（1）血液和体液的病原学检测。

（2）除肝移植前围手术期患者外，不推荐预防性使用抗感染药物。

（3）一旦出现感染征象，首先根据经验选择抗感染药物，并及时根据病原学检测及药敏试验结果调整用药。

（4）应用广谱抗感染药物，联合应用多个抗感染药物，以及应用糖皮质激素类药物等治疗时，应注意防治继发真菌感染。

4. 腹水

（1）螺内酯与呋塞米起始联用，应答差者，可应用托伐普坦。

（2）腹腔穿刺引流腹水。

（3）应用人血白蛋白。

5. 肝肾综合征

（1）特利加压素联合白蛋白。

（2）去甲肾上腺素联合白蛋白。

6. 消化道出血

（1）常规预防性使用 H_2 受体拮抗剂或质子泵抑制剂。

（2）门静脉高压性出血患者，首选生长抑素类似物或特利加压素；食管胃底静脉曲张所致出血者可用三腔管压迫止血，或行内镜下套扎、硬化剂注射与组织黏合剂治疗止血；可行介入治疗，如经颈静脉肝内门体分流术。

（3）对弥漫性血管内凝血患者，可给予新鲜血浆、凝血酶原复合物和纤维蛋白原等补充凝血因子，血小板显著减少者可输注血小板，酌情给予小剂量低分子肝素或普通肝素。

（4）维生素 K_1 缺乏患者，可短期使用维生素 K_1。

7. 肝肺综合征

$PaO_2 < 80$ mmHg 时给予氧疗，通过鼻导管或面罩给予低流量氧（$2 \sim 4$ L/min），对于氧气量需要增加的患者，可以加压面罩给氧或者气管插管。

二、人工肝支持治疗

人工肝是治疗肝衰竭的有效方法之一，其治疗机制是基于肝细胞的强大再生能力，通过一个体外的机械、理化和生物装置，清除各种有害物质，补充必需物质，改善内环境，暂时替代衰竭肝脏的部分功能，为肝细胞再生及肝功能恢复创造条件或等待机会进行肝移植。

1. 适应证

（1）各种原因引起的肝衰竭前、早、中期，凝血酶原活动度为 20%~40% 的患者为宜；晚期肝衰竭患者也可进行治疗，但并发症多见，治疗风险大，同时积极寻求肝移植机会。

（2）终末期肝病肝移植术前等待肝源、肝移植术后排异反应、移植肝无功能期的患者。

（3）严重胆汁淤积性肝炎，经内科治疗效果欠佳者；各种原因引起的严重高胆红素血症者。

2. 相对禁忌证

（1）严重活动性出血或弥散性血管内凝血者。

（2）对所用血制品或药品如血浆、肝素和鱼精蛋白等高度过敏者。

（3）循环功能衰竭者。

（4）心脑梗死非稳定期者。

（5）妊娠晚期。

3. 并发症

出血、凝血、低血压、继发感染、过敏反应、失衡综合征、高枸橼酸盐血症等。

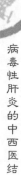

三、肝移植

肝移植是治疗各种原因所致的中晚期肝衰竭的最有效方法之一,适用于经积极内科综合治疗和(或)人工肝支持治疗疗效欠佳者。

1. 适应证

(1) 急性、亚急性、慢性肝衰竭患者,终末期肝病模型(model for end-stage liver disease, MELD)评分是评估肝移植的主要参考指标,MELD 评分在 15~40 分是肝移植的最佳适应证。

(2) 对于慢加急性肝衰竭,经过积极的内科综合治疗及人工肝支持治疗后分级为 2~3 级的患者,应尽早行肝移植。

(3) 对于合并肝癌患者,应符合肿瘤无大血管侵犯,肿瘤累计直径≤8 cm 或肿瘤累计直径>8 cm,术前甲胎蛋白(α-fetoprotein, AFP)≤400 ng/mL 且组织学分级为高/中分化。

2. 禁忌证

(1) 4 个及以上器官功能衰竭(肝、肾、肺、循环、脑)。

(2) 脑水肿并发脑疝。

(3) 循环功能衰竭。

(4) 肺动脉高压,平均肺动脉压力>50 mmHg。

(5) 严重的呼吸衰竭。

(6) 持续严重的感染,细菌或真菌引起的败血症;感染性休克;活动性肺结核等。

(7) 持续的重症胰腺炎或坏死性胰腺炎。

(8) 营养不良及肌肉萎缩引起的严重的虚弱状态需谨慎评估。

第五节　名老中医学术经验

肝衰竭是世界性的难治疾病,缺乏有效的治疗方式,中医对本病的治疗具有降低肝衰竭的死亡率及并发症发生率,并可有效改善临床症状的特点。各位名老中医长期从事中医药防治肝病的领域,在治疗肝衰竭方面亦积累了丰富的临床经验,现将各位医家的学术经验总结如下。

一、关幼波教授学术经验

关幼波教授从医 60 余年,多年从事肝病的临床及理论研究,"气血辨证"及"中州思想"是其肝病学术思想的两个核心内容。关幼波教授对《金匮要略》中黄疸病"脾色必黄,瘀热以行"的病机有较深层次的认识,在对急性肝衰竭的辨证施治中,立足于气血辨证,认为"有黄湿热较重,无黄湿热较轻",肝衰竭见黄疸是湿热入于血分,瘀阻血脉,蕴毒生痰,胆汁外溢,熏蒸肌肤而发,在治疗上清利宜重,偏于治血。脾胃乃人体最重要的脏腑器官,在临床治

病中,尊崇脾胃之说,认为肝与脾胃之间的关系:一在气血运行,二在气机调畅,肝衰竭大多是由慢性肝炎日久迁延而来,外邪久留,正邪相搏,耗气伤血;或肝失疏泄,脾失健运,运化失司,气血不足;久病正气亏虚,血行瘀滞,脏腑功能失调,气虚血瘀为慢性肝炎的基本病机,故调补气血以益气活血为基本治法。

肝病发展至肝衰竭一步,迁延难愈,气滞、瘀血、痰浊等聚积于体内,耗伤正气,故常见多脏腑俱损,脏腑功能的盛衰,又与气血的盛衰密切相关,四肢百骸,无不由气血所濡养,调节机体生理功能。气血虚则整体功能衰退,气血充则整体功能旺盛。脾为后天之本,气血生化之源,脾胃功能的强弱,对其他脏腑及疾病的发生、发展、转归及预后等均起着重要的作用。

对肝衰竭辨治,关幼波提出了"三要"见解。一为治黄要治血,血行黄易却。肝衰竭之急黄为血分受病,是湿热入于血分之证,因此治疗宜由治血入手,在清热祛湿的基础上加用活血药物。如凉血活血药生地黄、赤芍、牡丹皮等清血分瘀热,凉血散瘀而不滞邪,养血活血药如丹参、白芍、当归、红花等养血活血而祛瘀邪,关幼波教授指出运用活血药可有效帮助黄疸消退、肝脾软缩,有助于肝功能的恢复,缓解肝区不适。二为治黄要解毒,毒解黄易除。肝衰竭或感受疫毒,热毒炽盛,毒助热势,热助毒威,或湿热久留,蕴而成毒,因此需加用解毒之品,尤对现代医学的急性病变和转氨酶过高者效果显著。临床上根据辨证,运用化湿解毒(藿香、佩兰、黄芩、黄连)、凉血解毒(金银花、土茯苓、蒲公英、板蓝根、白茅根、青黛、石见穿)、通下解毒(大黄、黄柏、败酱草、白头翁、秦皮)、利湿解毒(金钱草、车前草、木通、萹蓄、瞿麦)等。三为治黄要化痰,痰化黄易散。湿热可生痰,痰阻血络,黄疸胶固难化。使用化痰散结,祛除黏滞的湿热,痰滞得通,可使黄疸易于消退。化痰多与行气、活血等配合使用,常用药物有苦杏仁、橘红、莱菔子、瓜蒌等。另外,山楂消食化痰,决明子清肝热化痰,半夏燥湿化痰,焦白术健脾化痰,麦冬、川贝母清热养阴化痰,海浮石清热化痰,郁金活血化痰,旋覆花清上中焦之顽痰,均为临证常用药物。同时在治疗上须牢记"祛邪勿忘扶正,扶正勿忘祛邪"的原则,注重顾护中州脾胃、充养气血之法以恢复正气及其他脏腑的正常生理功能,以达到"有胃气则生",临床常用调理肝脾气血的药物,如白芍、柴胡、赤芍、泽兰、香附、白术、当归、黄精、藕节、丹参等,其中泽兰与藕节是理血治瘀常用对药[7-9]。

二、钱英教授学术经验

钱英教授为国家级名老中医,从事肝病医疗、教学、科研工作40余年,1970年开始师从关幼波教授,从事病毒性肝炎的临床诊治工作,为关幼波教授的第一入室弟子和学术继承人。

针对肝衰竭的病因病机,钱英教授认为其主要为"肝胆热毒炽盛,或湿毒壅盛,毒瘀胶着,肝体肝用俱损,脾肾气阴或阴阳两伤"。故"体用同调"是钱英教授治疗肝衰竭的一个重要环节。患者发展为肝衰竭,多为肝病日久,故多虚、多瘀,往往虚实夹杂、寒热错杂,此类患者多兼有脾肾阳虚,患病时常使用清热解毒、利湿退黄等攻伐之法,更易使肝气肝阳损伤,肝用受损。肝衰竭为肝病末期,温补脾肾是钱英教授在此期提倡的治疗法则,而活血法可以贯穿肝衰竭全程的治疗过程中。遵从"体用同调"思想,钱英教授有所侧重地运用补肝阴、补肝血、补肝气、补肝阳之药物。补肝阴善用槲寄生、麦冬、北沙参、山茱萸、枸杞子、女贞子、百合等,滋补肝肾,取肝肾同治之意;补肝血善用当归、白芍、鸡血藤、三七等,补血行血,防滋腻碍气;补肝气善用大剂量黄芪,其味甘,性微温,入脾、肺经,补气升阳,益卫固表,又有利水消肿之功,取"培土荣木"之意,"调理脾肾肝,中州要当先",在补气时尤其重视补中气,用于治疗肝衰竭之肝虚,每每获效,另外还有天麻、生姜等;补肝阳善用菟丝子、沙苑子、肉苁蓉,其性温和,温肾而暖肝阳,温阳而不伤肝体,取虚则补其母之意,另外还有附片、肉桂等。

治疗肝衰竭时,"截断逆挽法"也是钱英教授的一个重要思路与方法,认为肝衰竭由于病情凶险,传变迅速,所以不必按一般辨证论治的原则,也不必按温病卫气营血传变发展顺序的治则,而是采取快速截断治疗,以阻断瘟邪热毒侵入营血,内陷心包,即抓紧早期治疗,直捣病巢,祛除病原,快速控制病情,其要点有三:清热解毒(清除病因——热毒)、通腑攻下(净化肠道,阻断二次打击)、凉血化瘀(顿挫病势,防止传入营血)。并同时尽早补肝以扶正,因患者肝病日久,必耗伤正气,扶正更有助于截断病势[7,8]。

三、王灵台教授学术经验

王灵台教授是上海市名中医,20世纪70年代师从著名老中医夏德馨教授,长期从事中医、中西医结合治疗各种急、慢性肝炎,肝硬化等疾病。

王灵台教授认为肝衰竭多发病急骤,病情危笃,且伴有腹水、肝性脑病及各种并发症,预后极差,病死率高。多因天行疫疠,温热毒邪深重,燔灼营血,骨热熏蒸,脏腑败绝所致。症见卒然面目全身发黄,或初不发黄,随后身面发黄者,胸满腹胀,甚则神昏谵语,吐衄、便血,发斑等。究其病因病机主要在于毒瘀为患,毒为致病之因,瘀为病理产物,两者又相互影响,互为因果,以致热毒瘀血胶结,内蕴脏腑,气机失调,腑气不通,浊气上冲,恶证丛生。王灵台教授认为,此类黄疸的治疗原则当以截断并使最为关键,治疗上当以清热解毒,凉血开窍;方用犀角散、黄连解毒汤、栀子丸、神犀丹、安宫牛黄丸等化裁。由于肝衰竭的严重性和预后的不确定,临床上常采用中西医结合的方法来治疗,先求得患者病情的稳定,不使病情进一步恶化为要,以期取得良好的效果[9,10]。

四、姜春华教授学术经验

姜春华教授是著名中医学家、中医脏象及治则现代科学奠基人,肝病专家,提出"截断扭转"和"先证而治"独创性的临床治疗观点。

肝衰竭作为急症常具有起病急、发展快、变化速、病势重等临床特点,其表现在于"急",因此对本病的治疗手段要求"速",是姜春华教授"截断扭转"思想的灵魂。大胆使用截断方药,快速控制病情,截断疾病的迅速蔓延发展,在肝衰竭治疗上具有重要意义。

一为重用清热解毒。肝衰竭以瘟毒感染为主,主要特点是有热有毒,邪毒侵入,热由毒生,病毒不除,则热不去,必生逆变,故清热解毒法为治疗肝衰竭重要的截断方法。姜春华教授指出:运用清热解毒要掌握几个法度。其一是早用,在卫分阶段即可加入使用;其二是重用,量要大,剂要重,甚至可日夜连服2~3剂,这样才能截断病邪;其三是选择对特异病原比较有针对性的清热解毒药品,早期截灭病原。常用的清热解毒药有金银花、连翘、白花蛇舌

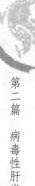

草、苦参、鸭跖草、黄连、黄芩、黄柏、栀子、蒲公英、大青叶、板蓝根、穿心莲、四季青、知母、鱼腥草、紫花地丁、野菊花、龙胆草、青黛、白茅根、芦根等。治急性肝衰竭之"急黄""瘟黄"，将大量黄柏加入茵陈蒿汤中，并重用田基黄、马蹄金、垂盆草、岗稔根、矮地茶等清瘟解毒，对"截断扭转"肝衰竭的逆变，阻止肝昏迷、出血、HRS、脑水肿的出现，继而退黄、纠正肝功能有明显疗效。

二为早用通腑攻下，是快速截断的重要手段。"温病下不嫌早"，吴有性认为"邪为本，热为标，结粪又其标也""温邪以祛邪为急，逐邪不拘结粪""急症急攻"。他认为早用攻下通腑，釜底抽薪，有利于迅速排除邪热瘟毒，有效截断疫毒传变，故治疗本病常用下法，首推大黄一物，称"得大黄促之而下，实为开门祛贼之法"，茵陈蒿汤中大黄可用至 30 g，用生不用熟，更不取炒用，认为炒后则药性大变，无直折截断之力，若大便已通仍需用大黄者，可将大黄先煎，攻下虽缓，仍有直折病原、清扫残邪之效，堪为妙法。

三为及时采用活血化瘀法。姜春华教授认为邪初入营，一方面仍宜重用清热解毒，另一方面宜及时采用凉血化瘀，不必等入血分后再"凉血散血"，提前凉血散瘀不仅不会引邪入血，反而能够"截断扭转"病势于气营之间，此举可增加截断病变的希望，阻止疫毒深陷搏扰血分之入血动血、耗血劫阴，避免血分危症的出现。

四为固正防脱。急性肝衰竭或肝病终末期，正不胜邪，或津液枯槁，水涸精竭，亡阴在即，或元气虚弱，真火衰微，亡阳旋踵，值此危急关头，姜春华教授常速予固正防脱在先，截阻亡阴亡阳，尽可能避免"阴阳离决，精气乃绝"的败象。姜春华教授认为：存得一分津液，便有一分生机，迅速先增一分津液，多增一分转机，故提前将养阴之品配合在清热解毒或凉血散瘀之中，不仅能固真阴、防阴脱，截阻亡阴、亡津液，还能有力地调动元阴，扭转危势，反击疫毒，如大剂量鲜生地黄、北沙参、玄参、麦冬、玉竹、鲜石斛、天花粉、藕汁等，或加西洋参另煎灌饮。若阴邪日久，舌灰淡胖白，脉弱沉迟，元气真火已渐衰颓，需着重顾护真阳，壮火温元以救逆防脱，姜春华教授认为守得一分阳气，便有一分生机，迅速先充一分元阳，益火之原以消阴翳，扭转更有胜算，常人参、附子、干姜、桂枝、龙骨、牡丹皮同用，并加仙茅、淫羊藿、肉苁蓉、巴戟天、锁阳等纳肾元。对于出血患者，重视预防亡血气脱的出现，除截止出血外，重在先补元气，认为有形之血不能速生，无形之气应当急固，常迅速用独参汤或重剂黄芪、白术益气固本防脱。

"先证而治"也是姜春华教授的重要治疗思想。自《黄帝内经》始即有"上工治未病"的说法，对于肝病而言《金匮要略》有"见肝之病，知肝传脾，当先实脾"的治疗原则，这是十分明确的"先证而治"的思想。先证而治，就是指医者要掌握认识疾病整个发展过程中的变化规律，预先及时采取有力措施，在相应的证出现之前预先落实治疗措施，能够截断或扭转疾病的发展，使之在较轻症的阶段便将其遏制，防止其向重症传变，对指导临床有重要意义[11]。

五、康良石教授学术经验

康良石教授是国家级著名肝病专家，全国首批老中医药专家学术经验继承工作指导老师，长期从事中医肝病临床和科研工作。

康良石教授根据肝病古籍文献的记载与临床所见，提出独特的中医肝病疫郁理论，认为

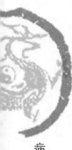

疫毒内陷是肝衰竭发生的主要病机。急性肝衰竭多由疫毒化火，热极生毒，疫毒内陷而致，其发病机制是感受疫毒，湿热相因，困郁于肝。肝胆郁热者，浸淫皮肤，则见身、目、尿皆黄，若邪热化火，热极生毒，致病情急剧进展，毒漫三焦，则急黄迅速加深，热毒灼津生痰，瘀阻脉络聚水而出现鼓胀，或毒陷心包，蒙蔽清窍，出现神志异常、谵妄躁动或嗜睡、神昏。慢性肝衰竭则多由邪气留恋，正不胜邪，痰瘀生毒，疫毒内陷所致，多由肝郁日久，肝郁乘脾，脾胃虚弱，气血生化乏源，肝失精血濡养而肝脾俱虚；子病及母，肾水损耗，水不涵木而肝肾俱虚。是以脾虚不能运化水湿则聚湿生痰，痰凝气结而血运行不畅，瘀阻脉络，造成正虚邪实的局面，长此以往，正气愈虚，邪气愈胜，终致正不胜邪，痰瘀生毒，病情急剧发展，急黄迅速加深，出现神昏、鼓胀、厥脱等凶险逆证。

康良石教授在治疗肝衰竭时注重未病先防，既病防变，采取"两重视""三及早"的措施。

"两重视"：一为重视清里祛邪，急性肝衰竭主要矛盾在于邪盛，务必在未发生之前重视祛邪。依郁证机制，常见本病由急性肝炎、肝胆郁热的"阳黄"传变而来。康良石教授主张重用栀子根、白花蛇舌草、郁金、白毛藤、田基黄、重楼、玉米须等清里祛导肝胆、营血之邪速从小便而去；或重用通腑之品使蕴结胃肠之湿热火毒随燥便而下；表证未解者，则清里兼解表，如银翘散、桑菊饮、葱豉汤之类，微汗以祛在表之邪；总之使邪有出路，既防止邪热化火、热毒内陷而致肝衰竭，又可直折鸱张热毒而防止肝衰竭病情加重。二为重视扶正祛邪，慢性肝衰竭由正虚邪实，正不胜邪而发生，主要矛盾在于正虚。康良石教授在临证中非常重视患者正气受损的情况，采取不同的扶正祛邪措施，认为慢性肝衰竭其黄不深，疸色晦滞，类似"阴黄"，常是正气日益虚损，痰瘀未得化解，则投重剂黄芪、西洋参、丹参、龟甲、鳖甲、三七、郁金、茜草、败酱草、牡丹皮、柴胡、栀子根、佛手、白英、茵陈等益气健脾、滋养肝肾、消痰化瘀、利胆退黄药物以扶正祛邪，阻断正虚邪实的恶性循环，延缓、控制病情的逐渐恶化，避免肝衰竭的发生。

"三及早"：一为及早凉血救阴，泻火解毒。急性肝衰竭见毒漫三焦，黄疸迅速加深，并见极度疲惫困重、烦躁不宁、不思饮食、舌质红绛、舌苔黄燥、脉弦大或弦滑数时，需及早速投重剂黄芩、黄连、栀子根、白花蛇舌草、郁金、龙胆草、重楼、败酱草、蒲公英、板蓝根、水牛角、玄参、白芍等凉血救阴、泻火解毒药品，延缓病情发展，防止神昏、鼓胀、厥脱诸凶险逆证的出现。二为及早开窍醒神。肝衰竭毒陷心包可致神昏逆证，患者先出现由轻到重的神志异常先兆，如时有谵妄、躁动等，或无意识小动作等行为的反常，或目光晦暗、嗜睡等，需及早、连续、重用安宫牛黄丸，配水牛角、带心麦冬、玄参、淡竹叶、莲子心、连翘心、石菖蒲、郁金、栀子根、茵陈等清热凉血、养阴开窍之品，是防治神昏凶险逆证的关键。三为及早化瘀逐水。肝衰竭热毒、瘀毒损伤肝、脾、肾脏，致使水液运化失司，气机不畅，毒瘀闭阻脉络，水湿内停导致鼓胀形成。患者往往先有腹胀、尿少前兆，需及早采用郁金、琥珀、三七、半边莲、玉米须、薏苡仁、葶苈子、桑白皮、大腹皮、茯苓皮、猪苓、泽泻等化瘀逐水之品，乃防治肝衰竭凶险逆证鼓胀的要领[12,13]。

六、谌宁生教授学术经验

谌宁生教授是国家级肝病专家，国家及湖南省名中医，从医60余年，具备丰富的临床经

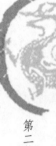

验,对肝衰竭有较深入的研究,认为肝衰竭的病因病机关键在于"毒""瘀"二字,从20世纪90年代就提出了"毒瘀胶结"的基本病机,认为治疗本病的重要法则是"重在解毒,贵在化瘀",在临床取得了较好的疗效。

谌宁生教授认为肝衰竭病势危急、易入营血、危及心包、多有变证等多方面均具有温病的特点。其发病病机有"温乃热之渐,热乃温之极,热极必生毒",以及"毒寓邪中,毒随邪入,热由毒生,变由毒起"的观点,与一般的湿热黄疸大不相同。湿热疫毒侵入血分,血滞不行,毒热与瘀相结,导致病邪深固难以祛除,故"毒瘀胶结"为其基本病机。毒为致病之因,瘀为病变之本,两者又可互为因果:一方面,热毒侵袭,致使血炼成瘀;或热毒耗阴,津亏血凝;又或毒伤血络,外溢成瘀。另一方面,肝病内有瘀血的情况下,热毒更易与之纠缠,热附血而愈觉缠绵,血得热则愈形凝固。由此可见,毒虽为致病之因,毒甚则必瘀甚,而瘀甚则必生毒,从而加重肝脏血瘀病变,形成恶性循环,最终导致毒瘀胶结、气阴不足之象。

谌宁生教授治疗本病重在解毒化瘀,根据对肝衰竭的病因病机"毒瘀胶结"的认识,自拟解毒化瘀汤:白花蛇舌草、茵陈、赤芍各30g,丹参、田基黄各15g,栀子、郁金、石菖蒲、通草各10g,枳壳6g,甘草5g,生大黄10g(后下)。方中以白花蛇舌草、赤芍清热解毒,凉血活血,化瘀退黄为君药;辅以茵陈、栀子、田基黄等清热解毒之品为臣药,重在解毒祛邪;配丹参、郁金活血退黄,石菖蒲、通草利湿退黄,以加强解毒利湿,活血退黄之功效;枳壳行气解郁为佐药;配大黄通腑排便,清除肠道浊物和内毒素,使湿热毒瘀从大便分消,病邪得去;甘草调和诸药为使,不仅可缓和大黄之苦寒,并可增加解毒功效。全方贯穿清热、解毒、利湿、凉血活血、化瘀退黄之治法,切中病因病机,快速截断病邪,治其根本,防其传变。黄疸严重者,赤芍、茵陈可重用至60g;若舌质淡苔白腻,偏湿重者,加白豆蔻、藿香等芳香化湿;若舌质红,苔黄,脉数,发热,偏热重者,加板蓝根、半枝莲、虎杖等清热解毒;若齿鼻衄血,皮下瘀斑,出血倾向明显者,加生地黄、牡丹皮、水牛角凉血止血;若心烦躁动、神志异常、有肝昏迷先兆者,选加安宫牛黄丸、至宝丹、紫雪丹。谌宁生教授临证用药常以赤芍、大黄为治疗肝衰竭要药,此两味药均具有泻肝、清热、凉血、活血、散瘀之功效。赤芍味苦、酸,性微寒,入肝、脾二经,《本草纲目》曰:"赤芍散邪、能行血中之滞。"谌宁生教授常重用至60g,以增强凉血退黄功效,疗效颇佳。大黄味苦,性大寒,入肝、脾、胃、大肠诸经,《本草纲目》云:"大黄乃足太阴、手足阳明、手足厥阴五经血分,泻血分伏火要药,凡病在五经血分者宜用之。"临床除口服外,亦常用大黄和乌梅水煎进行保留灌肠,疗效显著[14,15]。

七、王伯祥教授学术经验

王伯祥教授创立了湖北中医药大学脏象肝病研究所,为国家中医药管理局授予的全国500名老中医专家之一,从医60余年,从事肝病的临床及实验研究工作40余年,运用中医药治疗肝病独具匠心,疗效甚佳。

王伯祥教授认为慢性肝衰竭是由肝郁到肝瘀的演变过程,病起自湿热疫毒,病机乃肝郁气滞,肝为木脏,主疏泄,喜条达,若内外合邪,则致肝络不和,疏泄不利,气机紊乱,因此形成肝气郁结之证。若郁久则乘脾,脾失健运则无法运化水谷精微而生内湿,湿郁日久则以化热,浸淫肌肤故见身目尿俱黄之黄疸征象;郁久则可由郁而滞,由气入血,瘀阻血分而出现气滞血瘀的"鼓胀"等证。《丹溪心法》中言:"气血冲和,万病不生,一有拂郁,诸病生焉",主张应用活血解郁与活血化瘀的治则。

王伯祥教授根据前人经验,"病初起在经在气,久病入络入血",认为肝主藏血,又主疏泄,全身血液的运行有赖于气的推动,疏泄功能正常,则气机调达舒畅,血的运行就不至于瘀滞而畅通无阻。反之,肝脏受病首先导致肝经气郁,而使肝郁气滞,痰湿瘀阻,进而肝郁血滞,痰湿与瘀血凝聚形成痞块故见面色晦暗,舌质暗或瘀斑,胁痛或肋下痞满而痛,触之有块,更加阻滞经络,致肝、脾、肾气血失和。故王伯祥教授认为,活血化瘀之法要贯穿于慢性肝衰竭治疗的全过程,主张遵循"久病入络"的理论,采用养血活血、祛瘀通络等治则。临床常用鳖甲、炮穿山甲、土鳖虫、地龙、僵蚕、蜈蚣、牡蛎、三棱、莪术、丹参等药,并根据不同病情分别配合解毒、疏肝、养阴、化痰、祛湿、消滞诸法。王伯祥教授认为,慢性肝衰竭全程均有血络瘀阻之征,活血通络可减轻肝脏瘀血状态,活跃肝脏微循环,促进肝脏胶原代谢和纤维吸收,减轻肝细胞变性和坏死,抑制炎症反应,调整机体免疫功能,解除胆汁淤积,改善蛋白、脂肪代谢和肝组织病理等。因而王伯祥教授在慢性肝衰竭治疗过程中常以活血化瘀药物为先导,并针对病机选方用药,临床多有效[16,17]。

(聂红明)

参考文献

[1] 王贵强,段钟平,王福生,等.慢性乙型肝炎防治指南(2019年版)[J].实用肝脏病杂志,2020,23(1):9-32.

[2] 王宪波,王晓静.慢加急性肝衰竭中医临床诊疗指南[J].临床肝胆病杂志,2019,35(3):494-503.

[3] 中华医学会感染病学分会肝衰竭与人工肝学组,中华医学会肝病学分会重型肝病与人工肝学组.肝衰竭诊治指南(2018年版)[J].实用肝脏病杂志,2019,22(2):164-171.

[4] 中华医学会肝病分会.肝硬化肝性脑病诊疗指南[J].实用肝脏病杂志,2018,21(6):999-1014.

[5] 李秀惠,杨华升,李丰衣,等.病毒性肝炎中医辨证标准[J].临床肝胆病杂志,2017,33(10):1839-1846.

[6] 张声生,王宪波,江宇泳.肝硬化腹水中医诊疗专家共识意见(2017)[J].中华中医药杂志,2017,32(7):3065-3068.

[7] 杜宇琼,车念聪,孙凤霞,等.钱英治疗黄疸学术思想探究[J].北京中医药,2013,32(10):736,737,743.

[8] 俞唐唐,贾建伟.钱英教授治疗慢性重型肝炎之学术思想浅探[J].中国中医药现代远程教育,2010,8(7):8,9.

[9] 张景豪,孙学华,乐凡,等.王灵台黄疸论治拾遗[J].中华中医药杂志,2017,32(9):4029-4031.

[10] 郑亚江.王灵台教授治黄思想探析[J].辽宁中医药大学学报,2010,12(4):130-132.

[11] 贝润浦.论姜春华"截断扭转"与"先证而治"的辨证思想[J].北京中医药,2010,29(8):586-589.

[12] 章亭,张如棉,康素琼,等.康良石治疗重型肝炎经验[J].中医杂志,2015,56(17):1456,1457,1464.

[13] 阮清发,康旻睿,康素琼.康良石教授治疗亚急性肝衰竭经验总结及应用[J].中国中医急症,2014,23(3):458,459,472.

[14] 朱文芳,谌宁生.谌宁生教授治疗重型肝炎的经验[J].中西医结合肝病杂志,2009,19(6):362,363.

[15] 蒋伟,谌宁生.谌宁生教授治疗慢加急性肝衰竭的经验[J].中西医结合肝病杂志,2010,20(6):363,364.

[16] 程良斌,罗欣拉,肖琳.王伯祥教授成才之路及论治慢性肝病的经验[J].中西医结合肝病杂志,2015,25(6):359,360.

[17] 刘坚.王伯祥治疗肝病的学术思想与临床经验[J].中西医结合肝病杂志,2001,11(3):165-167.

第八章 原发性肝癌的诊断和治疗

第一节 中医诊断

一、病名、疾病范畴

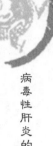

原发性肝癌是发生在肝细胞与肝内胆管上皮细胞的恶性肿瘤，是全球常见的恶性肿瘤之一。Globocan 2018 年统计数据显示，肝癌全球发病率居所有恶性肿瘤第 7 位，死亡率居第 4 位。原发性肝癌中国每年新发病例 46.6 万例，约占全球的 50%；中国每年因原发性肝癌死亡 44.4 万例，约占全球的 45%[1]，可见原发性肝癌严重影响了全球人民的生命健康。

中医学无"肝癌"病名，可归属于"癥积""肝积""鼓胀""胁痛"等病证的范畴，历代有"痞气""肥气""积气"之称。

《难经》有记载："脾之积，名曰痞气。在胃脘，腹大如盘，久不愈。令人四肢不及，发黄疸，饮食不为肌肤。"

《黄帝内经》也记载了肝癌的经典症状。如《灵枢·邪气脏腑病形》曰："肝脉急甚者为恶言，微急为肥气，在胁下若覆杯。"《灵枢·水胀》里也提道："鼓胀何如？岐伯曰：鼓胀，身皆大，大与肤胀等也。色苍黄，腹筋起，此其候也。"《灵枢·胀论》又云："肝胀者，胁下满而痛引下腹。"再有《素问·腹中论》云："黄帝问曰：有病心腹满，旦食则不能暮食，此为何病？岐伯对曰：名为鼓胀……帝曰：其时有复发者，何也？岐伯曰：此饮食不节，故时有病也。虽然其病且已，时故当病，气聚于腹也。"这些都是对肝癌的最早记载，对其病名、病位、病性进行了初步的描述。

汉代华佗《中藏经》云："积聚癥瘕杂虫者，皆五脏六腑真气失而邪气并……交合而成也。积者系于脏也。"相对于《黄帝内经》更加详细地表述了肝之积聚、癥瘕均与正气亏虚有关，气血瘀阻而发病。

东汉医圣张仲景《金匮要略·水气病脉证并治》载："肝水者，其腹大，不能自转侧，胁下腹痛，时时津液微生，小便续通；肺水者，其身肿，小便难，时时鸭溏；脾水者，其腹大，四肢苦重，津液不生，但苦少气，小便难；肾水者，其腹大，脐肿腰痛，不得溺，阴下湿如牛鼻上汗，其足逆冷，面反瘦。"此中列举了众多的病症，证明当时医家已经注意到肝癌与水肿病的相互鉴别，对今日临床医学鉴别肝源性水肿及肾源性水肿有启蒙性意义。秦汉阶段，对于肝癌的相关症状总结有了初步的认知，这为后世研究探讨本病开创了先河。

魏晋时期《肘后备急方》描述："凡癥坚之起，多以渐生，如有卒觉，便牢大自难治也。腹中癥有结积……""治卒暴腹中有物如石，痛如刺，昼夜啼呼，不治之百日死。"其描述十分详细，不难看出葛洪认为积聚仍是腹部有肿块，一旦肿块快速形成，证明病情险恶难治。

隋代巢元方《诸病源候论》详细描述了积聚癥瘕的成因，众多表现症状体征及其转归，创设性地提出体虚之人容易产生积聚，如"诸脏受邪，初未能为积聚，留滞不去，乃成积聚""虚劳之人，阴阳伤损，血气凝涩，不能宣通经络，故积聚于内也""瘤者……染渐生长，块段盘牢不移动者，……腹转大，遂致死""若病腹内有结块坚强，在胁肋间胀满，遍身肿"。

南北宋时期古籍关于本病的记载也颇多。《济生方·总论》所记述"肥气之状，在左胁下，是为肝积"，与《难经》所描述相似。古籍中最著名的当属《仁斋直指附遗方论》。此书作者为南宋时期的杨士瀛。他在此书中第一次提到"癌"字，并对"癌"之临床表现和症状做了描述，载曰："癌者，上高下深，岩穴之状，颗颗累垂，裂如瞽眼""其中带青，由是簇头，各露一舌，毒根深藏，穿孔透里。"从现代医学发展来看，我国在宋代就已经有了"癌"字的记载，这是一大进步，也比西方医学在19世纪提出的"癌瘤"提早了700多年。同时期的还有《卫济宝书》也提出"癌"字，均具有首创意义[2]。

《圣济总录》云："胁者为隐见于腹内，按之形证可验也。瘕者为瘕聚，推之流移不定也。癖者，僻侧在于胁肋。结者，沉伏结强于内。"古书此处即提示临床注意鉴别肝之积聚与腹腔其他病理肿物。《圣济总录》中也记载了相关类似的"黄疸"，十分详细地将其分九疸、三十六黄，且对"血黄""癖黄"进行了描述，其临床表现与肝癌十分相似。《太平惠民和剂局方》云："痞块疼痛，脏腑不调，饮食不进，往来寒热，渐觉羸瘦。"此处即是肝区疼痛的表现。

延至金元明清时期，医学发展飞快，各种学说犹如百花丛生，关于"肝癌"相类似的专门论著很多，对于"积聚""鼓胀""腹水"都进行了详细的论述。元代朱震亨《丹溪心法》记载"中满腹胀，内有积块，……，遍身虚肿""块乃有形之物也，痰与食积死血而成也"，指出积聚肿块乃由痰、食积、死血杂合而形成，后期可致腹胀肢肿。《景岳全书》中所记"单腹胀者，名为鼓胀""其坚满而中空无物，其象如鼓，故名鼓胀""又或以气血结聚，不可解散，其毒如蛊，亦名蛊胀"，从症状描述当中不难看出张介宾所说的这三种病，在后期均属于"鼓胀"一病，与肝癌之临床表现极其相似。

清代喻昌在《医门法律》中言："胀病亦不外水裹、气结、血凝""凡有癥瘕、积块、痞块，即是胀病之根。"纵观全文，这一句是对鼓胀的发病原因的高度概括，并指出了发病的3个根本所在。再参考其《寓意草》中载："中州之地，久窒其四运之轴，而清者不升，浊者不降，互相结聚，牢不可破。"此句出自医案"面议何茂倩令媛"，喻昌指出脾气虚衰，脾不健运是鼓胀根本病因，日久则化生瘀血阻滞，脏腑虚损。喻昌的理论对于后世影响很深，为后世医家治疗鼓胀起到了重大的意义。

其他相类似的，如《医学入门》记载"极瘦者，名蜘蛛蛊"。明代《丹台玉案》提出"鼓胀之病，脐满者重，脐突者死，发热者重，腹如墙壁坚硬者死"，书中所描述的表现就是肝癌病症后期腹胀肢肿的危候，与临床所见极相似。《临证指南医案》中就有记载叶桂治疗王某案，指出了肝癌发病的整个过程，后期瘀血阻滞于腹腔，故见有形高微突。其记载描述为"三年来右胸胁形高微突，初病胀痛无形，久则形坚似梗，是初为气结在经，久则血伤入络"。清代唐宗海在《血证论》记载："血臌之证，胁满小腹胀，满身上有血丝缕，烦躁漱水，小便赤，大便黑，腹上青筋是也。"此对鼓胀的临床表现、病情进展及预后都进行了详细的阐述。

结合临床，也不难发现诸如小肝癌、肝占位病变（肿瘤可能性大）等临床阶段，患者并无

明显的症状体征,偶有乏力及胁肋部不适,伴有肝功能的轻度或中度异常,此即属中医学"胁痛""腹胀"的范畴,随癌细胞的快速进展,肝脏被破坏而致肝硬化代偿期等,也是"积聚"的范畴,肝功能到后期未能代偿时,则见严重的肝硬化腹水,而此时癌肿也已经愈发巨型,中医也称为"鼓胀""单腹胀"等。另外,诸如肝吸虫等寄生虫也有,虽然临床较少见,其引起的肝肿瘤,也属于这类病名。所以中医关于此病名记载之多,实则是肝癌在不同阶段所引起不同症状体征的不同概括,从症状论述中可见其与中医古籍记载中的"鼓胀""腹胀"等极其相似。

关于原发性肝癌,中医认为是以脏腑气血亏虚为本,气、血、湿、热、瘀、毒聚结成块,停于胁腹为标,病位发于肝,渐为癥积而成。临床以右胁肿硬疼痛、食欲缺乏、恶心、呕吐、消瘦、乏力,或有黄疸、昏迷、腹水、出血、发热等为主要表现。

二、病因病机

肝癌多因脏腑气血虚亏,脾虚湿聚,痰凝血瘀;六淫邪毒入侵,邪凝毒结;七情内伤,情志抑郁等,可使气、血、湿、热、瘀、毒互结而成病。

1. 情志不畅

肝主疏泄,调畅气机。若情志久郁,疏泄不及,气机不利,一则出现气滞血瘀,一则出现肝气乘脾而致痰湿内生,终致痰瘀互结,日久渐积成块,停于胁下而形成肝癌。

2. 饮食不节

饮食失调,或嗜酒,或经常食用霉烂腐败之食物,可损伤脾胃,气血生化乏源,致使脏腑气血虚亏。脾虚不运,痰浊内生,痰阻气滞,日久还可化热,湿热蕴毒,肝脉阻塞,湿热瘀毒互结于胁下,形成肝癌。现代研究表明肝癌的发生可能与黄曲霉菌素污染、饮水污染、乙醇中毒、亚硝胺、农药及有机氯类中毒、微量元素等有关。

3. 湿毒内结

湿热、湿毒之邪侵袭人体;情志不遂,气滞肝郁日久,化热化火,火郁成毒;肝郁乘脾,运化失常,痰湿内生,湿热结毒,日久气血运行受阻,郁阻肝脉胆道,瘀积成块,形成肝积,多伴胆汁外溢。

4. 脏腑虚弱

热毒之邪郁于肝胆,久之耗伤肝阴,肝血暗耗,导致气阴两虚;或因肝脾失调,气血瘀滞,正虚则无力祛邪外出,致邪毒内蕴而形成癥块。

本病病机属正虚于内,邪毒凝结。病位在肝,与脾、胆、胃密切相关。病理性质为本虚标实。本虚以脾胃虚弱,肝肾阴血亏虚为主,标实以湿浊瘀毒蕴积为主。随着病情的发展,邪毒积聚越来越重,正气亏虚愈加明显。故病证危重,防治棘手。晚期湿毒瘀阻肝胆,胆汁外溢而发为黄疸,湿热毒邪迫血妄行或肝肾阴虚,虚火灼络,可见动血诸证,或致五脏阴阳气血俱虚之恶病质表现。

三、辨证要点

1. 辨虚实轻重

患者本虚标实极为明显,本虚表现为乏力倦怠,形体急骤消瘦,甚至面色萎黄,懒言等;

右上腹有坚硬肿物而拒按,甚至伴黄疸、腹水、浮肿、脘腹胀满而闷等属标实的表现。辨证时须辨明虚实轻重,标实的性质,需要区分气滞、血瘀、湿热瘀毒等;本虚需要区分以肝郁脾虚为主,还是以肝肾阴虚为主。

2. 辨危候

晚期可见昏迷、吐血、便血、胸腹水等危候。

四、辨证分型

根据《中医肝癌诊疗指南(草案)》,原发性肝癌辨证分型如下。

1. 肝热血瘀型

上腹肿块石硬,疼痛拒按,或胸胁掣痛不适,烦热口干,或烦躁口苦喜饮,大便干结,溺黄或短赤,甚则肌肤甲错,舌苔白厚,舌质红或暗红,时有齿印,脉弦数或弦滑有力。

2. 肝盛脾虚型

上腹肿块胀顶不适,消瘦乏力,怠倦短气,腹胀纳少,进食后胀甚,眠差转侧,口干不喜饮,大便溏数,溺黄短,甚则出现腹水、黄疸、下肢浮肿、舌苔白、舌质胖、脉弦细。

3. 肝肾阴亏型

腹胀肢肿,蛙腹青筋,四肢柴瘦,短气喘促,唇红口干,纳呆畏食,烦躁不眠,溺短便数,甚则神昏摸床,上下血溢,舌光无苔,舌质红绛,脉细数无力,或脉如雀啄。

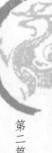

第二节 西 医 诊 断

一、临床表现

(一)症状

主要的临床症状有肝区疼痛、纳差、恶心、呕吐、腹胀、乏力、消瘦、腹泻、发热、呕血、黑便等。

(1)肝区疼痛:是最常见、最主要的临床症状。疼痛多为持续性隐痛、钝痛、胀痛或刺痛,以夜间或劳累后明显。肝区疼痛是由于肿瘤迅速增大使肝包膜张力增加,或包膜下癌结节破裂,或肝癌结节破裂出血所致。肝区疼痛部位与病变部位有密切关系。病变位于肝右叶,可表现为右季肋区痛;位于肝左叶则表现为胃脘痛;位于膈顶后部,疼痛可放射至肩部和腰背部。如突然发生剧痛,且伴有休克等表现,多为癌结节破裂大出血所致。

(2)纳差、恶心、呕吐:常因肝功能损害、肿瘤压迫胃肠道所致,其中以纳差为常见症状,病情越严重,症状越明显。

(3)腹胀:因肿瘤巨大、腹水及肝功能障碍引起。腹胀以上腹部明显,特别在进食后和下午,腹胀加重。患者常自行减食以图减轻症状,也常被误认为消化不良而未引起重视,延误诊治。

(4)乏力、消瘦:由于恶性肿瘤的代谢、消耗过大和进食少等引起。早期可能不明显,随着病情的发展日益加重,体重也日渐下降,晚期极度消瘦、贫血、衰竭,呈恶病质。少数病情发展较慢的肝癌患者经休息和支持治疗后,也可能出现暂时体重回升的情况。

(5)腹泻:主要因肝功能不同程度地损害导致消化吸收能力的减退引起,也可因肝癌细胞转移形成门静脉癌栓所致。虽然此症状并不十分常见,有时也可作为肝癌的首发症状,常被误诊为胃肠道感染。腹泻可不伴腹痛,一般进食后即腹泻,大便多为不消化的食物残渣,常无脓血,消炎药物不能控制。病情严重时,每日大便10余次,可使病情迅速恶化。

(6)发热:因肿瘤组织坏死、代谢产物增多及肿瘤压迫胆管合并胆管炎引起。无感染者称为癌热,多不伴寒战。不明原因低热是肝癌的一个常见症状,体温一般在37.5~38.0℃,但炎症性弥漫性肝癌多有高热,体温可达39℃以上,易被误诊为肝脓肿,应用抗生素治疗往往无效,而用吲哚美辛(消炎痛)可以退热。

(7)呕血、黑便:以呕血为主者,主要因为肝癌合并肝硬化,门静脉高压引起食管下段胃底静脉曲张破裂和急性胃黏膜病变所致。以黑便为主者则多由于门静脉高压性胃病或消化性溃疡引起。由于肝功能损害,凝血功能下降导致的消化道出血少见。

(8)转移症状:肝癌可转移至肺、骨、胸膜、胃肠及淋巴结等。根据转移的部位可引起相应的症状,如肺转移可出现胸痛、咯血等,骨转移可出现局部疼痛和病理性骨折等。

(9)误诊症状:临床上可出现少数极易误诊的症状。部分患者肝脏不大,且肝癌包膜下癌结节破裂的临床表现酷似胆囊炎,亦有因右肝癌结节破裂口较小,少量血液缓慢流至右下腹而被误诊为阑尾炎。

(10)其他症状:尚有出血倾向,如牙龈、鼻出血,均与肝功能受损、凝血机制障碍、脾功能亢进有关。

(二)体征

进行性肝大、黄疸及门静脉高压等常见体征,多在晚期出现。

(1)进行性肝大:是肝癌最常见的体征,肝脏突出在右肋下或剑突下时,上腹部可呈局限性隆起或饱满,肝脏质地硬,表面高低不平,有大小不等的结节或巨块,边缘钝而不整齐,常有不同程度的压痛。右叶肝癌可致肝上界上移,肋下肝大但无结节;右叶肝癌常可直接触及肿块,往往有结节感;左叶肝癌可表现为剑突下肿块,如左外叶肝癌,则肿块右侧有较明显的切迹。在肝区肿瘤部位可闻及吹风样血管杂音,这也是肝癌的一个特征性体征。其产生机制是由于肝癌动脉血管丰富且迂曲,粗大动脉突然变细和(或)由于肝癌结节压迫肝动脉、腹主动脉而产生血流动力学变化所致。

(2)黄疸:一般出现在晚期,多为阻塞性黄疸,少数为肝细胞性黄疸。阻塞性黄疸常因癌肿压迫或侵入胆管,或肝门转移性淋巴结肿大压迫胆总管造成阻塞所致;肝细胞性黄疸可由癌组织肝内广泛浸润或合并肝硬化与慢性活动性肝炎引起。

(3)门静脉高压:由于肝癌常伴有肝硬化或癌肿侵犯门静脉形成癌栓,两者均可使门静脉压增高,从而出现一系列门静脉高压的临床表现,如腹水、脾大、侧支循环开放,腹壁静脉显露等。腹水增长迅速,血性腹水常因癌肿侵犯肝包膜或癌结节破裂所致,偶因腹膜转移所致。此外,还有蜘蛛痣、肝掌、皮下出血、男性乳房发育、下肢水肿等征象。

(4)肝癌发生转移的部位可以出现相应体征:如肺部呼吸音异常、胸腔积液等。

二、实验室检查

血清 AFP 是当前诊断肝癌常用而又重要的方法。诊断标准：AFP $\geqslant$ 400 μg/L,排除慢性或活动性肝炎、肝硬化、睾丸与卵巢胚胎源性肿瘤及怀孕等。AFP 低度升高者,应做动态观察,并与肝功能变化对比分析,有助于诊断。约 30% 的肝癌患者 AFP 水平正常,检测 AFP 异质体,有助于提高诊断率。其他常用的肝癌诊断分子标志物,包括 $\alpha-L$-岩藻苷酶、异常凝血酶原等。

三、影像学检查

各种影像学检查手段各有特点,应该强调综合应用、优势互补、全面评估。

(一) 超声检查

腹部超声检查因操作简便、灵活直观、无创便携等特点,是临床上最常用的肝脏影像学检查方法。常规超声筛查可以早期、敏感地检出肝内可疑占位性病变,准确鉴别囊性与实质性占位,并观察肝内或腹部有无其他相关转移灶。彩色多普勒血流成像不仅可以观察病灶内血供,也可明确病灶与肝内重要血管的毗邻关系,为临床治疗方法的选择及手术方案的制订提供重要信息。实时超声造影技术可以揭示肝肿瘤的血流动力学改变,帮助鉴别和诊断不同性质的肝肿瘤,凭借实时显像和多切面显像的灵活特性,在评价肝肿瘤的微血管灌注和引导介入治疗方面具有优势。

(二) CT

常规采用平扫+增强扫描方式(常用碘对比剂),其检出和诊断小肝癌能力总体略逊于 MRI。目前除常见应用于肝癌临床诊断及分期外,更多应用于肝癌局部治疗的疗效评价,特别对经肝动脉化疗栓塞术(transcatheter arterial chemoembolization, TACE)后碘油沉积观察有优势。同时,借助 CT 的三维肝体积和肿瘤体积测量、肺和骨等其他脏器转移评价,临床应用广泛。

(三) MRI

常规采用平扫+增强扫描方式(常用对比剂 Gd-DTPA),因其具有无辐射影响,组织分辨率高,可以多方位、多序列参数成像,并具有形态结合功能(包括弥散加权成像、灌注加权成像和波谱分析)综合成像技术能力,成为临床肝癌检出、诊断和疗效评价的常用影像技术。若结合肝细胞特异性对比剂(Gd-EOB-DTPA)使用,可提高 $\leqslant$ 1.0 cm 肝癌肿物的检出率和对肝癌诊断及鉴别诊断的准确性。

在 MRI 或 CT 增强扫描动脉期(主要在动脉晚期),肝癌呈不均匀明显强化,偶可呈均匀明显强化,尤其是 $\leqslant$ 5.0 cm 的肝癌肿物,门静脉期和(或)实质平衡期扫描肿瘤强化明显减弱或降低,这种"快进快出"的增强方式是肝癌诊断的特点。

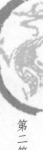

肝癌 MRI 和 CT 诊断,尚需结合其他征象(如假包膜等),尤其是 MRI 其他序列上相关征象进行综合判断,方能提高肝癌诊断准确性。

(四)数字减影血管造影

数字减影血管造影是一种侵入性创伤性检查,多主张采用经选择性或超选择性肝动脉进行数字减影血管造影检查,此技术更多用于肝癌局部治疗或急性肝癌破裂出血治疗等。肝癌在数字减影血管造影的主要表现是肿瘤血管和肿瘤染色,还可以明确显示肝肿瘤数目、大小及血供情况。数字减影血管造影能够为血管解剖变异和重要血管解剖关系及门静脉浸润提供正确客观的信息,对于判断手术切除的可能性和彻底性及决定合理的治疗方案有重要价值。

(五)核医学影像检查

1. 正电子发射计算机断层成像(position emission tomography/computer tomography, PET/CT)

^{18}氟脱氧葡萄糖(^{18}F fluow deoxy glucose,^{18}F - FDG)PET/CT 全身显像的优势在于:① 对肿瘤进行分期,通过一次检查能够全面评价淋巴结转移及远处器官的转移(证据等级 1);② 再分期,因 PET 功能影像不受解剖结构的影响,可准确显示解剖结构发生变化后或者解剖结构复杂部位的复发转移灶(证据等级 2);③ 疗效评价,对于抑制肿瘤活性的靶向药物,疗效评价更加敏感、准确(证据等级 2);④ 指导放射治疗(简称放疗)生物靶区的勾画、穿刺活检部位(证据等级 2);⑤ 评价肿瘤的恶性程度和预后(证据等级 2)。^{11}C 标记的乙酸盐或胆碱 PET 显像可提高对高分化肝癌诊断的灵敏度,与^{18}F - FDG PET/CT 显像具有互补作用。

2. 发射单光子计算机断层扫描仪(single photon emission-computed tomography, SPECT - CT)

SPECT/CT 已逐渐替代 SPECT 成为核医学单光子显像的主流设备,选择全身平面显像所发现的病灶,再进行局部 SPECT/CT 融合影像检查,可同时获得病灶部位的 SPECT 和诊断 CT 图像,诊断准确性得以显著提高。

(六)肝穿刺活检

具有典型肝癌影像学特征的占位性病变,符合肝癌的临床诊断标准的患者,通常不需要以诊断为目的肝穿刺活检。对于缺乏典型肝癌影像学特征的占位性病变,肝穿刺活检可获得病理诊断,对于确立肝癌的诊断、指导治疗、判断预后非常重要。

肝穿刺活检需要在超声或 CT 引导下进行,可采用 18G 或 16G 肝穿刺空芯针穿刺获得组织学诊断,也可用细针穿刺获得细胞学诊断。肝穿刺活检主要的风险是出血或针道种植。因此,术前应检查血小板和凝血功能,对有严重出血倾向或严重心肺、脑、肾疾病和全身衰竭的患者,应避免肝穿刺活检。为了避免肿瘤结节破裂和针道种植,在选择穿刺路径需要经过正常的肝组织,避免直接穿刺肝脏表面的结节。推荐在肿瘤和肿瘤旁肝组织分别穿刺 1 条组织,以便客观对照提高诊断准确性。肝穿刺的病理诊断存在一定的假阴性率,阴性结果不能完全排除肝癌的可能。

四、病理学检查

（一）肝癌病理学诊断标准

肝脏占位病灶或者肝外转移灶活检与手术切除组织标本，经病理组织学和（或）细胞学检查诊断为肝癌。病理诊断须与临床证据相结合，全面了解患者的 HBV/HCV 感染史、肿瘤标志物及影像学检查等信息。

（二）肝癌病理诊断规范

肝癌病理诊断规范由标本处理、标本取材、病理描述和病理报告等部分组成。

1. 标本处理要点

（1）手术医生应在病理申请单上标注送检标本的部位、种类和数量，对手术切缘和重要病变可用染料染色或缝线加以标记。

（2）尽可能将肿瘤标本在离体 30 min 以内完整送达病理科并切开固定。

（3）10% 中性福尔马林溶液固定 12~24 h。

2. 标本取材要点

肝癌周边区域是肿瘤生物学行为的代表性区域。为此，应采用"7 点"基线取材法（图 8-1），在肿瘤的 12 点、3 点、6 点和 9 点位置上于癌与癌旁肝组织交界处取材按 1∶1 取材；在肿瘤内部至少取材 1 块；对距肿瘤边缘≤1 cm（近癌旁）和>1 cm（远癌旁）范围内的肝组织分别取材 1 块。鉴于多结节性肝癌具有单中心和多中心两种起源方式，在不能除外由肝内转移引起的卫星结节的情况下，单个肿瘤最大直径≤3 cm 的肝癌，应全部取材检查。实际取材的部位和数量还需根据肿瘤的直径和数量等情况考虑。

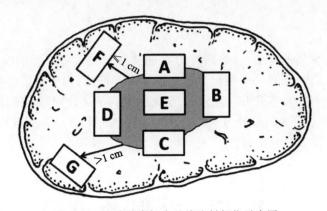

图 8-1　肝脏肿瘤标本基线取材部位示意图

A. 12 点位置取材点；B. 3 点位置取材点；C. 6 点位置取材点；D. 9 点位置取材点；E. 肿瘤内部取材点；F. 近癌旁取材点；G. 远癌旁取材点

3. 病理描述要点

（1）大体标本描述：重点描述肿瘤的大小、数量、颜色、质地、与血管和胆管的关系、包

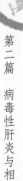

膜状况、周围肝组织病变、肝硬化类型、肿瘤至切缘的距离及切缘受累情况等。

（2）显微镜下描述：肝癌的诊断参照 WHO 2010 版，重点描述以下内容。肝癌的分化程度，可采用国际上常用的 Edmondson-Steiner 四级（Ⅰ~Ⅳ）分级法；肝癌的组织学类型，常见细梁型、粗梁型、假腺管型和团片型等；肝癌的特殊细胞类型，如透明细胞型、富脂型、梭形细胞型和未分化型等；肿瘤坏死（如 TACE 治疗后）、淋巴细胞浸润及间质纤维化的范围和程度；肝癌生长方式，包括癌周浸润、包膜侵犯或突破、微血管侵犯和卫星结节等；肝癌常伴随不同程度的慢性肝炎或肝硬化，推荐采用较为简便的 Scheuer 评分系统和中国慢性肝炎组织学分级和分期标准。

微血管侵犯（microvascular invasion，MVI）是指在显微镜下于内皮细胞衬覆的脉管腔内见到癌细胞巢团，以门静脉分支为主（含包膜内血管）（证据等级 1）。病理分级方法：M0，未发现 MVI；M1（低危组），≤5 个 MVI，且发生于近癌旁肝组织；M2（高危组），>5 个 MVI，或 MVI 发生于远癌旁肝组织。MVI 是评估肝癌复发风险和选择治疗方案的重要参考依据，应作为常规病理检查指标（证据等级 2）。

（3）免疫组化检查：常用的肝细胞性标志物有 Hep Par-1、GPC-3、CD10、Arg-1 和 GS 等；常用的胆管细胞标志物有 CK7、CK19 和 MUC-1 等。需要合理组合使用免疫组化标志物，对肝癌与胆管细胞癌，以及原发性肝癌与转移性肝癌进行鉴别诊断。

（4）特殊类型肝癌：① 混合型肝癌，在同一个肿瘤结节内同时存在肝癌和胆管细胞癌两种组织学成分；② 双表型肝癌，肝癌同时表达胆管癌蛋白标志物；③ 纤维板层型肝癌，癌细胞富含嗜酸性颗粒状胞质，癌组织被平行排列的板层状胶原纤维组织分隔成巢状。

4. 病理报告要点

由大体标本描述、显微镜下描述、免疫组化检查结果、典型病理照片及病理诊断名称等部分组成。此外，还可附有与肝癌克隆起源、药物靶点检测、生物学行为评估及预后判断等相关的分子病理学检查结果，提供临床参考。

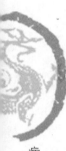

五、肝癌分期

肝癌的分期对预后的评估、合理治疗方案的选择至关重要。影响肝癌患者预后的因素很多，包括肿瘤因素、患者一般情况及肝功能情况。据此，国外有多种的分期方案，如巴塞罗那分期、TNM 分期、日本肝脏学会分期、亚太肝脏病学会分期等。依据中国的具体国情及实践积累，推荐下述肝癌的分期方案，包括Ⅰa 期、Ⅰb 期、Ⅱa 期、Ⅱb 期、Ⅲa 期、Ⅲb 期、Ⅳ期。具体分期方案参见图 8-2。

第三节 中医治疗

一、中医治疗原则

肝癌患者虚实错杂，急则治其标，当以祛邪为主，常用活血化瘀、软坚消积、逐水消肿、理

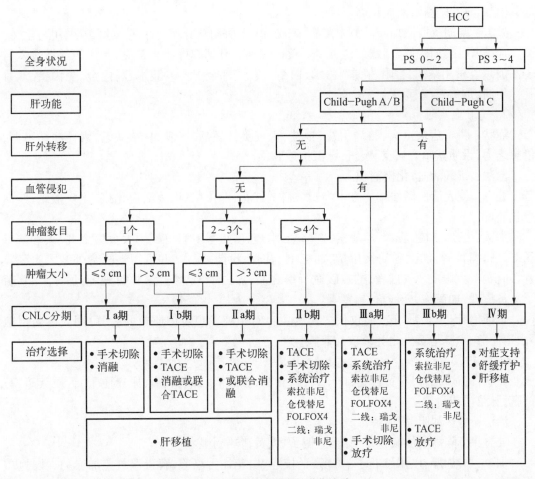

图 8-2 原发性肝癌的分期方案

HCC,肝细胞癌;PS,功能状态评分;CNLC,中国肝癌的分期方案;TACE,肝动脉化疗栓塞术;Child-Pugh,肝功能分级

气破气等法;一般宜攻补兼施,扶正祛邪,结合健脾益气、养血柔肝、滋补阴液等法。

（1）早期发现,有手术适应证者,手术治疗为首选。

（2）对于放、化疗后的肝癌患者,其治疗多为健脾益气、补养肝肾、理气活血化瘀、清热解毒、生津润燥、温补气血,此有减毒增效的作用。

（3）疼痛较剧时,可结合针刺止痛,中药外敷止痛(如如意金黄散、癌痛散等),必要时结合西药镇痛药物。

（4）出现出血或肝破裂时,要中西医结合救治。

（5）因肝郁脾虚、湿热瘀毒为发病核心,疏肝健脾、祛湿化瘀、清热解毒为其通用治疗大法。

二、辨证论治

1. 肝气郁结证

症状:右胁部胀痛,胸闷不舒,善太息,纳呆食少,时有腹泻,右胁下肿块,舌苔薄腻,脉弦。

治法：疏肝健脾，活血化瘀。

处方：柴胡疏肝散加减。方中柴胡、陈皮、枳壳、香附疏肝理气，白芍柔肝敛阴，川芎化瘀。

加减：可酌加广郁金、薏苡仁、白术、黄芪健脾。肝郁脾虚相当常见，常用逍遥散合六君子汤加减。常用柴胡、香附、党参、白术、白芍、茯苓、郁金、丹参、莪术、鸡内金、焦山楂、八月札。便溏，加肉豆蔻、草果。

2. 气滞血瘀证

症状：胁下痞块巨大，胁痛引背，拒按，入夜更甚，脘腹胀满，食欲缺乏，大便溏结不调，倦怠乏力，舌质紫暗有瘀点、瘀斑，脉沉细或弦涩。

治法：行气活血，化瘀消积。

处方：复元活血汤加减。方中当归、桃仁、红花、穿山甲、瓜蒌活血化瘀，化痰散结，柴胡行气疏肝。

加减：酌加三棱、莪术、延胡索、广郁金、水蛭、䗪虫等。尚可配用大黄䗪虫九、人参鳖甲汤等。胁痛甚者，加大延胡索用量，加三七、乳香、没药、莪术，并可用蟾酥膏外敷。腹胀甚者，加枳实、大腹皮。气虚者，酌减破血行瘀之品，加白术、党参。浮肿明显者，加泽兰、葶苈子。黄疸者，加茵陈、金钱草、扁蓄等。

本证治疗以行、散、破、消攻伐之药为主。对中晚期患者体质较弱者，可用人参鳖甲煎丸、逍遥散、六味地黄丸之类以攻补兼施。

3. 湿热聚毒证

症状：心烦易怒，身黄目黄，口干口苦，食少，腹胀满，胁肋刺痛，尿赤便干，舌质紫暗，苔黄腻，脉弦滑或滑数。

治法：清热利胆，泻火解毒。

处方：茵陈蒿汤加减。方中茵陈、栀子、大黄清热利湿。

加减：酌加厚朴、水红花子、黄杨、半枝莲、白花蛇舌草等，解毒调气。加赤芍、牡丹皮、莪术凉血活血，加赤小豆、茯苓、猪苓、泽泻利水渗湿。尚可配用犀黄丸(《外科全生集》犀角、麝香、没药、乳香、黄米饭)。

4. 肝阴亏虚证

症状：胁肋疼痛，五心烦热，头晕目眩，食少，腹胀大，青筋暴露，甚则呕血、便血、皮下出血，舌红少苔，脉细而数。

治法：养血柔肝，凉血解毒。

方药：一贯煎。方中以生地黄、北沙参、麦冬、当归、枸杞子养血生津，更加以川楝子调肝。

加减：酌加鳖甲、龟板、牡丹皮、水红花子、女贞子、墨旱莲、半边莲凉血解毒，龟板胶、鹿角胶补益精血。尚可配用犀角地黄丸、六味地黄丸或杞菊地黄丸。鼻衄牙宣者，加大蓟、小蓟、白茅根、茜草根。

第四节　西　医　治　疗

肝癌治疗领域的特点是多种方法，多个学科共存。而以治疗手段的分科诊疗体制与实现有序规范的肝癌治疗之间存在一定的矛盾。因此肝癌诊疗须重视多学科诊疗团队的模式，从而避免单科治疗的局限性，为患者提供一站式医疗服务，促进学科交流，并促进建立在多学科共识基础上的治疗原则和指南。合理治疗方法的选择需要有高级别循证依据支持，但也需要同时考虑地区和经济水平差异[3,4]。

一、一般治疗

（1）卧床休息，减少体力消耗，减轻肝脏负担，病情稳定后加强适当运动。

（2）加强病情监护，评估神经状态，完善相关实验室检查，包括血常规、凝血功能、肝肾功能电解质、血脂、病毒相关指标、免疫抗体、体液免疫、肿瘤指标、腹部影像学检查等，定期监测评估。

（3）注意纠正水电解质及酸碱平衡紊乱。

二、药物治疗

（一）抗肿瘤全身治疗

对于没有禁忌证的晚期肝癌患者，全身治疗可以减轻肿瘤负荷，改善肿瘤相关症状，提高生活质量，延长生存时间。其中包括分子靶向药物、系统化疗、免疫治疗及中医中药治疗。

（二）抗病毒治疗

参考第五章抗病毒治疗的相关内容。

（三）并发症的防治

参考第六章并发症的治疗的相关内容。

三、手术和其他治疗

（一）手术治疗

肝癌的外科治疗是肝癌患者获得长期生存的最重要手段，主要包括肝切除术和肝移植术。

1. 肝切除术

肝切除术的基本原则：① 彻底性，完整切除肿瘤，使切缘无残留肿瘤；② 安全性，保留有足够功能肝组织，具有良好血供及良好的血液和胆汁回流，以保证术后肝功能可代偿，降低手术死亡率及手术并发症。

2. 肝移植术

肝移植术是肝癌根治性治疗手段之一，尤其适用于有失代偿肝硬化背景，不适合切除的小肝癌患者。合适的适应证是提高肝癌肝移植疗效，保证宝贵的供肝资源得到公平合理应用的关键。

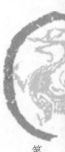

（二）其他治疗

1. 局部消融治疗

尽管外科手术是肝癌的首选治疗方法，但因肝癌患者大多合并肝硬化，或者在确诊时大部分患者已达中晚期，能获得手术切除机会的患者有20%~30%。近年来广泛应用的局部消融治疗，具有创伤小、疗效确切的特点，使一些不耐受手术切除的肝癌患者亦可获得根治的机会。局部消融治疗是借助医学影像技术的引导对肿瘤靶向定位，局部采用物理或化学的方法直接杀灭肿瘤组织的一类治疗手段，主要包括射频消融、微波消融、冷冻治疗、高功率超声聚焦消融及无水乙醇注射治疗等。局部消融最常用超声引导，具有方便、实时、高效的特点，结合多模态影像系统可用于观察超声无法探及的病灶。CT及MRI引导技术还可应用于肺、肾上腺、骨等转移灶的消融等。

2. TACE

TACE在国内亦称介入疗法，介入治疗目前被公认为肝癌非手术治疗的最常用方法之一。要求在数字减影血管造影机下进行，必须严格掌握临床适应证，必须强调超选择插管至肿瘤的供养血管内治疗，必须强调保护患者的肝功能，必须强调治疗的规范化和个体化。如果经过4~5次治疗后肿瘤仍继续进展，应考虑换用或联合其他治疗方法，如外科手术、局部消融和系统治疗及放疗等。

3. 放疗

放疗分为外放疗和内放疗。外放疗是利用放疗设备产生的射线、光子或粒子，从体外对肿瘤进行照射；内放疗是利用放射性核素，经机体管道或通过针道植入肿瘤内。

第五节　名老中医学术经验

许多名老中医长期从事中医药防治肝癌的领域，积累了丰富的临床经验，现将各位医家的学术经验总结如下。

一、关幼波教授论治经验

关幼波教授从医60余年，遍涉中医内、外、妇、儿各个专业，尤其擅长肝病及内科杂病的中医诊疗。

"中州脾胃理论"是关幼波教授学术思想的核心，其提出"调理肝脾肾，中州要当先"的治疗原则，对于各类肝病的不同时期，都有其重要作用，对于肝癌的治疗亦如此[5,6]。他提出"中州理论"，认为脾胃乃人体最重要的脏腑器官，经历代医家研讨，至金元时期李杲将前人之学说系统完善地阐述，流传至今。关幼波教授在临床治病中，尊崇脾胃之说，并将气血辨证应用其中，认为血行通畅离不开气的推动与固摄作用，气血充足，正气强健；反之，气血虚弱，生化乏源，诸病皆生同时，不忘调理气机，将补益气血之法与健脾理气之法相互结合，防止甘温药物过于滋腻,阻碍脾胃正常的升降功能,时刻强调重视脾胃,顾护中州,由此形成了独具特色的中州思想。关幼波教授认为脾为土脏,为五脏之中心,胃乃水谷气血之海,其腐熟水谷的功能促进脾之运化,糟粕经大肠排出体外,精微物质经脾之运化升清,布散周身。所以,脾胃功能强弱,对其他脏腑疾病的发生、发展、转归、预后起着重要作用。若思虑、饮食、劳逸过度致使脾胃损伤,则可导致气滞、痰湿、血瘀等诸多病理产物的生成,阻碍气血的运行,气机的升降。根据其中州思想,将肝病分为肝胆湿热证、肝胃不和证、肝郁脾虚证、脾失健运证、脾肾两虚证、气血两虚证、肝郁血滞证、气虚血滞证、痰瘀互结证、肝肾阴虚证;以及治肝十法:清利湿热、平肝和胃、健脾疏肝、健脾和中、健脾补肾、滋补肝肾、补气养血、行气活血、补气活血、活血化瘀。十种证型与治法中,治脾,重在健脾益气,脾在于养;治肝,重在理气活血,肝在于调。治病以调肝养脾、益气活血为主,此法为关幼波教授注重肝脾理论,气血辨证的理论体现。

"痰瘀"学说是关幼波教授的重要学术思想,对于许多疑难杂症,多从痰瘀论治,制订了很多治疗痰瘀的治则治法,取得了较好的疗效[6]。但其治法,不论从治痰之源,祛瘀之根,调畅气机之升降,均离不开调理肝脾。痰瘀是气血生理功能失常形成的病理产物,又可作为继发病因进一步加剧气血关系的失调。痰瘀与气血病理变化之间互为因果,形成互助之势。针对这种病理演变,关幼波教授以气血辨证为基础,制订了治痰必治气、治痰要活血、治瘀需治气、治瘀必化痰等痰瘀论治原则。

肝藏血,主气机,气血辨证治疗慢性肝炎尤为重要。慢性肝炎,病程日久,外邪久留,正邪相搏,耗气伤血;或肝失疏泄,脾失健运,运化失司,气血不足;久病正气亏虚,血行瘀滞,脏腑功能失调,气虚血瘀为慢性肝炎的基本病机,调补气血为治疗慢性肝炎的关键。久病必虚,久病必瘀;虚者更虚,瘀者更瘀,故调补气血。益气活血为基本治法。

脏腑功能的盛衰,又与气血的盛衰密切相关。脾为后天之本,气血生化之源,脾失健运,日久化源不足而致气血两虚。肾藏精,精可化气,气可化血藏于肝,肾精不足,日久则无以化气血。气虚不能行血,血行迟缓而血滞,血滞日久则瘀结凝聚成痞块,瘀血不去则新血不生,相互影响,气血日益虚损。故肝病日久,脏腑功能日衰,气血日损。五脏六腑,四肢百骸,无不由气血所充盈,濡养和调节其功能。气血虚则整体功能衰退,气血充则整体功能旺盛。故慢性肝炎的治疗应当扶正以祛邪,既从整体观念出发,重视调治肝脾肾各脏的功能,同时又要注意调理气血,而达正复邪去病安。

关幼波教授认为慢性肝炎若失治、误治,常进一步发展为肝硬化,失代偿期可见腹水,症见腹部胀满、下肢水肿等,诸多医家常用攻下之法,在治疗此类疾病时提出补气利水之法,强调治水非一味攻伐,常应用大剂量黄芪,最多时可达 120 g,黄芪有补气健脾、升阳、利尿、固表、托毒的功效,补益中焦之气,恢复脾之升清降浊的作用,使清气得升,浊气得降。关幼波教授亦善用旋覆花、赭石,二药均有理气化痰之功,适用于一切气机不畅,病于中上焦之证。慢性肝炎患者病位在肝,常见肝气横逆,引起胃气上逆,症见呃逆、嗳气、胃脘闷堵等;若肝气夹痰为病者,用之疗效更佳,以两药调理气机,化痰消痞,恢复脾胃升降功能。关幼波教授遵循李杲之思想,应用益气健脾药物的同时,常加入佩兰、藿香等风药芳香化湿醒脾。针对肝肾不足、脾肾两虚之证,关幼波教授擅用乌鸡白凤丸,此方为龚廷贤所创,用于治疗妇科月经不调等病,而关幼波教授常将本方用于慢性肝炎后期,湿热之邪耗伤阴血,而致肝肾不足等

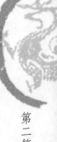

证,嘱患者在中药汤剂基础上加服 1 丸乌鸡白凤丸,调理气血,滋补肝肾,阴阳互生,肾阳得充,脾阳得养。关幼波教授在临床治疗中总结经验,最终创立了健脾舒肝丸、滋补肝肾丸等,强调扶正为主,祛邪为辅,以调理脾胃为用药基本法则。如肝癌出现上述辨证,按其论治。其中健脾舒肝丸为党参 12 g,山药 12 g,炒薏苡仁 12 g,陈皮 12 g,草豆蔻 6 g,当归 10 g,白芍 12 g,柴胡 10 g,郁金 10 g。关幼波教授临床常用调理肝脾气血的药物,如白芍、柴胡、赤芍、泽兰、香附、白术、当归、黄精、藕节、丹参等,其中泽兰与藕节是关幼波教授理血治瘀常用药对。泽兰:辛散肝郁,芳香疏脾,活血散结通络,善统左右肝脏之血,活血不伤正,养血不滋腻,药力横向作用,对所云"门静脉循环障碍"确有通达之力。藕节:入肝、肺、胃经,入肺可升,入胃能降,行上下通行之血,其通而有节,止中有行散之意,散瘀止血,凉血养血,利水通经,兼有开胃之长,为血中气药,气血兼行。泽兰合藕节,通行全身之血,药性轻灵平和,行血不动血,活血又养血,适用于血滞血瘀的一切证候[7]。

二、钱英教授论治经验

钱英教授是首都国医名师,从事中医肝病临床工作多年,积累了丰富的临床经验,取得较好临床效果,针对肝癌的病因病机、遣方用药有其独特见解。钱英教授认为积聚的形成主要因正气不足,脏腑失和,气滞、血瘀、痰湿蕴结于腹而成,或胀或痛,这同原发性肝癌病因病机、临床表现基本相符,因此原发性肝癌的中医诊断上考虑积聚诊断,但积聚诊断缺乏特异性,对肝癌的病位无描述,故其中医病名诊断仍需进一步探讨。

钱英教授主张用药以平为期。所谓"平"在《素问·阴阳应象大论》记载:"谨察阴阳所在而调之,以平为期。"此处提出"平"的意义在于阴阳平衡,无盛无衰,达到阴平阳秘。明代大医李中梓的《医宗必读》中强调积聚的治疗"屡攻屡补,以平为期"。肝体阴用阳的生理特点决定了肝癌的治疗中平衡阴阳的重要性。肝癌患者肝脾肾虚损更甚,调补各脏腑的亏损而达平衡是重要方面。因此,钱英教授于肝癌辨治选药过程中将以平为期发挥得淋漓尽致。钱英教授的用药特点在于攻补兼施,还体现在平衡诸脏腑阴阳的关系。以平为期,即药用四气五味平衡、平稳,又强调攻补兼施手段使得各种矛盾和平共处,正邪统一共存。肝癌治疗中通过体用同调达到"平"。补肝体兼疏肝理气、祛湿消瘀等方法通降气机,助气血疏通,以达"平"之效果。

钱英教授的主要治则为"扶正解毒消积"。历代医家对于肝癌相关病症,多数秉承"扶正解毒"的基本理念。钱英教授亦将"扶正解毒消积"贯穿于个人学术思想中。强调扶正为了祛邪、祛邪为了保正。强调湿热疫毒是肝癌的起始病因,由此产生气滞、湿阻、痰浊、血瘀等病理过程,故肝癌的治疗中清热、解毒、疏肝、祛湿、化痰等解毒消积应贯穿肝癌的始终。但切记肝体受损是肝病的根本,扶正重于解毒消积。扶正主要体现在滋补肝肾、和血调肝、益气健脾。和血调肝主要以养为主,兼疏清。养肝以滋肝、柔肝、补肝为主,兼疏肝、清肝、泻肝、凉肝达体用同调之目的。益气健脾包括温补脾阳、运化脾气、健脾和胃等法运化湿浊、补后天之本,达到补肝体之效。滋养肾阴,温补肾阳,达到滋养肝阴、制约肝阳作用。正气不足是毒邪发病的内在根源,毒邪侵袭是肝癌发生的始动因素。毒作为一种病因,在《黄帝内经》中有所论述,包括寒毒、湿毒、热毒、清毒、燥毒、大风苛毒等,并指出毒邪不是一种独立致病因素,是邪气演变之产物。肝癌中毒多为湿毒、疫毒、风毒、瘀毒、癌毒,依据不同病理特点利湿毒、清疫毒、祛风毒、化痰毒、解癌毒。

钱英教授辨证论治原发性肝癌的常用治法均建立在对"肝郁脾肾气血虚,湿热疫毒残未尽"的病机关键的认识上。临证处方,钱英教授常采用益气、养阴、和血、通络、祛风、解毒、利湿、清热等多种复合治法,不拘成方,分别按照治法遣药,处方杂而不乱,选药强弱及剂量大小均按病机斟酌,丝丝入扣,甚为精当。

钱英教授在肝病治疗上继承关幼波教授关于气血的理论,尤其是在肝癌的治疗中体用同调的辨治特点,其也是基于气血辨证基础。从经典处方四物汤、柴胡疏肝散等方药得到启发,结合气血辨证特点,钱英教授认为无论是补气血还是解肝郁的经典方均为补血调气双用,因此在其创立的治疗肝癌的经验方斛芪散中蕴含气血双调之意。

(1)补气健脾法:肝癌属于"积"的范畴,按照《难经》属于"脾之积"。补气健脾法用于肝癌的治疗固然属于常用治法,但肝癌属于脾之积,脾失运化,气滞血瘀痰阻,本来已经难行,若徒知补脾,则阻塞更甚,必增鼓胀。若多用辛燥理气之品,则犯虚虚之戒,而不知肺司一身气机,与宗气的运行有莫大的关系。《金匮要略》中指出"大气一转,其气乃散",张锡纯在《医学衷中参西录》中提出:"人之一身,皆气所撑悬也。此气在下焦为元气,在中焦为中气,在上焦为大气。膈上有大气,司呼吸者也,膈下有中气,保合脾胃者也,脐下有元气,固性命之根蒂者也,当吸气入肺时,肺泡膨胀之力,能鼓舞诸气,节节运动下移,而周身之气化遂因之而流通。"刘渡舟曰:"三焦通畅,大气一转,则湿热浊秽尽化,而氤氲之气乃行。"钱英教授治疗肝癌强调扶正消积,而于健脾理气的运用中则非常强调调补大气,肺之气充足,且大气周流,积自易消。调补大气之法,常用药物黄芪、人参、升麻、炙甘草、陈皮,兼与厚朴、麻黄等药宣降肺气,使气机流通,常用补中益气汤联合葶苈大枣泻肺汤等。

(2)和血调肝法:钱英教授从事肝病治疗50余年,勤求古训,博采众方,穷极历代各家,而于唐宗海、王旭高二家受益最多,又侍诊于先师关幼波之侧10余载,深悟治疗肝病必用和血之法。言和血而不言活血者,并非标新立异,盖"和血"者,气血冲和之谓,既为治疗之大法,又为治疗之最终目的。肝癌属于虚劳积聚,阴阳伤损,血气凝涩,不能宣通经络,故积聚于内也。钱英教授认为,《金匮要略》将血瘀虚劳列为一篇,盖已明示虚劳、血瘀往往相兼,虚损生积,必然经历血病阶段。故治疗肝癌从虚劳积聚论证,关键在于和血,即通过和血,扶其正,和其血,愈其劳损,法其瘀血,故云和血而非单纯活血。"肝藏血",血为体,补肝血,养肝阴,肝体充足,疏肝气、肝阳,调畅肝用,肝络通畅,最终达到气血冲和的目的,正气存内,得以扶正。和血则包括补血、养血、活血、通络、化瘀在内,钱英教授认为肝癌患者更应注重和血养血。活血化瘀之法属八法中"消法"范畴,久服伤人正气,故应调补血,扶正养血,血行通畅,而决不能滥用活血化瘀之法。和血养血用当归、赤芍、丹参、白芍、鸡血藤、益母草等,其中"丹参善活血分,去瘀生新,补血生血,功过当归、熟地黄;调血活血,力甚芍药,逐瘀生新,性倍川芎。"故《伤寒明理论》云:"丹参一物,而有四物之功。"《神农本草经》云:"也腹邪气,肠鸣幽幽如走水,寒热积聚,破症除瘕,止烦满,益气。"其是钱英教授最为常用和血调血常用药物。常用方剂为桃红四物汤、补阳还五汤等。

(3)滋补肝肾法:钱英教授反复研读《黄帝内经》,启发了很多思路,结合自己多年的临床肝病实践,于治疗肝病中强调滋补肝肾,提出"见肝之病,其源在肾,亟当固肾"的指导思想和肝肾同治的治疗原则。肝癌病程日久，病证复杂，湿热、肝郁日久很容易化火耗伤阴血，其中很重要的就是伤及肾阴。肝为藏血之脏，每当肾阴虚肾水不足，肝木得不到肾水涵养，必然导致肝血不足，因此在治疗肝癌过程中强调滋补肝肾也是源于肝肾同源，但补肝阴则泉源不足，肝肾同补则生化无穷，事半功倍。钱英教授临床滋补肝肾常用药物为槲寄生、枸杞子、女贞子、山茱萸、生地黄、熟地黄、巴戟天、淫羊藿、怀牛膝、菟丝子、黑附片、肉桂等。槲寄散、一贯煎、六味地黄丸、肾气丸等为钱英教授最常用方剂。

（4）逐瘀通络法：钱英教授认为肝癌是肝脾受损，湿热、痰浊、水饮内生，阻滞气机，郁结络脉，气机郁结不畅，瘀血内阻，或湿浊内生，气滞血停，湿瘀互结，阻于肝脉结而成积，因此钱英教授在治疗肝癌时常采用逐瘀通络法。其治疗特点是结合任应秋老师和肝法，注意在补肝气的基础上伸其郁，只有舒肝气才能开其结；注重伸郁开结与调肝补血并用，即"郁瘀并治"，常用药物有水红花子、莪术、苦参、桃仁、三七、王不留行、路路通等。本法应用时要注意逐瘀通络药物不可过大，否则易造成出血、中毒等反应。如水红花子，味咸性寒，治胁腹痛积、水肿、食少腹胀。成人用量每日口服 6 g 为宜，疗效最佳，过大剂量反而有害。投药物时应结合患者的体质虚实、应用的时机，乃至与其他治法的配合应用等。

（5）清热解毒法：据统计，我国肝癌人群中有 78% 为 HBV 感染，这种感染多由疫毒之邪所致，疫毒贯穿于肝癌的自始至终，病邪具有湿滞、阴凝、毒聚、阻络、伤气、碍阻、传变的性质。针对这一特点，治疗宜采取清热解毒的法则，重用解毒化瘀方药，使病情得到控制和好转，扭转病机，控制病情进展。吴有性《瘟疫论》中"知邪之所在，早拔去病根为要"，刘松峰在《松峰说疫》中"真知其邪在某处，单刀直入批隙导窾"的截断病源之说，提倡清热解毒。湿热疫毒是肝癌发病之始动因素，正气亏虚是疾病难控制的关键，因此在扶正同时勿忘祛邪。正如《景岳全书》所言："病久致羸，似乎不足；不知病本未除，还当治本。"因此，临床上肝癌虽见虚证，亦不可纯虚论之，应结合患者湿热疫毒的情况进行适当清热解毒之法。钱英教授治疗肝癌，秉承关幼波教授的经验，强调清热解毒之药的应用。临床上钱英教授常用的药物包括重楼、败酱草、板蓝根、蒲公英、马鞭草、炒栀子、白英、蛇莓、黄芩、虎杖、垂盆草、鸡骨草、茯苓、白花蛇舌草，常用方剂为薏苡附子败酱散、五味消毒饮。

（6）疏肝解郁法：由于湿热滞留、情志不畅导致肝失疏泄，即肝郁之证，肝郁贯穿肝癌病程的始终，尤其在早期多见。其证候特点是胁肋胀痛，喜叹息，得矢气则舒等，患者往往容易郁闷不畅，动则易怒，甚至影响饮食和睡眠。钱英教授特别强调情志对人体的伤害，肝主疏泄，喜条达，恶抑郁，其中暴怒和抑郁最容易伤肝，疏肝解郁可使人体气机舒畅调达。所以肝癌临证中多加疏肝解郁之法使肝气疏泄，解除郁积。根据病情程度又分为：调气法，为治疗较轻患者的方法，药物选用佛手、香橼、苏梗、荷梗、白梅花、玫瑰花等；理气法，治疗病情中度的患者，药物选用陈皮、枳壳、厚朴、郁金、香附、川楝子等；破气法，治疗重度疾病方法，药物选用青皮、枳实、三棱、莪术、槟榔等。肝癌患者多在肝硬化基础上发生，肝体受损、肝用无能、疏泄无力是其特点，而一般疏泄理气药诸如木香、青皮、三棱等有温燥破气伤阴之弊，用于肝癌犹如枯木加焚，故在选用理气药时慎之又慎，常用佛手、香橼、绿萼梅、郁金等性平味微辛之品，且与滋补肝阴之药并施，意在调治肝用。常用方剂为逍遥散、柴胡疏肝散、小柴胡汤、半夏泻心汤、痛泻要方等。

（7）消痰散结法：脾胃为气机升降之枢纽，脾胃受损日久，机能失调乃成生痰之源，故

痰的生成关键责之于脾,脾失健运,水湿停聚,则生痰浊。痰浊性腻而黏,若停留蓄积与气血相互搏结,久则可形成以痰为主的积聚,蕴结成毒,故消痰散结为治疗肝癌的重要治法之一。关于"治积要治痰",是钱英教授继承关幼波老中医的经验得来的。关幼波教授在治疗黄疸的过程中提出"治黄要治痰"的理论。湿热相争,困阻中州,脾运失调,多所生痰。钱英教授灵活地借鉴前人经验。这一方法对消散积聚是一种有效的治疗手段。常用药物有半夏、杏仁、橘红、莱菔子、川贝母、旋覆花、白芥子、瓜蒌、刘寄奴、鬼箭羽等。常用方剂为二陈汤、平胃散、涤痰汤。

三、王灵台教授论治经验

王灵台教授临证40余载,精研古籍,博采众方,经验丰富,对肝癌的辨治有独到的见解,并在临床上取得了较好的疗效。

病机为正气不足,瘀热毒互结。首先,王灵台教授认为正气不足是原发性肝癌发病的关键所在,患者多由于正气亏损,不能有效抵御毒邪而致肿瘤形成[8]。《素问·刺法论》云:"正气存内,邪不可干……邪之所凑,其气必虚。"《诸病源候论》指出:"癥者,由寒温失节,致脏腑之气弱,而饮食不消,聚结在内,染渐生长,块段盘牢不移动者,是癥也。若积引岁月,人即柴瘦,腹转大,致死。"其次,饮食不节或不洁、情志失畅、外感淫邪,均能伤及人体脏腑,使人体正气亏损,阴阳失调,气血运行失司。气为血帅,气虚则无力推动血液正常运行,导致血阻脏腑脉络;而肝为刚脏,藏血,主疏泄,性喜条达,气血运行不及,往往导致血阻肝络,特别是慢性肝炎患者,由于病久迁延,一方面邪毒内积,滞留不去,另一方面正气亏损,脏腑失调,导致痰、热、瘀等病理产物停留,两邪相客,互相搏结则为积。总之,肝癌属本虚标实之证,本虚主要为脾肾两虚,标实则为热毒内蕴、痰瘀互结。本病发病之初多为肝郁脾虚,气滞血瘀,若邪毒久耗,则气郁化火,湿热内生,瘀毒互结,肝肾亏损,临床可见消瘦、积块、黄疸、鼓胀、疼痛等症状。晚期因邪毒耗气伤阴,则正气亏损,可致脾肾两虚;气虚不摄,血动窍闭,临床可见消化道出血、肝昏迷等症。热毒痰瘀互结、脾肾亏虚两者互为因果,恶性循环,形成重症顽疾。

辨证论治,攻补兼施。王灵台教授根据原发性肝癌形成的病因病机,主张辨证施治,总体治疗原则为扶正祛邪。扶正以补益脾肾为主,可在四君子汤的基础上适量加用补肾药物,如枸杞子、肉苁蓉之类;注重阴阳并补,力求补而不腻,温而不燥。攻邪以解毒清热、化浊祛瘀为主,但须注意中病即止。正如《素问·六元正纪大论》所云:"大积大聚,其可犯也,衰其大半而止,过者死。"

分期治疗,调和阴阳。王灵台教授认为原发性肝癌当以扶正祛邪为总体治疗原则,但应结合疾病不同发展阶段的临床表现和病机变化特点,在分期辨证施治时有所侧重。初期多见热毒内结,治疗重在"消";中期每呈脾虚瘀阻,治疗重在"平";晚期常为脾肾两虚,治疗重在"补"。初期:患者多呈邪实之象,可见两胁胀满疼痛,按之更甚,精神尚可,口干苦,大便干,舌红,苔黄腻,脉弦等症。张从正云:"夫病之为物,非人身素有之也,速攻之可也,速去之可也……去邪即是扶正。"王旭高言:"补脏阴为治本之缓图,清郁热乃救阴之先着。"王灵台教授认为此期患者正气尚存,邪实初起,治疗重在"消",祛邪以安正,以清热解毒、化瘀消癥

为大法。中期：患者多见胁部肿块渐大，多见消瘦乏力明显，精神萎靡，少气懒言，大便稀溏或干，舌淡红，苔薄白腻，脉细等症。此期邪毒内侵，患者正气已虚，治疗重在"平"，以扶正为主，着重调理中焦，顾护胃气，兼顾祛邪。晚期：肿瘤增大或转移，患者多见形体消瘦如柴，面色晦暗，腹胀如鼓，舌质暗，苔少，脉沉细等症。此期患者正气大亏，邪气盘踞，治疗重在"补"，治宜健脾补肾，顾本滋元，寓攻于补；万不可图一时之快，猛伐邪气，而犯虚虚实实之戒，使得正亏病进，治无效验。

中西并举，综合治疗。前人云："病在脏腑，针药有所不及。"王灵台教授虽然谙熟肝癌之中医治法，但主张中西医互补，适合西医手术的，应及早作根除治疗。医者不可盲目自大，一定要掌握时机，按照循证医学之要求，合理运用西医疗法，以求取得最佳的治疗效果。以王灵台教授之见，手术或介入、化疗后即以中药调治，可减轻西医治疗的不良反应，尤能提高患者的生存质量，延长生存时间。

防护，顾护人体正气，未病先防。王灵台教授强调，肝癌是恶性程度较高的肿瘤之一，患者发现时往往已处于疾病晚期，失去了最佳的治疗时机。因此，一定要中西医结合，谨遵"未病先防，已病防变"的古训，争取做到早预防、早诊断、早治疗。针对原发性肝癌的高发人群，尤其是慢性乙型肝炎后肝硬化的患者或有家族史的高龄患者，一定要定期检查 B 超及肝功能、AFP 等指标，争取尽早发现肿瘤，及时采取适宜的方案对症治疗。同时要积极治疗原发病，如 HBV 载量高者一定要控制病毒，稳定肝功能，以降低肝癌发生的可能。对于已发肝癌的患者，在治疗的同时，要注意指导患者进行生活调理，如调畅情志、戒烟酒、避风寒，同时要加强饮食调理，安排合理的营养餐，积极固护正气，以提高生活质量和存活率。

王灵台教授总结多年的临床经验，以自创补肾方治疗原发性肝癌和其他慢性肝炎，取得了较好的临床疗效。补肾方由巴戟天、菟丝子、肉苁蓉、桑寄生、生地黄、枸杞子、何首乌等药物组成，寓阴阳双补于一体。王灵台教授临证常以补肾方为基础治疗原发性肝癌，并根据患者具体病情随症加减。如脾虚明显，乏力纳差者，可加生黄芪、太子参、鸡内金以健脾益气，以资化源；阴虚明显，口干喜饮、大便干、脉细数者，酌加石斛、麦冬、女贞子、当归以滋阴养血；阳虚者，加炮姜、杜仲、川续断以温补脾肾；邪热盛者，加黄连、虎杖、白花蛇舌草、蜀羊泉、半枝莲以清热解毒；瘀血明显者，酌加仙鹤草、赤芍、丹参、茜草以活血化瘀。王灵台教授重视活血化瘀药物的应用，但强调活血不可太过，一方面防止出血，另一方面也要防止活血药可能会加快肿瘤转移之弊，因此多选用赤芍、仙鹤草等既能活血又能止血之双向调节药物。气滞者，加枳壳、柴胡、八月札、川楝子以理气止痛。湿重则遵《医学正传》"治湿不利小便，非其治也"之大法，若寒湿重者加薏苡仁、砂仁、木香芳香化湿，湿热重者加车前子、泽泻清热利湿。痛甚者，加白芍、延胡索柔肝缓急，理气止痛；肿块明显者，加鳖甲、夏枯草、牡蛎等软坚散结。

四、姜春华教授论治经验

姜春华教授为恽铁樵中西医汇通流派的三代传人，著名中医学家，中西医结合主要倡导者之一，师从陆渊雷先生，悬壶执教于沪上。青年时期博览经、史、子、集及中医经典，尤喜研读中医医案，后又自修西医课程。姜春华教授在继承陆渊雷"以今日之理释古人之法"的中

病毒性肝炎的中西医结合治疗

西医汇通思想基础上,倡导西为中用,古为今用。通过实验阐明了中医证候具有与现代医学认识相似的物质基础,为中医辨证思想注入现代医学科学内涵,提出"辨病与辨证相结合"及"截断扭转"的学术创见,并付诸临床实践,为中西医结合诊治当代疾病提供了新思路[9]。

"截断扭转"的学术观点是强调早期治疗,力图快速控制病情,截断病邪传变深入,扭转阻止疾病恶化。此法用于治疗温病和抢救危急重症成绩斐然,其"截断扭转"与"先证而治"的辨证思想亦适用于治疗杂病,对于肝癌的治疗亦遵循其原则。

中医学"治未病"的思想源于《素问·四气调神大论》中的"圣人不治已病治未病,不治已乱治未乱,夫病已成而后药之,乱已成而后治之,譬犹渴而穿井,斗而铸锥,不亦晚乎?"其后《金匮要略·脏腑经络先后病脉证》有"见肝之病,知肝传脾,当先实脾"的治疗原则。"先证而治"的思想自古有之,是在辨证论治基础上的发展,是辨病与辨证相结合的典范。所谓"证"即证候,是机体在疾病过程中某一阶段的病理概括,具有阶段性和时效性的特点,是不断发展变化的;而"病"是对疾病总体属性的概括,一种病可以包括很多证。运用"截断扭转"的思想治疗杂病需在辨病的基础上结合辨证,医者不仅要着眼于治疗当下证候,还要在后续证候未出现之前兼顾干预,以防疾病发展恶化出现后续证候,即先证而治。要做到先证而治,首先必须将疾病整个发展过程的变化规律熟稔于心,料知预后,在相应的证出现之前预先落实治疗措施,药先于证,先发控制,方能截断疾病的发展蔓延,以求提高疗效,缩短病程。

截断理论的核心是采取果断措施和特殊方药,直捣病巢,祛除病邪,快速控制病情,截断疾病的发展蔓延,以求提高疗效,缩短病程。这一核心思想,就是"先证而治",掌握疾病整个发展过程的变化规律,料知预后,提前一步,有预见性地先发制病,未证先治,药先于证,在相应的证出现之前预先截治,对提高疗效、缩短病程有着重要的实际价值。

"截断扭转"与"先证而治"相结合的法则从另一个侧面提示辨证论治,不仅是因证施治,而是证用是药,它还包括从病证的全面趋势和个体特异性出发,立高一步,先手予强。从根本上掌握病机,灵活主动、积极果断地采取"截断扭转"措施控制证的发展。"先证而治",就是阻断、制止、实效预防疾病破坏性进展的重要措施,也是姜春华教授倡制"截断扭转"辨证思想的重要理论根据! 进一步体现和发展了中医学辨证求本的传统精神。

(1) 重用清热解毒药:姜春华教授常用的清热解毒药有白花蛇舌草、苦参、黄连、黄芩、黄柏、栀子、大青叶、板蓝根、龙胆草、败酱草、蒲公英等。阻止肝昏迷、出血、HRS、脑水肿的出现继而退黄,纠正肝功能,有明显实效。姜春华教授治肝癌伴有重症肝炎,称其为急黄、瘟黄,将大量黄柏加入茵陈蒿汤中,并重用田基黄、马蹄金、垂盆草、岗稔根、矮地茶等,清瘟解毒,是"截断扭转"重症肝炎的逆变,是"截断扭转"重症温病病势发展的重要手段。

(2) 早用攻下直折:姜春华教授用攻下直折,首推大黄。其认为有开门祛贼、黎庭扫穴、勘定祸乱、推陈致新之功。如治疗暴发性肝炎,大黄可用至 30 g。姜春华教授用大黄最重可至 50 g,用生不用熟,更不取炒用,认为炒后则药性大变,无直折截断之力,若大便已通仍需用大黄者,可将大黄先煎,攻下虽缓,仍有直折病原、清扫残邪之效,堪为妙法。

(3) 及时活血化瘀:凡血脉运行不畅甚至凝聚阻塞,或离经之血积于体内所产生的瘀血证,可触发脏腑功能逆变而突发急病急症,姜春华教授治瘀血证首创活血化瘀十八法:活血清热法、活血解毒法、活血益气法、活血补血法、活血养阴法、活血助阳法、活血理气法、活血攻下法、活血凉血法、活血止血法、活血开窍法、活血利水法、活血化痰法、活血通络法、活血祛风法、活血软坚法、活血攻坚法、活血祛寒法。在急症临床中及时活血化瘀,其重要意义还突出为截止急病的发展。姜春华教授治大出血,推荐唐宗海一说:"故凡吐衄,无论清凝鲜黑,总以祛瘀为先。"这个就是提前截断,减少或防止大出血,比见血止血或见亡血症时被动救治积极得多。姜春华教授治瘀血之大出血者,如吐血、便血等,活血重于止血。例如,他擅用大黄、桃仁、当归、蒲黄、三七、益母草等疏通瘀道、引血归经。勿止血而血止,对有些出血证,常先用活血化瘀药截防。

(4) 迅速固正防脱:急难重危病症已到极期或晚期,邪正久搏,正不胜邪或津耗液枯,水涸精竭,亡阴在即,或元气虚弱,真火衰微,亡阳旋踵。值此危急关头,常速予固正防脱在先,截阻亡阴亡阳。尽可能避免阴阳离决,精气乃绝的败象。温毒燔灼高热不退,凡出现干光红绛舌,脉细沉数,虽有津耗液枯,尚未亡阴,需预先大力滋护真阴,壮水增液,津润枯以固正防脱。如大剂量鲜生地黄、北沙参、玄参、麦冬、玉竹、鲜石斛、天花粉、藕汁等或加西洋参另煎灌饮。姜春华教授认为热病极期,存得一分津液,便有一分生机,迅速先增一分津液,多增一分转机。这样扶正祛邪,更加主动,疗效证明,提前将护津增液配合在清热解毒或凉血散瘀之中,不仅能固真阴、防阴脱、截阻亡阴亡津液,还能有力地调动元阴,扭转危势,反击温邪。若阴邪盘踞,久寒斥阳,舌现灰淡胖白,脉弱沉迟,虽未亡阳,元气真火已渐衰颓,需预先着重煦护真阳,壮火温元,固摄命门以救逆防脱。此时姜春华教授常用复方大方,人参、附子、干姜、肉桂、龙骨、牡蛎同用,并加仙茅、淫羊藿、肉苁蓉、巴戟天、锁阳等守纳肾元。姜春华教授认为阴霾极期,守得一分阳气,便有一分生机。迅速先充一分元阳,加大救逆力度,益火之原以消阴翳,扭转更有胜算。对于大出血患者,姜春华教授十分重视预防亡血气脱的出现。除截止出血外,重在先补元气,认为有形之血不能速生,无形之气所当急固。常迅速用独参汤或重剂黄芪、白术益气固本防脱。姜春华教授在病房抢救时迅速灵活运用固正防脱法救治因失血、脱液、重症感染等引起休克、衰竭等危急重症,每能扭转病势,截阻亡阴亡阳的发生,重返生机。姜春华教授认为病至休克衰竭,中医抢救的关键是主动控制正颓邪獗的比势,截断扭转,在此一举。一是迅速果断固正防脱,速度要快,不能犹豫;二是辨证截断方药正确,措施得力有效;三是给药间隔时间和次数及用药剂量,都必须掌握适当,并随时根据病情变化相应调整。迅速有效地固本防脱,是截阻亡阴亡阳,避免阴阳离决的关键。由此验证,针对危急重病快、变、凶、重、危的临床特点,用"截断扭转"手段救危截变,以快速有效地控制病情的发展蔓延,对于急症临床的中医治疗确有重要价值。

五、康良石教授论治经验

康良石教授是首批国家级名老中医,从事肝病研究和治疗60余年,享有"南康北关"盛誉。康良石教授学术经验俱丰,是著名的"疫郁"理论的创始人。

结合对疫毒的认识,提出毒、瘀、虚为肝癌的核心病理因素[10]。康良石教授认为HBV属湿热疫毒,在因疫致郁、因郁致病的基础上常有木火自燔、中伤脾胃、下劫肾阴及冲任等病机演变,脏气伤损可致热毒、瘀血、痰湿等胶着重沓,正怯不胜邪,诸邪蕴炼化"毒"(癌毒)成形(瘤),其又进而阻滞经络气机,加重气滞热毒痰瘀而成恶性循环,真气进一步削减,表现为瘤体生长增大、黄疸、胁痛、鼓胀、消瘦等。

病毒性肝炎的中西医结合治疗

肝癌发病可分为早、中、晚三期，其表现各有特点，治法各异。因此，早期患者邪气较盛，正气未衰，若无禁忌证，首选手术等治疗，中药可全程联合治疗，或对不手术者可以中药为主。治则以祛邪抗癌，偏重清热解毒、活血化瘀、理气止痛为主法，佐健脾利湿；代表方为消癥舒肝汤，选择手术者术后以上法为辅，扶正固本为主。中期患者正亏邪恋，可采用攻补兼施的方法，用药以解毒抗癌与扶助正气兼施。晚期患者正气已衰，不耐攻伐，则以扶正为主，祛邪为辅，偏重健脾益气，滋养肝肾等，代表方是参芪三甲汤。

康良石教授将解毒化瘀法贯穿于肝癌的各期并注重以辨证为依据来调整祛邪、扶正的用药比例，故临床上常可取得满意疗效。康良石教授还强调肝癌应采用中西医结合综合治疗，手术、介入、射频消融等方法应纳入中医祛邪的范畴，其中抗HBV的治疗更是针对疫毒治本的关键。

康良石教授临诊辨治的代表证型如下。

（1）毒瘀肝脾证：症见胁下癥积，质地坚硬，胁胀或刺痛，身日瘦而腹日大，沉困怠惰，脘腹胀满，大便时溏或不爽，面色晦暗，蜘蛛痣，或血丝缕，或肝掌，舌晦暗或夹瘀斑，苔白或黄腻，脉弦或涩。治法：化瘀解毒，调理肝脾。方选：消癥舒肝汤。方中九节茶、龙葵草、白花蛇舌草、半边莲、半枝莲等大剂清热利湿解毒，配郁金、莪术、牡丹皮、田七等活血化瘀联合清热解毒的疗效起抗癌作用；伍仙鹤草、薏苡仁等以养血健脾利湿；合柴胡、佛手引诸药入肝，并能舒肝解郁、行气和胃。若兼见身黄，目黄，皮肤瘙痒，小便黄赤如浓茶，大便干结，苔黄腻或秽浊，脉滑数或细弦数，加田基黄、茵陈、七叶一枝花等加强清热利湿解毒化瘀；若胁痛加剧者，可加川楝子、延胡索、犀黄丸（包煎）等同煎，以疏肝理气，活血解毒而止痛；若腹水日增者，可加猫须草、葶苈子等同煎，以助通调水道，消除鼓胀；若发现患者性格改变或行为失常甚至神昏者，可加用石菖蒲、莲子心、连翘心等同煎，牛黄丸或至宝丹药汤送下，以助清热解毒，醒脑开窍。

（2）瘀毒伤损证：症见胁下癥积质地坚硬，表面凹凸不平，胁胀或刺痛，甚则牵引腹部攻痛，身日瘦而腹日大，神思困倦，气短懒言，纳减腹胀，泄泻完谷不化，面色萎黄、少华或晦暗，或面浮足肿，蜘蛛痣，或血丝缕，或肝掌，舌暗淡胖或夹瘀斑，有齿印，苔薄白或白腻，脉濡细或虚大。此型多见于肝癌后期或肝癌手术、化疗、介入等治疗后患者。治法：气血双补，化解瘀毒。方选：参芪三甲汤。方中生晒参能大补元气，配北黄芪、龟板、鳖甲、茯苓、薏苡仁、牡蛎以达到益气、健脾、滋阴、降火、扶正固本之效，能增强机体抗肿瘤、抑制肝癌和软坚散结的能力；合九节茶、龙葵草、白花蛇舌草、半边莲、半枝莲等清热利湿解毒化瘀之品以共奏扶正祛邪之功效；并结合患者体质及临床表现，辨证选用调理肝脾、温阳益气、滋养肝肾等中药。康良石教授认为手术或射频消融治疗后的患者常有气血的损伤，以气虚血瘀多见，治疗上应加强益气活血之品；而介入、化疗后的患者，常有恶心、纳呆、腹胀乏力、肝功能受损、血细胞下降等表现，治以健脾和胃为主，也须加清热解毒之品以排药毒。

此外，康良石教授还注重心理治疗、生活调养、食疗与药物治疗相互配合，通过言语开导及肝癌病友之间的交流，让患者克服对肝癌的恐惧，树立同疾病作斗争的信心与勇气，调整心态，并根据患者的实际情况给予食疗方面的指导，从而更有效地抵御本病的复发转移，提高生活质量，延长生存期。

（黄凌鹰）

参 考 文 献

［1］ 马婧,王霄,宋争放,等.肝癌 AASLD、EASL、JSH 指南及中国诊疗规范的比较[J].肿瘤预防与治疗,2019(11):1031-1038.

［2］ 杨英艺.近 10 年临床肝癌证候及方药文献研究[D].广州: 广州中医药大学,2017.

［3］ 吴孟超,汤钊猷,刘允怡,等.原发性肝癌诊疗规范(2019 年版)[J].中国实用外科杂志,2020,40(2):121-138.

［4］ 中华中医药学会.中医肝癌诊疗指南(草案)[A]∥中华中医药学会.2007 国际中医药肿瘤大会会刊[C].重庆: 2007 国际中医药肿瘤大会,2007:433-435.

［5］ 张晴,徐春军.关幼波“中州思想”在肝病辨治中的应用[J].北京中医药,2017,36(2):142,143.

［6］ 陈勇.关幼波“气血痰瘀”理论在肝病中的运用[A]∥江西省中西医结合学会、南昌市第九医院.江西省第四次中西医结合肝病学术研讨会暨全国中西医结合肝病新进展学习班论文汇编[C].宜春:江西省第四次中西医结合肝病学术研讨会暨全国中西医结合肝病新进展学习班,2014:22-25.

［7］ 李晶滢.钱英教授辨治原发性肝癌学术思想及临床经验研究[D].北京: 中国中医科学院,2015.

［8］ 王见义,赵莹,王灵台.王灵台治疗原发性肝癌经验探微[J].上海中医药杂志,2010,44(2):20,21.

［9］ 贝润浦.论姜春华“截断扭转”与“先证而治”的辨证思想[J].北京中医药,2010,29(8):586-589.

［10］ 阮清发,康旻睿,康素琼.康良石教授治疗原发性肝癌经验总结[J].中医临床研究,2014,6(20):71,72.

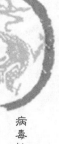

病毒性肝炎的中西医结合治疗

第九章　病毒性肝炎相关症状的诊断和治疗

第一节　乏　力

在肝病的主要临床症状中,乏力最为常见,也最为突出。乏力指肢体懈怠无力,甚至上肢不能持物或上举,下肢不耐行走,常伴困倦嗜睡、少气懒言、自我感觉精神倦怠、思维迟钝。

对于肝病患者产生乏力的病因病机说法多种多样,辨治也纷繁复杂。《素问·六节藏象论》中提出:"肝者,罢极之本。"《素问·痿论》曰:"脾主身之肌肉。"《素问·灵兰秘典论》曰:"肾者,作强之官,伎巧出焉。"本文根据《黄帝内经》论述,试从肝、脾、肾三脏角度,论述乏力的病因病机及相关辨治。

一、中医病因病机

(一) 肝为罢极之本

《素问·六节藏象论》曰:"肝者,罢极之本。其华在爪,其充在筋,以生血气。""肝为罢极之本"的理论依据主要是肝藏血、肝主筋、肝主疏泄。

肝藏血,包括贮藏血液、调节血量两个方面。"肝体阴而用阳",内贮阴血以制肝气生发太过,柔养肝体以防肝血亏虚。《素问·五脏生成》云:"故人卧血归于肝,肝受血而能视,足受血而能步,掌受血而能握,指受血而能摄。"可见目、足、掌、指等的运动需以血液作为基础,若肝内贮存血液不足,肝藏血功能减退,形成肝血虚,不能濡养四肢,可见周身无力。肝以血为体,肝血充盈,脑髓也得其濡养,髓海清明,不易倦怠。王冰曰:"肝藏血,心行之,人动则血运于诸经,人静则血归于肝脏。"肝脏通过主疏泄而调节全身气血津液。人体血液根据生理活动、情绪变化等进行调节,当剧烈运动或情绪激动时,机体对血的需求量相对增多,肝即通过疏泄的功能将肝内藏血输送至全身,满足生理需求,使机体不易疲劳;而当我们处于相对安静的状态或环境时,机体对血量需求减少,血液重回肝内。

肝主筋。《灵枢·九针论》曰:"肝主筋";《素问·五脏生成》曰:"肝之合筋";《素问·经脉别论》曰:"食气入胃,散精于肝,淫气于筋";《素问·痿论》曰:"肝主身之筋膜";《素问·平人气象论》曰:"脏真散于肝,肝藏筋膜之气"。以上均为《黄帝内经》中对于"肝主筋"的论述。王冰注解曰:"夫人之运动者,皆筋力之所为也,肝主筋,故曰肝者罢极之本。"吴昆曰:"动作劳甚,谓之罢极。肝主筋,筋主运动,故为罢极之本。"肝在体合筋,筋膜得血濡养而能约束关节肌肉,令关节滑利、屈伸有力,动作矫健且协调,肢体运动灵活,不易产生疲劳感。

《素问·上古天真论》云："丈夫……七八，肝气衰，筋不能动"，李梴提出"肝虚则关节不利，腰连脚弱"，可见人之运动由乎筋力，筋得肝血濡养而柔，若肝血亏损，不能养筋，则筋力不强，机体运动能力减退，躯体易感乏力不适。

肝主疏泄。其中包括疏泄气机、调畅情志、促进消化等作用。肝性条达，主升发疏泄。肝不仅维持气机的升降运动，也对情志、消化等功能有影响，对全身气机升降的平衡起重要调节作用。疏泄正常，肝气畅达，气血调和，脾升胃降，心肾相交，情志调畅，体健有力；反之，肝失疏泄，气滞不行，则见胸胁胀痛，腹胀肢肿，精神倦怠。肝主疏泄对情志起着重要的调节作用。正常的情志活动，主要依赖气血的正常运行，情志异常对机体生理活动有重要影响，也干扰正常的气血运行。正如杨上善所言："肝脏……主守神气出入，通塞悲乐。"肝的疏泄功能正常，人体就能较好地协调自身的精神、情志活动，表现为精神愉快、心情舒畅、理智灵敏；疏泄不及，则表现为精神抑郁、疲乏低落、多愁善虑、沉闷欲哭、嗳气太息等；疏泄太过，则表现为兴奋状态，如烦躁易怒、头晕胀痛、失眠多梦等。诚如清代《医碥》云："百病皆生于郁……郁而不舒，则皆肝木之病矣。"现代研究证实，产生疲劳的因素之一是情绪、心理调节失控。故疲劳产生后，人体常会出现抑郁、烦躁、睡眠不安等情绪变化。肝主疏泄，调畅气机，维持脾胃气机的升降正常，脾升胃降消化功能才能旺盛，故《素问·五常政大论》有"土疏泄，苍气达"，就是指肝气条达，才能保证脾胃的疏泄通畅，土得木疏，水谷及化，体健有力。反之肝的疏泄功能失职，气机不畅，气的运行障碍，可出现气滞不行的病理变化，多见胸胁胀痛，乳房发胀，肢体肿胀。若肝气郁结，脏腑经络气机壅塞不通，又可引起倦怠抑郁，腹部胀满，肠道鼓胀，叩之如鼓。肝气郁结，情志抑郁，可导致思维停顿，乏力懒言。思虑过度能损伤肝脏，影响人体机能，《三因极一病证方论》云："以其尽力谋虑则肝劳。"清代林珮琴《类证治裁》曰："七情内起之郁，始而伤气，继降及血，终乃成劳"，表明肝失疏泄与人体疲劳有关。

肝病多因感受外邪、情志所伤，或正气不足导致肝藏血或疏泄功能失调，则气血失调，筋脉失养，出现乏力症状。

（二）脾主肌肉，脾主运化，肝病最易传脾

《素问·痿论》曰："脾主身之肌肉。"《灵枢·经脉》云："足太阴气绝者，则脉不荣肌肉。"脾主肌肉四肢，又为气血生化之源，后天之本。若脾胃虚衰，则水谷精微化源不足，气血生化不利，气虚则无力推动，血虚则不能濡养，四肢百骸皆失濡养，故四肢困倦乏力，不耐劳作，人体机能下降，出现乏力症状[1]。黄元御《四圣心源》中曰："肌肉者，脾土之所生也，脾气盛则肌肉丰满二充实。"近代医家唐宗海汇通中西两家之学，对"脾主肌肉"有独特见解。他认为脾为太阴而属土，土为天地之肉，故脾应生肌肉；又认为"脾生油膜之上"，体腔内的膏脂属于脾之气分，主生肥肉，网膜、系膜上的血管属血分，主生瘦肉，故脾之气血关乎躯体肌肉[2]。

《素问·六节藏象论》云："脾胃大肠小肠三焦膀胱者，仓廪之本，营之居也，名曰器，能化糟粕转味而入出者也。"此可见脾胃等有出纳、转输、传化水谷的共同功能，一方面将水谷精微输送至各脏腑组织，以滋润濡养全身，营养充足，肌肉丰满，四肢灵活有力。正如《太平圣惠方》中言："脾胃者，水谷之精，化为气血，气血充盛，营卫流通，润养身形，荣于肌肉也。"另一方面传化物以化糟粕，将代谢后的水液输布，调节人体水液代谢。若脾失健运，则身体

肌肉不得滋养,皮肤松弛,肢体肿胀、困乏。《素问·至真要大论》言:"诸湿肿满皆属于脾",说明脾主运化水湿,脾虚易生内湿,湿性重浊,引起肢体困重。

《难经》云:"见肝之病,知肝传脾",《素问·宝命全形论》云:"土得木而达之",即脾胃受纳运化正常,升降有序,离不开肝的疏泄。《素问·五脏生成》云:"脾之合肉也,……其主肝也",《素问·经脉别论》云:"食气入胃,散精于肝,淫气于筋",脾胃依赖肝本才能发挥正常生理功能。周学海云:"脾之用主于动,是木气也。"说明脾胃冲和,气机调达,气血化生充足,有赖于肝之疏泄功能正常,若肝失疏泄,会影响脾的功能。《血证论》曰:"设肝不能疏泄水谷,渗泄中满之证在所不免",认为正是肝的疏泄功能帮助脾胃的正常消化吸收。肝病最易传脾(胃),脾虚则气血生化无源,肌体失于濡养,水湿不化则湿邪内停,肢体困重[3]。

(三)肾为作强之官,肝肾同源,肝病日久及肾

《素问·灵兰秘典论》曰:"肾者,作强之官,伎巧出焉。"文中"作"是指动作、作务之意,"强"是指强劲、强盛之意,合可称为动作强劲,或作务强盛。《素问·六节藏象论》曰:"肾者主蛰,封藏之本,精之处也。"《诸病源候论》曰:"肾主骨髓,而藏于精。"《素问·解精微论》云:"髓者骨之充也。"肾精充足,骨髓充盈,则骨得其养,骨骼充实健壮,肢体活动轻劲有力。命门之火充足则五脏六腑阳气旺盛而生机勃勃;反之,精亏肾不能作强,出现机体运动能力降低,肢体痿软无力,动作不灵活,易于疲劳。正如《冯氏锦囊秘录》所言:"肾主骨,骨有气以举则轻,无气以举则倍重也。"《医经精义》云:"精以生神,精足神强,自多技巧,髓不足者力不强,精不足者智不多。"肾气充足不仅反映了体力水平,也反映了心理承受能力强弱,当肾精不足、肾气亏虚时,会出现肢体和心理上的疲劳感[4]。

肝肾同源,肝肾两脏在乏力发病中关系密切,主要是因为"乙癸同源"、精血相生。肝藏血,肾藏精,肾精由肝血转化而来,同时肝血的生成有赖于肾精,肾主骨生髓,髓与血互相化生,若肝血不足,骨髓失养,则见肢体无力。肝肾"母子相生",肾水滋养肝木,使肝气疏泄调达,肝气畅达又促进肾精的再生和贮藏。肝血不足,子病及母,肝病及肾,可使肾精亏损。《临证指南医案》[5]中云:"盖肝主筋,肝伤则四肢不为人用……肾藏精,精血相生,精虚则不能灌溉诸末,血虚则不能营养筋骨。"此阐述了肝、肾对筋骨的重要作用,筋骨失养的主要表现是乏力,肾为先天之本,藏精主骨,是体力产生的动力和源泉;肝藏血,肾藏精,精血同源,筋骨互用。肝虚常导致肾虚,肾虚精血不足,骨失所养必然出现乏力。

综上,可见肝、脾、肾三脏与乏力密切相关。外邪、情志伤肝,先天不足或久病精血亏虚,导致肝之藏血或疏泄功能异常,气血失调,筋脉失养,肢体无力;木克土,肝病最易乘脾(胃),脾胃乃气血生化之源,脾主运化水湿,气血不足或水湿内停,则四肢肌肉乏力困重;肝肾同源,气血失调,肾精亏虚,则人之精气不足,不耐疲劳。

二、临床论治概要

(一)从肝论治

病毒性肝炎常由感受外界湿热之邪所致,肝经湿热证最为常见,湿热之邪导致乏力,周身困重,脘腹胀满,口苦,尿黄,甚则身目黄染,舌苔黄腻,脉弦滑。治疗当以清热利湿为主,

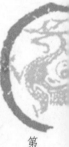

选择茵陈蒿汤、茵陈五苓散等方剂,常用药物有茵陈、栀子、大黄、车前子、垂盆草、矮地茶、蒲公英、白花蛇舌草、叶下珠等,湿热祛除则乏力自会缓解。

肝病患者常有抑郁或焦虑情绪,情绪不佳导致眠差、闷闷不乐、精力欠充沛、乏力懒动,此类患者多属肝气郁滞,治疗当以疏肝解郁为主,选择柴胡疏肝散等方剂,常用药物有柴胡、川芎、陈皮、香附、枳壳、白芍、甘草、玫瑰花、代代花、厚朴花等。

慢性肝炎常有肝气虚表现,如四肢无力,不耐劳作,喜卧懒动,少气懒言,舌淡苔白,脉缓,沉取无力。治疗当以益气补肝为主,可选用四君子汤等方剂,常用药物有党参、黄芪、白术、太子参等。

肝病日久,耗伤阴津,常见阴血亏虚,症见倦怠乏力,口干,目干,胁肋隐痛,舌红苔少,脉细。治疗当以滋阴养血柔肝为主,可用一贯煎、补肝汤等方剂,常用药物有北沙参、生地黄、当归、枸杞子、麦冬、石斛、女贞子、木瓜、白芍等。

(二)从脾论治

"见肝之病,知肝传脾",可见肝病最易乘脾,所谓木郁乘土,导致脾无力运化,出现脾气虚症状,如乏力,腹泻,纳差,腹胀,舌淡苔白腻,舌体胖有齿痕,脉濡、缓、弱,治疗当以疏肝健脾为要,方选柴芍六君子汤等加减,常用药物有柴胡、白芍、党参、人参、太子参、白术、茯苓、甘草、陈皮、半夏、炒麦芽、生鸡内金等。如果脾虚湿盛,大便稀溏,甚至出现肢体肿胀者,可予参苓白术散,药用党参、茯苓、白术、白扁豆、陈皮、山药、砂仁、薏苡仁、车前子等。若同时伴有怕冷、喜热饮等脾阳虚症状,可予附子理中丸,药用附子、干姜等。

(三)从肾论治

肝肾同源,肝病日久及肾,患者常有腰膝酸软、精神萎靡的表现,阳虚者常伴畏寒肢冷,小便清长,面色㿠白,男子阳痿早泄,女子闭经或月经失调,舌体淡胖,有齿痕,舌苔白或滑腻,脉沉细或弱。治疗当以温补肾阳为主,可用金匮肾气丸等方剂,常用附子、桂枝、山茱萸、菟丝子、淫羊藿、巴戟天、冬虫夏草等。肝肾阴虚者常伴五心烦热,口干咽燥,形体消瘦,潮热盗汗,梦遗遗精,舌体瘦小,舌质红,脉细数。治疗当以六味地黄丸、知柏地黄丸、大补阴丸等,常用药有熟地黄、山药、枸杞子、女贞子、黄精、知母、龟板、桑椹等。

三、治疗经验

乏力与肝、脾、肾三脏相关,符合中医藏象理论中"肝为罢极之本""脾主肌肉""肾者,作强之官"的观点,且与"脾""肾"的相关性更显著,提示治疗慢性乙型肝炎、改善患者乏力症状时,不仅要调肝,"补肝体和肝用",更当将补肾健脾摆在重要位置,"升降脾胃,培养中宫""补肾为主,清化为辅",灵活运用疏肝、健脾、滋肾等治则治法,同时兼顾治疗次症,合理加减用药。

夏德馨认为慢性肝炎的治疗,总的原则是和中守方,缓缓收功。其认为慢性肝炎多与湿热内阻有关,可见脾虚不运,胃纳受损,或阴液亏损,气机不畅。临床可见神疲乏力,四肢酸软,步履萎弱,纳谷欠香;大便或溏或干;湿蒙则头重脘闷;湿阻则脘腹胀满等。病见脾湿不

病毒性肝炎的中西医结合治疗

化,应故需守方,不能孟浪更张,应待脾胃生机恢复,阴液渐充,缓缓收功。其经验总结为急性肝炎或病程较短者,用药重而专;慢性肝炎者,应当量小而投。方药以二陈汤或一贯煎加减为主。

董靖[6]认为,肝病患者倦怠乏力的主要原因是"肝气失常"。肝主疏泄,调畅情志与气机,促进脾胃运化,若肝气不畅,肝气郁滞,郁而化火,耗伤肝脏气血。由于肝主筋,筋主运动,若肝脏气血受损或不足,不能濡养筋脉,势必引起倦怠乏力。姜良铎教授坚持以"补肝体和肝用"为总则,以柔润为大法,疏肝、清肝、柔肝、养肝相结合,体用并治[7]。蒲志孝等[8]认为当首重调理脾胃,兼顾他脏,不能把西医的肝脏等同于中医的肝脏,疏肝、清肝、泻肝等从肝论治之法不应当为治疗的主要方法。危北海在治疗肝病时注重升降脾胃,培养中宫,升降脾胃对肝木之疏达、胆火之潜降亦有所帮助[9]。李瀚星等[10]采用"肾生髓,髓生肝"的思路研究"肝肾同源",初步揭示了左归丸通过"下丘脑-垂体-肝轴"和"神经内分泌免疫网络"调控肝细胞再生的作用及机制。赵炯恒认为基本病理变化是肝血郁滞、肝肾阴虚,提出"久病肝肾必阴虚"的学术思想,在治疗上清肝解毒以祛邪,滋水涵木以扶正[11]。高月求等[12]临床用补肾冲剂以补肾为主、清化为辅,使"命门火旺,则蒸糟粕而化精微",改善脾胃健运情况,临床疗效明显。许多补肾益元药物具有提高机体免疫功能的作用,如灵芝、枸杞子、龟板、黄精、菟丝子等,且补肾药多入肝、肾二经,可起到乙癸同养的作用。

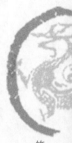

第二节　纳　　差

纳差,又称纳呆、不欲食、食欲缺乏、纳谷不香,甚则厌食或恶食、不能食。纳差是慢性肝炎的临床常见症状之一,多数慢性肝炎患者常出现纳差、食后腹胀的症状。肝炎所致纳差与脾胃密切相关。

一、中医病因病机

纳差可见于多种疾病,与各脏腑的功能活动均有关系,但其发病与脾胃关系最为密切。脾为后天之本,主运化,《素问·经脉别论》云:"饮入于胃,游溢精气,上输于脾,脾气散精……"《灵枢·营气》云:"谷入于胃,乃传之于脾,流溢其中,布散于外。"胃主受纳与腐熟水谷,《诸病源候论》提出"胃受谷而脾磨之",《医径句测》明确提出"胃无消磨健运则不化"。故两者相互协调,方能使消化功能得以正常运转。如果脾病则运化水谷功能减退,机体的消化功能因此失常,导致胃失通降,影响食欲,遂成纳差。

肝属木,为厥阴风木之脏,主疏泄,是藏血之所;脾属土,为仓廪之官,主运化,是气血化生之源。肝木的正常疏泄使脾土发挥正常,若情志不畅致使肝气过旺,疏泄太过,即为"木乘土"。气机横逆,导致脾胃气机紊乱,脾气不升,则纳差,泄泻;胃气不降,则脘腹胀闷,呕吐,便秘。若素体脾胃虚弱,亦可引起肝木来乘。另外,若肝气疏泄不及,木不疏土,可致肝郁脾虚,影响消化功能,此为木气不及,克土无能,影响脾胃正常的升降纳运功能,导致饮食水谷输布运化障碍而出现脘腹胀满、水谷不化而纳差。若肝失疏泄,出现木郁克土,脾土升降失常,导致运化无权,易生内湿,出现水湿停滞,甚者郁而化热,困遏脾胃,或横逆犯胃,胃气郁滞上逆。故肝木乘脾、肝胃不和是肝病出现纳差的主要病机。

《血证论》言:"木之性主于疏泄,食气入胃,全赖肝木之气以疏泄之,而水谷乃化。设肝之清阳不升,则不能疏泄水谷渗泄中满之症,在所不免。"因忧思恼怒,情志不遂,气机郁结,横逆犯胃,胃失和降,纳谷不香,则为纳差;若肝气郁滞,疏泄失常,情志不畅,横逆犯脾,脾气虚弱,不能运化水谷,可见纳差、腹胀;慢性肝炎迁延不愈,湿热蕴结,损伤肝体,困遏脾胃,脾失健运之职,肝失疏泄之能,也可出现恶心、呕吐、纳差、厌油、脘腹胀闷;或素体胃气虚弱,病程经久,肝郁气机不利,脾滞升降失常而胃气更弱,可见神疲乏力、面色少华、纳差。

二、临床论治概要

(一)肝木乘脾证

主症:胸胁胀痛,食少纳呆,脘腹胀闷,四肢倦怠,肠鸣矢气,便溏,舌尖边稍红,舌苔微黄,或舌质淡,舌体稍胖或有齿痕,脉弦。

证析:胸胁胀痛,四肢倦怠为肝气郁结之候;食少纳呆,脘腹胀闷,便溏为肝气疏泄不利,克乘脾土,脾气阻滞,升降失常,运化失健;舌尖边稍红,舌苔微黄,或舌质淡,舌体稍胖或有齿痕,脉弦,皆为肝郁脾虚之征。

治法:疏肝解郁,健脾合营。

方药:逍遥散加减。药物组成:柴胡、当归、白芍、白术、茯苓、煨生姜、薄荷、炙甘草。

(二)肝气犯胃证

主症:胁肋及脘腹胀闷疼痛,嗳气,呃逆,嘈杂吞酸,食欲缺乏,烦躁易怒,喜长叹息,苔薄白或薄黄,脉弦或弦数。

证析:肝气横逆,气滞于胃,胃气上逆表现为脘腹胀闷疼痛、嗳气、呃逆;气郁胃中而生热,可见吞酸嘈杂;因气郁化火与否的差别,舌苔可为薄白或薄黄,脉弦或弦数。

治法:疏肝理气,和胃降逆。

方药:柴胡疏肝散加减。药物组成:陈皮、柴胡、川芎、香附、枳壳、白芍、甘草。

(三)湿热困阻证

主症:脘腹闷胀不适,食欲缺乏,纳后饱胀,口黏欲吐,肢体困倦,大便溏泄,舌苔黄腻或垢腻,脉濡数等。

证析:脘腹闷胀,纳后饱胀,口黏欲吐为湿困脾阳,而至运化失职;舌苔黄腻,脉濡数表明已有热象,应清化湿热。

治法:清热化湿。

方药:茵陈平胃散或四苓散加减。药物组成:茵陈、藿香、苍术、厚朴、陈皮、半夏、猪苓、泽泻、薏苡仁、车前子、黄连、白豆蔻。

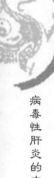

（四）脾胃虚弱证

主症：食欲减退，甚至不知饥饿，口淡乏味，兼食后脘腹胀闷，嗳气，食多则泛泛欲吐，身倦乏力，少气懒言，大便溏薄，舌淡苔白，脉弱。

证析：本证出现有两种情况，一是肝郁脾滞，久及胃腑，而致胃气虚弱；二是素体胃气虚弱，加以肝郁气机不利，脾滞升降失常，而胃气更加虚弱。

治法：健脾益胃。

方药：补中益气汤加减。药物组成：黄芪、党参、白术、当归、升麻、柴胡、陈皮、炙甘草。

三、治疗经验

（一）治肝首先实脾

肝主疏泄而为藏血之所，脾主运化而为气血生化之源。肝为气机疏泄之主，肝失疏泄，则脾土升降失常。脾为气机升降之枢，脾土壅遏，亦影响肝气的疏泄。脾乃后天之本，为气血生化之源，脾运健旺，则气血充足，肝体得养；脾运无权，则气血不足，肝失所养。王灵台教授遵循仲景"治肝实脾"的观点及李杲"脾胃虚则九窍不通"的论述，重视脾胃中州之气。"治肝当以扶脾为先"，王灵台教授认为，顾护脾胃是肝病治疗中最重要的法则，贯穿于疾病的始终。或化湿运脾，或疏肝健脾，或调养肝脾，或补益脾肾，均以顾脾为要旨[13]。

（二）治肝不忘治胃

王灵台教授提出治肝不忘和胃，其意有三：其一，肝胃不和是慢性肝炎最常见的证候，脾胃同属于土，肝木乘土必先犯胃，然后及脾，故和胃实寓健脾之意，此与《金匮要略·脏腑经络先后病脉证》中的"知肝传脾，当先实脾"相符。其二，在疾病治疗中药物需要经过吸收代谢发挥作用，故胃乃第一关，《临证指南医案》[14]云："有胃气则生，无胃气则死，此百病之大纲也。故诸病若能食者，势虽重而尚可挽救；不能食者，势虽轻而必至延剧"，若胃气败，不但正气不足，亦难接受汤药之治，势必影响疗效，因此，顾护脾胃是达到治疗目的的首要条件。其三，临床上慢性肝炎患者伴有慢性胃炎甚多，常常累及胆囊，故治疗时不可忽视慢性胃病的治疗，取陈皮、半夏、鸡内金、麦芽等，常获良效。

（三）注重平衡，调和矛盾

（1）清热和除湿：湿和热是一对矛盾，湿为阴邪，热为阳邪，湿邪要利要燥；热邪应清应下。治疗应注意清热而不助湿，祛湿而不助热。组方时可从药物的质和量两个方面来考虑：一是选用具有清热解毒而苦寒性相对较弱和化湿而不伤阴助热的药物，特别注意选用一药多能之品；二是药味不宜过多，以防清热药过多而增加苦寒之性，芳化之品过重而发生耗气伤阴之弊。

（2）养肝和健脾：慢性肝炎在病位方面，多见肝脾同病。一方面，表现为肝阴亏损，肝血不足；另一方面，表现为脾虚失运，如头晕目眩、心烦少寐、腹胀、纳差、便溏等症参差互见的情况比较多。因此，养肝健脾亦为常用治法。肝性喜润恶燥，脾性恶湿喜燥，应注意健脾

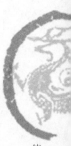

而不伤肝,养肝而不滞脾。养肝可用王旭高柔肝之法,选药以柔润为主,如何首乌、白芍、枸杞子、女贞子、当归、怀牛膝等;健脾则应取李杲轻灵见长的经验,用药宜轻不宜重,如白术、茯苓、陈皮、薏苡仁等。程若水言:"大抵人之虚,多是阴虚火动,脾胃衰弱。真水者水也,脾胃者土也。土虽喜燥,然太燥则草木枯槁;水虽喜润,然太润则草木湿烂。是以补脾肾,务在润燥得宜。"这段论述,虽然是针对补脾肾而言,然肝肾同源,肝阴受损的患者,亦可借鉴。

(3)益气和理气:在病机上气虚和气滞常并存,如病久气短懒言、倦怠无力、舌淡脉弱的患者,同时会有腹胀、胁痛等气滞之象,此时当以益气健脾为主,佐以疏肝理气药物,可选四君子汤配伍郁金、香附、八月札、枳壳等一二味,则可益气而不滞气,理气而不伤正,达到相辅相成的目的。

(4)养血与活血:肝病日久,血虚和血瘀的病变亦很常见,如患者面色无华、血红蛋白低,同时又有肝脾肿硬、舌上瘀斑、胁肋刺痛等血瘀之象。王灵台教授认为,此时应"以和为贵",当选用养血而不滞血、活血而不伤正之当归、鸡血藤、丹参、仙鹤草等,或适当配用止血之剂,尤其是重症肝炎、肝硬化失代偿期,用药勿过、勿峻、勿偏,以防攻伐动血耗血。

(5)养阴与助阳:湿热毒邪最易伤阴,临床常见肝肾阴虚的情况,也有阴损及阳的病变,而阴阳两虚的患者更为多见。例如,患者既有倦怠乏力、畏寒肢冷,又兼有舌红少苔、口干之阴虚证候,论治时应辨明阴阳偏损的程度而灵活选药。养阴常用一贯煎加减,如生地黄、枸杞子、石斛、五味子、何首乌、女贞子等滋而不腻,顾护阴液;助阳常用二仙汤加味,如淫羊藿、巴戟天、肉苁蓉、菟丝子、桑寄生等温而不燥,振奋阳气[15,16]。

第三节 失 眠

失眠也称"不寐",指经常不能获得正常的睡眠为特征的一种病证。病情轻重不一,轻者有入睡困难,入睡而易醒,有醒后不能再入睡,也有时睡时醒,严重者整夜不能入寐。肝病患者中,失眠的发生率很高,这与肝病导致肝藏魂、肝藏血及肝主疏泄的功能出现异常有关。

一、中医病因病机

《素问·宣明五气》认为"五脏所藏,肝藏魂",肝藏血而开窍于目,肝受血而能视;而魂可往来游舍于目窍肝脏之间,正如唐宗海《血证论》所言:"肝藏魂,人寤则魂游于目,寐则返于肝""若阳浮于外,魂不入肝,则不寐"。宋代许叔微《普济本事方》曰:"平人肝不受邪,故卧则魂归于肝,神静而得寐。今肝有邪,魂不得归,是以卧则魂扬若离体也。"此说明人体的正常睡眠与肝藏魂密切相关,而肝藏魂的理论基础是肝藏血和肝主疏泄[17]。

首先,魂以血为物质基础,而血气为人身之根本,只有人体的血脉充盈,在心的主持下正常运行时,神才能随之而生,魂才能随之而现,而血之为心所主,为肝所藏,肝的藏血功能正常,则魂有所舍而得以安藏。肝血充足,人卧则魂归于肝,神志安静,睡眠安稳,肝血不足,血

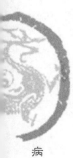

病毒性肝炎的中西医结合治疗

不舍魂,则入睡困难,即使入睡,也会梦多纷纭。《素问·五脏生成》谓:"故人卧血归于肝,肝受血而能视,足受血而能步,掌受血而能握,指受血而能摄。"王冰注曰:"肝藏血,心行之,人动则血运于诸经,人静则血归于肝脏。"如果因各种原因,导致肝之藏血功能失调,则人静血不能归于肝脏,人就不能按时睡眠而致失眠。

其次,与肝主疏泄密切相关。肝主疏泄,指肝具有疏达升发、调畅气机和调畅情志的功能。肝能调畅气机,具有升、动、散的特性。其疏,可使气的运行通而不滞;其泄,可使气散而不郁,从而保持全身气机运行通畅,则血的运行和津液的输布也随之畅通无阻,经络通利,脏腑器官的活动也正常和调,可见肝的疏泄功能正常是维持全身气机升发调畅的关键因素。肝能调畅情志,肝的疏泄能够调节与控制人体的情志,主要是通过调畅气机而调节气血的运行及脏腑的功能活动。气血是人体情志活动的物质基础,脏腑的气机正常协调,机体才能产生正常的情志活动。肝喜条达而恶抑郁,所谓"条达"是指肝气的运动特点,是向上升发与向外宣泄。抑郁与条达相反,故肝恶之。《素问·阴阳应象大论》指出"喜怒伤气",失眠多因忧思郁怒,情志不遂而致,失眠患者往往表现为肝脏气机郁结,疏泄失常,气血失调,营卫不和,魂不安藏。肝之疏泄功能对于人精神情志活动的调节具有重要影响,明代秦景明在《病因脉治》中云:"肝火不得卧之因,或因恼怒伤肝,肝气怫郁,或尽力谋虑,肝血有伤,肝主藏血,阳火扰动血室,则夜卧不宁矣。"清代陈士铎在《辨证论》中言:"人有忧愁之后,终日困倦,至夜而双目不闭,欲求一闭目而不得者,人以为心肾之不交也,谁知是肝气太燥乎?人有神气不安,卧则魂梦飞扬,身虽在床,而神若远离,闻声则惊醒而不寐,通宵不能闭目,人以为心气之虚也,谁知是肝经之受邪乎。"此说明肝气郁结,则神魂受扰;肝郁日久化火,肝火旺盛,上扰心神,会加重不寐的产生。《素问·刺热论》认为"肝热病者……热争而狂言及惊,胁满痛,手足躁,不得卧",说明肝经有热,魂不安藏,会不得安卧;肝郁日久,暗耗肝阴,或者肝火日久,灼伤肝阴,水不涵木,阴不制阳,阳气升动无制不能入阴而亦出现失眠。

此外,肝病患者出现失眠常见的病因病机还包括肝气犯胃致胃气不和,《素问·逆调论》中"胃不和则卧不安";肝病乘脾,脾伤则食少纳呆,生化之源不足,营血亏虚,不能上奉于心,以致心神不安,如《景岳全书》中云"无邪而不寐者,必营气之不足也,营主血,血虚则无以养心,心虚则神不守舍";肝病及肾,乙癸同源,肝病日久必损肾阴,肾阴为人体阴液根本,具有滋养、濡养各脏腑组织,充养脑髓,制约阳亢之功,肾阴亏虚,阴不制阳,水不济火,心阳独亢,导致失眠。

二、临床论治概要

肝病失眠的治疗应分清虚实,补虚泻实,调整阴阳,安神定志。肝气易郁,肝血易虚,对于病程短,舌苔腻,脉弦滑者,以实证为主;病程长,反复发作,舌苔较薄,脉沉细无力,多以虚证为主。

(一)实证

实证中以肝郁气滞最为常见,症见因情志因素导致夜不能寐,同时伴有善叹息,胁肋胀痛,苔薄,脉弦。治宜疏肝理气、解郁安神,方选柴胡疏肝散等。常用药物有柴胡、枳壳、白

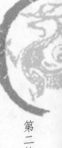

芍、郁金、香附、厚朴花、玫瑰花、炒麦芽等。若肝气郁结太过,横逆犯脾,脾失健运,不仅有肝郁症状,同时可出现腹胀、腹泻等脾虚症状,治疗当予疏肝健脾、解郁安神,方选逍遥散加减。肝郁日久,出现肝郁化火证,常见急躁易怒,目赤口苦,多梦易惊,溲赤便秘,舌红苔黄,脉弦数。治宜清肝泻火、镇静安神,方选龙胆泻肝汤、丹栀逍遥散等加减,常用龙胆草、黄芩、栀子、牡丹皮清肝泻火,泽泻、木通、车前子清热利湿。肝经痰热的特点是痰多,脘闷,吞酸恶心,心烦口苦,目眩,舌质红,苔黄腻,脉滑数。当治以清热化痰安神,方选黄连温胆汤加减。以黄连清热燥湿,泻火除烦,竹茹涤痰开郁,茯苓淡渗利湿安神,半夏燥湿化痰,陈皮理气化湿,枳实宽中下气。若心悸动、惊惕不安可加琥珀、珍珠母、朱砂之类镇惊安神。肝郁血瘀者常有胸闷、胸痛,胁痛,妇女经行不畅,面色暗滞,舌紫暗有瘀斑,脉弦涩。治宜疏肝理气、化瘀安神,方选血府逐瘀汤加减。方中柴胡、枳壳疏肝理气,桃红四物汤活血化瘀,牛膝祛瘀血,通血脉,引瘀血下行,桔梗开宣肺气。

(二) 虚证

肝病日久耗伤营血,肝血不足会导致难以入寐,多梦易醒,肢倦神疲,头晕,心悸健忘,面色少华,舌淡苔白,脉细涩。治宜补益肝血、养心安神,可用酸枣仁汤、四物汤等加减。药用酸枣仁补血养肝安神,茯苓宁心安神,知母清热降火,滋阴除烦,川芎活血行气、调肝疏肝,四物汤补血养肝。肝血亏虚日久,肝阴不足,会出现失眠伴有口干,胁肋隐痛,五心烦热,舌红少津,脉细数,可予以滋阴养肝,方选一贯煎加减。阴虚火旺会出现心烦不寐,多梦易惊,舌红,脉细数,可用黄连阿胶汤加减,治疗以滋阴降火安神。若肝阴血亏虚连及肾,肝肾同源,肾阴不足,失眠兼见目眩耳鸣,腰膝酸软等,肝肾阴虚,则应补益肝肾,予以六味地黄丸加安神之品。

在治疗失眠时,常在辨证的基础上选用合欢花、茯神、远志、酸枣仁、夜交藤、龙骨、牡蛎、珍珠母等安神药物。

三、治疗经验

国医大师颜德馨认为,失眠者每以情志、精神刺激为主因,与肝胆病变密切相关,一些顽固性失眠,病程缠绵,服用安神药少效,从肝胆论而独效,提出肝郁血瘀,治宜调畅血气,肝火上炎,法当清泄定魂;胆涎沃心,治宜化痰除烦;肝血虚弱,法当养营开郁[18]。

王翘楚教授认为,临床上因肝病而失眠者,多由于情志不悦而引发,治疗上应以肝为中心,再旁及他脏,根据临床所见脏腑病变,多与失眠先后同见,且相互影响,互为因果,治疗时应当分清主次,从病中求证,病证结合,统一论治。王翘楚教授治疗肝病失眠基本处方为柴胡龙牡合欢汤加减(柴胡加龙骨牡蛎汤化裁),可广泛应用于因情志不悦引起的失眠、抑郁、焦虑等病,多见于肝郁阳亢、心烦失眠、入夜难寐之象[19]。

尹常健认为肝病本身可以导致失眠,病机涉及虚实两方面,如气郁化火,扰动心神;肝血亏虚,神魂不安等。其认为,慢性肝炎迁延日久,尤其是发展到肝纤维化、肝硬化阶段,肝体受损明显,疏泄失常,气血失和,心神不安而失眠者甚为多见。"肝者,干也,善干他脏",肝为风木之脏,变动不居,肝病时对其他脏腑影响广泛。尹常健认为,中焦是气机升降的枢纽,调和阴阳的关键所在,和降胃气,在失眠治疗中起关键作用。慢性肝炎日久,疏泄失常,肝病传脾,则中焦运化失职,升降相乱。脾虚生湿,乃是胃土不降之缘由。尹常健认为伴发于慢性肝炎过程中的失眠,既是肝郁脾虚、肝肾阴虚、气虚血少等本虚的反映,又必然受到气滞、湿热、痰浊、水饮、瘀血等病理产物的影响,治疗用药时不得不时刻顾及肝病本虚标实的基本病机,治疗难度也相应增大。其辨证用药经验对本病的治疗提供了诸多有益的参考,裨益良多,临证之时,应本着上述原则,仔细辨证,着重解决主要矛盾,谨慎用药,以免犯虚虚实实之戒[20]。

于睿教授根据失眠的伴随症状,将失眠分为肝气郁结、肝郁瘀阻、肝阳上亢、肝郁化火、肝胃不和、肝肾阴虚6种证型。其强调人与自然是统一的整体,生理功能、病理变化不但受四时气候影响,亦和昼夜晨昏、阴阳变化具有相应的节律,强调安神的中药应有别于普通内服汤药,1剂/d,2次/d,早晚分服的服法,应分别于午后和睡前服用。其认为午后阳尽阴生,阴气逐渐隆盛,阳气自动而静,逐渐潜藏,此时服用安神之品,顺应天时,因势利导,魂神各安其舍,失眠可愈[21]。

江苏省中医院唐蜀华教授指出,失眠的病机是肝阴阳失调,包括肝气郁滞、肝阳上亢之阳不入阴,肝阴肝血不足、阴不敛阳两方面。情绪波动,或暴受惊骇,恼怒悲哀,抑郁太过,所求不得,则肝失疏泄,气机郁滞,阳魂不能入于阴血,而致失眠;或木郁乘脾,脾胃虚弱,气血生化乏源,导致气血亏虚,血不舍魂而失眠;或气郁不舒,郁而化火,火性上炎,冲扰神魂,魂不归舍而失眠,即所谓"阳浮于外,魂不入肝,心不宁神,则不寐"。长期肝火内盛,灼伤肝阴肝血,阴血亏虚,魂不守舍,心神不宁而失眠[22]。

河北省中医院田军彪教授指出,失眠之证的总的病理变化属于阳盛阴衰、阴阳失交。从肝入手,同时要处理好肝与其他脏腑之间的关系,心神正常,有利于肝主疏泄。肝主疏泄正常,有利于心主神志,治肝同时配合养心安神之品;肺主降,而肝主升,对于全身气机的调畅是一个重要环节,肝升太过或肺降不及,失眠见肺系症状,则配合宣肃肺气之法;脾胃为气机升降枢纽,肝木的疏泄功能失调,易横逆犯脾土,导致脾胃功能异常,脾土的壅滞和气机的升降失常,也影响肝木的疏泄功能,失眠兼见腹胀、嗳气等症状,则配合健脾和胃之法,肝藏血,肾藏精,精血同生,肝阴与肾阴相互滋养,在养肝血同时,滋肾阴[23]。

湖南中医药大学第二附属医院吴清明教授指出,顽固性失眠初起多因烦躁恼怒不得解,肝失疏泄,肝郁气滞,日久气机失调,气血津液运行障碍,而成肝郁血瘀及肝郁痰扰之证,更有甚者肝郁化热化火,伤及阴血,而见心肝血虚之证,阴虚阳无所制,阳不交于阴,心肝火旺,病情虚实夹杂,失眠顽疾由此而生。郁怒伤肝,肝气郁结,气血阴阳失和是顽固性失眠的病机关键,其病理性质当责之痰、瘀、火、热[24]。

江苏南京市中医院刘永年教授指出肝疏泄异常,出现气机不畅,气血紊乱,阳不潜于阴,阴阳失交,从而导致失眠。气滞日久,郁而化火,火性炎上,扰乱心神,而不得卧,郁火灼液为痰,痰热内扰,火横逆犯脾,脾运不健,聚是凝痰,痰浊内扰,皆可导致失眠。气滞血瘀,血瘀扰动神明而失眠;七情不畅,肝失疏泄产生气、火、痰、瘀等病理产物,扰乱神明以致失眠;失眠日久不愈或抑郁火烦躁,反过来由加重肝气郁滞,互为因果,是失眠发病难愈的主要原因[25]。

北京中医药大学彭建中教授指出失眠的主要部位在肝,与心、脾、肾三脏相关,肝藏血,

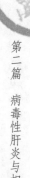

血舍魂,肝血不足,阴液亏虚,肝失濡养,虚热内扰,魂守舍,出现失眠,肝主疏泄,调畅全身气机,促进精血精液的运行和输布,肝疏泄功能失常,气机郁滞,气机通畅与否在失眠的治疗中非常重要,女子以肝为先天,出现睡眠障碍的女性较多,心主一身之血脉,肝气条达促进心血的运行,肝气郁滞,心血瘀阻,久郁化火,出现心肝火旺之证;脾主统摄血液的功能,依赖肝气的舒畅条达,若肝失疏泄,气机郁滞,易致脾失健运,出现肝脾不和之证。肝肾阴虚,虚热内扰,可出现肝肾阴虚之证。总之,失眠病机总属肝经郁热、热扰心神,兼见心肝火旺、肝脾不和、肝肾阴虚,同时瘀血阻络贯穿疾病的始终[26]。

陈建杰教授认为 HBV 作为湿热之邪,初犯于肝,湿易困脾、肝病传脾,导致脾胃受到损伤,尤其以脾最为甚,郁则乘脾,进而脾失健运,致营血不足以生化,易心神不宁,而发展为失眠。脾为后天之本,是气血生化之源,色黄居中焦,上能滋养心神,下可充养肾精。《类证治裁》曰:"思虑伤脾,脾血亏损,经年不寐",提示了脾失健运及营血亏虚所致不寐。此外,气结日久则化生为热,火热蕴积于肝经,肝热炽盛,上冲而扰神魂,心神不能,且肝主疏泄,若肝郁则化火,上扰至心神,亢奋而难以抑制,或肝不藏魂,则神明被扰,致失眠多梦。陈建杰教授极其重视对原发病的辨治,抓住慢性乙型肝炎正虚多表现为脾虚之证,邪实主要为湿邪阻滞,遣方用药以健脾化湿是根本的措施,善用四君子汤化裁,以健脾之法达到脾气健运,湿邪得去的目的。慢性乙型肝炎患者的失眠因原发疾病首伤肝而与一般的失眠有所不同,在辨证论治过程中以平肝为首,养血安神为辅,擅用柴胡、枳壳、制香附,辅以黄芩、栀子等清热泻火类药物,重用珍珠母、煅磁石以达到平肝的目的。因"肝藏血、主疏泄、喜条达"之功效则肝不藏血、气机逆乱、魂无所依者,辅以当归、白芍、合欢皮、夜交藤等养血安神,并且注重心理调护和穴位按摩(双手掌全面按摩数分钟后以右手掌搓左手背及左手掌搓右手背各数分钟,按摩心肺反射区、手心反射区、中指的中冲点各数分钟)、中药溻渍(药汤剂的药渣再煎汁4 000 mL,晾至 40 ℃左右,行中药溻渍疗法)等相关的适宜技术,以提高临床疗效[1]。

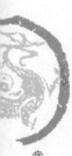

病毒性肝炎的中西医结合治疗

第四节　抑　郁

抑郁症属中医学"郁证"的范畴,是以心情抑郁、情绪不宁、胸部满闷、胁肋胀痛,或易怒易哭,或咽中如有异物梗塞等症为主要临床表现的一类病证[27]。

慢性肝炎患者普遍存有抑郁、焦虑等情绪表现,其心理问题的发生率高于正常人群,严重者常影响患者的生活质量、家庭和睦,甚至会危害社会的安定。明代医家张介宾认为人可"因郁致病",也可"因病致郁",疾病和情绪互为影响,可形成恶性循环,严重影响患者的生活质量和疾病的转归。

一、中医病因病机

《黄帝内经》虽未明言"肝主疏泄",但已指出肝木具有生发、升散、舒展、条达的特性。李冠仙《知医必辨》曰:"故凡脏腑十二经之气化,皆必籍肝胆之气化以鼓舞之,始能通畅而不病。"其认为肝的疏泄有调畅全身气机、气化的作用。陈梦雷在《图书集成·医部全录》中"藏真散于肝"句下注道："肝主疏泄，故曰散。"其把五脏真气由肝而敷布周身的作用也归于肝之疏泄。叶桂在《临证指南医案》指出"恼怒肝郁""恺郁动肝致病……疏泄失职"，认为情志刺激致病主要与肝的疏泄失职有关。

五脏之中心与情志关系较为密切，心主血脉，主藏神，精神、情志主要是心神的生理功能，而心神的物质基础是气血。《明医杂著》曰："肝为心之母，肝气通则心气和，肝气滞则心气乏。"正常的情志活动，主要依赖气血的正常运行，情志异常则干扰气血的正常运行，故肝主疏泄之所以能影响人的情志活动，实际上是由肝主疏泄、调畅气机、促进血液运行的生理功能派生而来的。心为君主之官，神明出焉，精神、情志是心神的功能。但维持正常的情志活动，必须依赖气血的运行，离不开肝之疏泄，肝的疏泄功能正常，则气机调畅，气血和调，精神舒畅，心情开朗。若功能失常，疏泄不及，肝气郁结，引起情志的抑郁，出现郁郁寡欢、善太息，《医碥》提出："百病皆生于郁……郁而不舒，则皆肝木之病矣。"若肝疏泄太过，肝气上逆，引起情志活动亢奋，表现为急躁易怒、失眠多梦。情志失常反过来亦可影响肝的疏泄功能，导致气血运行紊乱，进而又加重情志失常，两者常互为因果。

二、临床论治概要

（一）肝气郁结证

主症：心情抑郁，胸闷，善太息，胁肋胀满，脘闷，嗳气，纳差，女性经前乳胀，症状随情绪波动。舌质红，苔薄，脉弦。

治法：疏肝理气解郁。

方药：柴胡疏肝散加减。

（二）肝郁脾虚证

主症：心情抑郁，胸闷，善太息，胁肋胀满，脘闷，嗳气，纳差，伴腹痛肠鸣，稍遇情志怫郁或饮食不慎即便溏腹泻。舌质红，苔薄，脉弦。

治法：疏肝健脾。

方药：柴胡疏肝散合参苓白术散、痛泻要方加减。

（三）肝郁化火证

主症：心情抑郁，胸闷，善太息，胁肋胀满，脘闷，嗳气，纳差，伴急躁易怒，烦热，面红目赤，头目胀痛，口苦，便干，舌质红，苔薄，脉弦。

治法：清肝泻火。

方药：龙胆泻肝汤加减。

（四）痰热扰神证

主症：心烦不宁，胸闷脘痞，口黏口臭，噩梦，困倦嗜睡，肢体困重酸胀，恶心，便秘，面红油腻。舌质红，苔黄腻，脉弦滑或滑数。

治法：清热化痰，宁心安神。

方药：黄连温胆汤加减。

（五）心脾两虚证

主症：多思善虑，心悸，气短，面色无华，头昏，疲劳乏力，自汗，纳差，便溏。舌质淡嫩，边有齿痕，苔白，脉细弱。

治法：健脾养心，补益气血。

方药：归脾汤加减。

（六）心胆气虚证

主症：多思善虑，易惊善恐，悲伤善忧，心悸不安，气短，自汗，失眠，多梦，面白无华。舌质淡，苔白，脉细弱。

治法：益气镇惊，安神定志。

方药：安神定志丸加减。

（七）心肾阴虚证

主症：心慌，五心烦热，健忘，腰膝酸软，咽干口燥，目花干涩，耳鸣耳聋，盗汗，遗精早泄，月经不调。舌质红，舌体瘦小，苔少，脉细数。

治法：补益心肾，养阴安神。

方药：天王补心丹加减[28]。

三、治疗经验

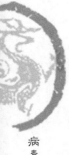

张永华教授认为情志内伤为主要诱因，体质禀赋乃内在之本，病位在肝，但与脾、心密切相关。病机总以情志不遂为标，因郁怒、忧思、悲愁等情志过激而致肝失条达，疏泄不利而致肝郁气滞，气郁易化火，或夹湿，或生痰，常出现气、痰、火胶着一体发病。基于对郁证的病因病机认识，张永华教授在治疗过程中形成自己的一套诊疗体系：① 从气、痰、火郁论治；② 忧思伤脾，思则气结，使脾气郁结，影响脾之运化，则湿浊内停，日久气血生化乏源，则气血亏虚；③ 辨体与辨证相结合；④ 妇人脏燥善用甘麦大枣汤补益心脾；⑤ 重视调畅情志[29]。

王庆其教授认为现代医学中的抑郁和焦虑是郁证中具有代表性的两种发病类型，抑郁归属阴证，临床表现为抑郁、静默、内向、不爱动；焦虑归属阳证，临床表现为焦虑、兴奋、烦躁、亢进。在治疗上抑郁以疏肝理气，温运开郁为原则，《素问·六元正纪大论》云"木郁达之"。疏肝理气可用逍遥散、柴胡疏肝散、四磨饮等，化痰湿佐可用温胆汤、半夏厚朴汤、越鞠丸，通阳开郁可以加桂枝、细辛、薄荷、生姜等。常用淫羊藿、仙茅、菟丝子、巴戟天等温阳补肾药有助于提高由于去甲肾上腺素降低而导致的内源性抑郁症的疗效，改善症状。焦虑的病机集中在火，抑郁演变为焦虑的病机是"气有余便是火""六气化火"，治疗皆宜清火。如属肝郁化火者，可用丹栀逍遥散、柴胡加龙骨牡蛎汤，其常用知柏逍遥散（即逍遥散加知母、黄柏)加栀子豉汤、栀子厚朴汤、枳实栀子豉汤"消火开郁";心火盛者,可用牛黄清心丸;肝肾阴虚火旺者,可用知柏地黄丸、大补阴丸等;心肾不交者,可用黄连阿胶鸡子黄汤、交泰丸等,有较好的疗效[30]。

张允岭教授治疗郁证以辨证论治为根基,将郁证总的病机分为两类:一为肝郁气滞,二为肝郁化火。其重视药对的使用,常用药对如石菖蒲配远志以祛湿开窍,炒栀子配淡豆豉以走表透郁,香附配郁金以调和气血,百合配知母以润肺清心,枳实配白术以健脾化痰,黄连配竹茹以除烦定惊,藿香配佩兰以化湿解郁,半夏配厚朴以燥湿散结。张允岭教授认为郁证患者多有脾胃功能受损的表现,在此基础上又波及其他脏腑功能,同时与痰瘀相结,形成病机演化过程中的不同阶段。因此在治疗过程中,张允岭教授认为用药应特别注意气机升降出入、气血疏通及肝脾传变的防治[31]。

蒋健教授认为临床治疗宜通过四诊辨识郁证形态并把握郁证的本质病机,采用疏肝理气解郁、养心安神定志的方法,并重视调畅气机。其确立了9种治疗郁证原则:一是养心安神,适应于心神失养,代表方为甘麦大枣汤;二是镇惊安神,适应于神不守舍,代表方为柴胡加龙骨牡蛎汤、桂枝甘草龙骨牡蛎汤、桂枝去芍药加蜀漆牡蛎龙骨救逆汤;三是和解少阳枢机,适应于肝气郁结,代表方为大小柴胡汤、四逆散;四是养阴清热除烦,适应于心肾不交或阴虚火旺,代表方为百合汤类、酸枣仁汤、黄连阿胶汤、栀子豉汤类;五是调和营卫阴阳,适应于阴阳气血不和,代表方为桂枝汤类;六是化痰蠲饮,适应于痰饮痰浊,代表方为半夏厚朴汤、五苓散、茯苓桂枝白术甘草汤类;七是活血化瘀,适应于瘀血,代表方为抵挡汤丸、桃核承气汤等;八是消痞开郁,适应于气机郁滞之心下痞诸证,代表方为诸泻心汤;九是温阳化气,适应于阳虚证,代表方为甘姜苓术汤、肾气丸。以上方剂被后世临床证实均具有治疗郁证的作用,其中不少被现代药理证实具有一定的抗抑郁、抗焦虑作用。其中常用的中药有苏梗、葛根、柴胡、连翘、知母、郁金、合欢花、厚朴、佛手、积雪草、银杏、石菖蒲、远志、酸枣仁、姜黄、红景天、槟榔、人参、黄精、甘草、淫羊藿、白芍、刺五加、五味子、巴戟天等[32]。

(孙学华)

参 考 文 献

[1] 周俊亮,刘友章,潘奔前.脾主运化与脾主肌肉的关系浅探[J].实用中医内科杂志,2006,20(1):17,18.

[2] 唐宗海.中西汇通医经精义(上卷)[M].上海:千顷堂书局,1908:21.

[3] 唐宗海.血证论[M].北京:人民卫生出版社,2005:11.

[4] 张鹏,施杞,王拥军."肾者,作强之官,伎巧出焉"刍议[J].中医杂志,2011,52(3):259-262.

[5] 叶天士.临证指南医案[M].北京:人民卫生出版社,2006:384.

[6] 董靖.慢性乙型肝炎乏力的中医辨治[J].中医药临床杂志,2005,17(2):118,119.

[7] 王宁群.姜良铎治疗慢性乙型肝炎经验总结[J].中国中医药信息杂志,2005,12(3):83,84.

[8] 蒲志孝,蒲永文.对慢性乙型肝炎辨证论治的重新认识[J].中医杂志,2005,46(3):183-185.

[9] 戚团结,危北海.危北海"治肝八法"浅析[J].北京中医药,2012,31(3):179-182.

[10] 李瀚星,张六通,邱幸凡."肝肾同源于脑"与肝肾本质研究[J].中医杂志,2000,41(2):69-71.

[11] 俞承烈,赵炯恒.清肝解毒自营凉血法治疗肝肾阴虚型慢性乙型肝炎7例[J].新中医,1994,10:47,48.

[12] 高月求,王灵台,陈建杰,等.补肾冲剂治疗慢性乙型肝炎的临床研究[J].上海中医药大学学报,2001,15(1):34-46.

［13］张丹丹,王灵台.王灵台教授肝病用药经验[J].河南中医,2009,29(6)：545,546.

［14］叶天士.临证指南医案[M].北京：人民卫生出版社,2006：26.

［15］高月求,孙学华,王雁翔.王灵台教授治疗慢性肝病临证经验撷菁[J].中医药学刊,2002,20(5)：581,582.

［16］张丹丹,王灵台.王灵台治疗肝病经验[J].辽宁中医杂志,2010,37(2)：225,226.

［17］王维伟,陈建杰.试谈肝性不寐[J].辽宁中医药大学学报,2008,10(2)：25,26.

［18］颜德馨.中国百年百名中医临床家丛书[M].北京：中国中医药出版社,2001：159.

［19］严晓丽,王翘楚.王翘楚教授从肝论治失眠症[J].北京中医药,2008,27(1)：22,23.

［20］张永,韩宁,尹常健.尹常健治疗肝病失眠经验选介[J].中国中医药现代远程教育,2018,16(22)：70－73.

［21］谭忠福.于睿教授从肝论治失眠[J].实用中医内科杂志,2012,26(5)：21,22.

［22］张冰怡,刘春玲.唐蜀华教授从肝论治不寐临床经验[J].天津中医药大学学报,2019,38(2)：122－125.

［23］牟萍,高晶晶,万溪,等.田军彪从肝论治失眠经验[J].中医药导报,2017,23(5)：114－116.

［24］权国昌,刘恋,刘惠君,等.吴清明教授从肝论治顽固性失眠的临床经验[J].中国中医药远程教育[J].2018,24(16)：70－72.

［25］吴同启.刘永年从肝论治失眠经验[J].辽宁中医杂志,2011,38(6)：1057,1058.

［26］高梦鸽,赵艳.彭建中从肝论治失眠经验[J].中医杂志,2019,60(1)：17－19.

［27］过伟峰,曹晓岚,盛蕾,等.抑郁症中西医结合诊疗专家共识[J].中国中西医结合杂志,2020,40(2)：141－148.

［28］国家中医药管理局.中医病症诊断疗效标准[S].南京：南京大学出版社.1994：98－116.

［29］陈佳飞,邵琼琰,陈丽琼.张永华治疗郁证经验[J].浙江中西医结合杂志,2018,28(12)：990,991.

［30］夏梦幻,王庆其.中医论治郁证研究概述[J].浙江中医杂志,2019,54(7)：544,545.

［31］刘红喜,张允岭.张允岭治疗郁证常用药对[J].上海中医药杂志,2019,53(3)：21－24.

［32］蒋健.郁证发微(四十三)——郁证《伤寒杂病论》论[J].中医药临床杂志,2020,32(1)：7－12.

病毒性肝炎的中西医结合治疗

第三篇 病毒性肝炎与相关疾病中西医结合治疗进展

第十章 慢性乙型肝炎的中西医结合治疗进展

HBV 感染是当前最为常见的病毒感染类的疾病,而在我国由于诸多因素的影响,HBV 感染的发病率也呈现不断上升的趋势。慢性 HBV 感染一般可划分为免疫耐受期(慢性 HBV 携带状态)、免疫清除期(HBeAg 阳性慢性乙型肝炎)、免疫控制期(非活动 HBsAg 携带状态)和再活动期(HBeAg 阴性慢性乙型肝炎)[1-3]。由于其特点,对患者的身体健康和生活质量均会造成较大影响,若没有对患者实施及时有效的治疗和护理,甚至可能影响患者生命。在这样的前提下,对慢性乙型肝炎患者实施及时有效的治疗非常重要。

第一节 慢性乙型肝炎发病机制

慢性 HBV 感染的发病机制较为复杂,迄今尚未完全阐明。HBV 不直接杀伤肝细胞,主要机制是由病毒引起的免疫应答导致肝细胞损伤及炎症坏死,而炎症坏死持续存在或反复出现是慢性 HBV 感染进展为肝硬化甚至肝癌的重要因素。非特异性(固有)免疫应答在 HBV 感染初期发挥重要作用,它启动后续特异性(适应性)免疫应答[4,5]。HBV 可依托自身 HBeAg、HBx 等多种蛋白质成分,干扰 TLR、RIG-I 两种抗病毒信号转导途径,从而抑制非特异性免疫应答的强度。慢性乙型肝炎患者常表现为外周血中髓样树突状细胞(myeloid dendritic cell, mDC)和 pDC 频数降低,且 mDC 成熟障碍,pDC 产生 IFN-α 能力明显降低,从而导致机体直接清除病毒和诱导产生 HBV 特异性 T 细胞的能力下降,不利于病毒清除。HBV 特异性免疫应答在清除 HBV 中起主要作用[6]。主要组织相容性复合物(major histocompatibility complex, MHC) Ⅰ类分子限制性的 CD8+细胞毒性 T 细胞可诱导病毒感染肝细胞而致其凋亡,也可通过分泌 IFN-γ,以非细胞溶解机制抑制肝细胞内的 HBV 基因表达和复制[7]。慢性感染时,HBV 特异性 T 细胞易凋亡,产生细胞因子和增殖能力均显著降低,功能耗竭,可能是导致 HBV 持续感染的机制之一[8]。目前认为血清和肝组织中存在大量 HBsAg,而 HBsAg 特异性细胞毒性 T 细胞数量缺乏和(或)功能不足,是导致慢性 HBV 感染者发生免疫耐受的重要原因[9]。

第二节 慢性乙型肝炎抗病毒治疗现状

慢性乙型肝炎治疗的理想终点是 HBeAg 阳性和 HBeAg 阴性的患者停药之后实现持久

的 HBsAg 清除,伴或不伴 HBsAg 的血清学转换。慢性乙型肝炎治疗的满意终点是 HBeAg 阳性患者停药后获得持续的病毒学应答,ALT 恢复正常,并伴有 HBeAg 血清学转换;HBeAg 阴性患者停药后获得持续的病毒学应答和 ALT 恢复正常。慢性乙型肝炎治疗的基本终点是 如果停药后无法获得持续应答,至少在抗病毒治疗时能够长期维持病毒学应答(HBV DNA 检测不到)。慢性乙型肝炎治疗的长期目标是提高患者的生活质量,延长生存时间,防止疾 病进展至肝硬化、失代偿期肝硬化、终末期肝病、肝癌及死亡等,尽可能实现慢性乙型肝炎的 "临床治愈"(或功能性治愈),即停止治疗后持续的病毒学应答,HBsAg 消失,并伴有 ALT 恢 复正常和肝组织病变改善[10-13]。目前已有大量的研究表明早期有效的抗病毒治疗可以减轻 肝脏炎症,逆转肝纤维化,减慢发展至终末期肝病和肝癌的进程。Fasano 等[14]的一项回顾 性研究表明,HBeAg 阴性的慢性乙型肝炎患者经长期 NAs 治疗后实现 HBsAg 的清除,可伴 或不伴 HBsAg 血清学转换,是可以安全停药的。HBsAg 的清除可以最大限度地减少肝癌的 发生,延长患者寿命,基本达到临床治愈。

第三节　慢性乙型肝炎西医治疗进展

目前国际公认的治疗慢性乙型肝炎的药物包括普通 IFN－α、聚乙二醇干扰素 α 和 NAs。目前的治疗方案虽然可以明显抑制病毒的复制,使血清中无法检测到 HBV DNA,但对 清除 cccDNA 或者抑制 cccDNA 的转录无效。cccDNA 的产生过程是首先 HBV Dane 病毒颗 粒进入肝细胞后,脱去病毒包膜,进入肝细胞胞质内成为核衣壳,然后脱去衣壳膜,细胞外的 松弛环状的双链 DNA(relaxed circular DNA, rcDNA)进入肝细胞核内,WHO 及《慢性乙型肝 炎防治指南(2019 年版)》均推荐应用聚乙二醇干扰素 α、ETV 或者 TDF 作为初始的单药治 疗药物。然而,不论单药还是联合治疗,目前可用的治疗方法很难达到 HBsAg 清除,如聚乙 二醇干扰素 α 抗病毒治疗 48 周后继续随访 24 周,只有 3%的 HBeAg 阳性和 4%的 HBeAg 阴 性患者获得 HBsAg 清除。在 NAs 治疗中 HBsAg 清除率极低,即使在 TDF 治疗中,也只有 3%的 HBeAg 阳性患者治疗 48 周达到 HBsAg 清除,而 HBeAg 阴性患者中无一例达到 HBsAg 清除。另外,近期研究显示,针对慢性乙型肝炎患者,TDF 联合聚乙二醇干扰素 α 治疗 48 周,其 HBsAg 清除率优于任一单药治疗效果。因此,目前在慢性乙型肝炎的临床治疗中面 临的主要问题,一方面是如何提高 HBsAg 清除率,尽可能达到功能性治愈或完全治愈;另一 方面,遵循目前指南推荐的停药标准,停药后的病毒反弹率仍较高,如何寻找到新的标志物 指导临床安全停药。除此之外,在 HBV 与 HCV 共感染、接受免疫抑制剂治疗及生物治疗的 患者中出现的 HBV 再激活问题也需要引起极大的关注。

第四节　中医药治疗慢性乙型肝炎的辨证分型

辨证论治是中医学理论体系特色之一,中国中医药学会内科肝病专业委员会于 1991 年修订了《病毒性肝炎中医辨证标准(试行)》,将慢性肝炎分为湿热中阻型、肝郁脾虚型、肝肾阴虚型、瘀血阻络型、脾肾阳虚型等。谌宁生教授认为,慢性乙型肝炎可概括为肝郁脾虚、气滞血瘀、气阴两虚、肝肾阴虚4种证型[15]。张国泰教授主张将慢性乙型肝炎进行分期论治:早期为湿热疫毒壅盛,治宜解毒化湿,方选茵陈蒿汤合甘露消毒丹化裁;中期为肝郁脾虚,治宜疏肝运脾,解毒化瘀,常在逍遥散或柴胡疏肝散基础上加减;后期及晚期为肝肾阴亏,瘀热互结,且慢性乙型肝炎后部分患者进入早期肝硬化阶段,治疗当滋补肝肾,化瘀软坚,缓缓图治,方选一贯煎、滋水清肝饮化裁[16]。冀爱英教授将病毒性肝炎辨证分型为:① 湿热蕴结证,治宜清热利湿解毒,方用茵陈蒿汤及甘露消毒丹加减;② 肝郁脾虚证,治宜疏肝解郁,健脾和中,方用逍遥散加减;③ 肝肾阴虚证,治宜养血柔肝,滋阴补肾,方用一贯煎加减;④ 脾肾阳虚证,治宜温补脾肾,方用附子理中汤合金匮肾气丸加减;⑤ 瘀血阻络证,治宜活血化瘀,通络散结,方用膈下逐瘀汤加减[17]。

第五节　中医药治疗慢性乙型肝炎的进展

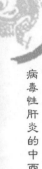

中医治疗慢性乙型肝炎的要点即抓住基本病机。由于本病的病因、病机、病位、病性复杂多变,病情交错难愈,故应辨明"湿、热、瘀、毒之邪实与肝、脾、肾之正虚"之间的关系,治疗时应注意以人为本,正确处理扶正与祛邪的关系,调整阴阳、气血、脏腑功能。

(一) 单方研究

杨蕾[18]、刘茹[19]、白翎[20]、熊哲锟[21]的研究证实,舒肝解毒汤治疗慢性乙型肝炎能够提高 HBeAg 转阴率,进而提高临床疗效。同样,Liang 等[22]通过研究发现,逍遥散治疗 HBeAg 阳性慢性乙型肝炎患者可提高 HBeAg 转阴率。石中全等[23]研究发现,柴胡解毒汤可有效控制慢性乙型肝炎患者向肝硬化等进展。田玉美教授认为慢性乙型肝炎乃湿热毒瘀郁夹杂,具有本虚标实特点,因此治肝必实脾,当健脾疏肝、活血化瘀与软坚散结并用,总结经验方——肝炎Ⅰ号(柴胡 6 g,白芍 20 g,枳壳 15 g,青皮、陈皮各 10 g,山茱萸 10 g,五味子 6 g,金银花 15 g,炒白术 20 g,焦三仙(焦山楂、焦麦芽、焦神曲)各 15 g,牡丹皮 15 g,茵陈 20 g,垂盆草 20 g,败酱草 20 g,制鳖甲 20 g),取得了良好的临床效果[24]。

(二) 中成药研究

翟东兴[25]、张富勇等[26]证实扶正化瘀胶囊、复方丹参滴丸对慢性乙型肝炎导致的肝纤维化安全有效。尤本明等[27]、黄向春[28]研究证实复方垂盆草胶囊、苦参素胶囊能改善慢性乙型肝炎患者肝功能。

(三) 中医外治法

周歆等[29]采用中药敷贴红外敏感穴位治疗慢性乙型肝炎患者,可改善患者不适症状,疗效好。刘宏等[30]采用中药贴敷中都、肝俞、期门,证实该法可加快乙型肝炎患者门静脉血流速度。白增华等[31]将三叶青、天然牛黄、天然冰片按照1：2：2比例加入医用凡士林,制成药膏,贴敷于患者期门(肝区)、日月(肝区)、中都(双侧)、地机(双侧)治疗慢性乙型肝炎,能够提升患者的生活质量,可以促进疾病的好转。邓志文等[32]发现甘草酸二铵和香丹注射液联合注射双侧足三里可改善慢性乙型肝炎临床症状。孙海燕等[33]发现IFN治疗慢性乙型肝炎后引起的发热反应用大椎穴按摩联合曲池穴位注射治疗有效。中医外治法在慢性乙型肝炎的临床治疗中能有效起到辅助抗病毒作用,且节省药物、操作简便,在现代中医治疗慢性乙型肝炎研究发展中具有较大优势和促进作用。

第六节　中西医结合治疗

ETV联合乙肝解毒汤、扶正清肝汤、疏肝健脾方、益气软肝方治疗慢性乙型肝炎能有效控制疾病进展,减轻慢性乙型肝炎患者临床症状。ETV联合中药复方治疗慢性乙型肝炎不仅在一定程度上提高了临床疗效,还能使不良反应发生率下降,为指导合理临床用药提供了宝贵意见,值得临床重视。Feng等[34]发现ADV联合苦参凝胶能提高慢性乙型肝炎免疫调节,减轻HBV DNA负荷。安德明等[35]表明加味升麻葛根方联合ADV治疗肝胆湿热型慢性乙型肝炎可透邪解毒,提高疗效。顾征太[36]证明慢性乙型肝炎肝纤维化用ADV和虎踞乙型肝炎胶囊共同治疗有效。魏越[37]证实重组人干扰素和苦参素胶囊联合治疗慢性乙型肝炎能有效减轻肝纤维化。汤英[38]发现IFN联合化肝解毒汤能有效治疗慢性乙型肝炎。

第七节　总结及展望

2016年,WHO提出了到2030年消除肝炎危害的目标,简称"2030目标",它已成为全球肝病防治领域的"一号课题"。但慢性乙型肝炎是一种难治性疾病,西医从抑制病毒复制和调节免疫入手,治愈率(HBV DNA、HBsAg均转阴)很低。在目前国内文献报道的中医治疗乙型肝炎的治愈率也很低,且治愈标准不一。究其原因是不是中西医并没有很好地结合治疗呢? 中医特色是整体观念和辨证论治,治疗应在整体观念的指导下,发挥辨证论治的优势,将患者身体调整到阴平阳秘、气血调和的健康状态,同时联合抗病毒治疗,多途径地改善慢性乙型肝炎患者的临床转归,更深进行中西医优势互补。另外,中药或中西医结合治疗慢性乙型肝炎的相关临床研究疗程大多较短,符合循证医学的中医或中西医结合治疗慢性乙型肝炎的相关临床研究较为缺少,临床试验实施不规范,疗效评价不统一,基础和临床研究脱节,规范化与个体化治疗选择等问题需要进一步深入研究和解决。

随着治疗慢性乙型肝炎的新型药物和生物制剂不断发展,以及在多组学技术的结合运用、高通量筛选平台的发展、多学科的交叉应用、大数据挖掘及人工智能等技术稳步发展背

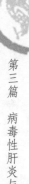

景下的中医药飞快发展和创新,我们一定可以实现根治乙型肝炎这一目标。

(郑　超)

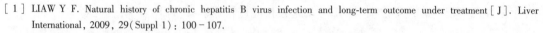

参 考 文 献

[1] LIAW Y F. Natural history of chronic hepatitis B virus infection and long-term outcome under treatment [J]. Liver International, 2009, 29(Suppl 1): 100 – 107.

[2] FANNING G C, ZOULIM F, HOU J, et al. Author correction: therapeutic strategies for hepatitis B virus infection: towards a cure[J]. Nature Reviews Drug Discovery, 2020, 19(4): 1.

[3] HUI C K, LEUNG N, YUEN S T, et al. Natural history and disease progression in Chinese chronic hepatitis B patients in immunetolerant phase[J]. Hepatology, 2007, 46(2): 395 – 401.

[4] ZHANG Z, ZHANG J Y, WANG L F, et al. Immunopathogenesis and prognostic immune markers of chronic hepatitis B virus infection[J]. Journal of Gastroenterology and Hepatology, 2012, 27(2): 223 – 230.

[5] DANDRI M, LOCARNINI S. New insight in the pathobiology of hepatitis B virus infection[J]. Gut, 2012, 61(Suppl 1): 16,17.

[6] ISOGAWA M, TANAKA Y. Immunobiology of hepatitis B virus infection [J]. Hepatology Research, 2015, 45(2): 179 – 189.

[7] GUIDOTTI L G, CHISARI F V. Noncytolytic control of viral infections by the innate and adaptive immune response[J]. Annual Review of Immunology, 2001, 19: 65 – 91.

[8] BERTOLETTI A, FERRARI C. Innate and adaptive immune responses in chronic hepatitis B virus infections: towards restoration of immune control of viral infection[J]. Gut, 2012, 61(12): 1754 – 1764.

[9] CORNBERG M, WONG V W, LOCARNINI S, et al. The role of quantitative hepatitis B surface antigen revisited[J]. Journal of Hepatology, 2017, 66(2): 398 – 411.

[10] SARIN S K, KUMAR M, LAU G K, et al. Asian-Pacific clinical practice guidelines on the management of hepatitis B: a 2015 update[J]. Hepatology International, 2016, 10(1): 1 – 98.

[11] TERRAULT N A, BZOWEJ N H, CHANG K M, et al. AASLD guidelines for treatment of chronic hepatitis B [J]. Hepatology, 2016, 63(1): 261 – 283.

[12] WHO. Guidelines for the prevention, care and treatment of persons with chronic hepatitis B infection[OL]. http://www.who.int/hepatitis/publications/hepatitis-b-guidelines/en/.[2020 – 04 – 24].

[13] 中华医学会肝病学分会,中华医学会感染病学分会.慢性乙型肝炎防治指南(2015 更新版)[J].传染病信息,2015,28(6):321 – 340.

[14] FASANO M, CIARALLO M, NIRO G, et al. HBsAg loss is enough to discontinue long-term nucleos(t) ide analogue therapy in HBeAg-negative chronic hepatitis B patients in real practice? [J]. Journal of Hepatology, 2016, 64(1 Suppl): 213 – 424.

[15] 蒋伟,王书杰,陈隆桂.谌宁生中医论治慢性乙型肝炎经验谈[J].辽宁中医杂志,2014,41(6):1115,1116.

[16] 李超贤,李生雪.张国泰教授治疗慢性病毒性乙型肝炎临证经验撷菁[J].辽宁中医药大学学报,2012,14(9):171,172.

[17] 苗倩.冀爱英教授分型论治慢性病毒性肝炎经验[J].中医临床研究,2011,3(21):103.

[18] 杨蕾.舒肝解毒汤治疗慢性乙型肝炎的疗效分析[J].临床医药文献电子杂志,2016,3(53):10627.

[19] 刘茹.舒肝解毒汤治疗慢性乙型肝炎的实效性及可行性[J].中国农村卫生,2017,(7):62,63.

[20] 白翎.舒肝解毒汤治疗慢性乙型肝炎的效果分析[J].中国卫生标准管理,2017,8(18):89 – 91.

[21] 熊哲锟.舒肝解毒汤治疗慢性乙型肝炎患者的疗效分析[J].中国现代药物应用,2017,11(4):17 – 19.

[22] LIANG H Q, TANG J M, WU C C, et al. Treatment of HBeAg positive chronic hepatitis B by xiaoyao powder combined with interferon-alpha: a clinical observation[J]. Chinese Journal of Integrated Traditional and Western Medicine, 2014, 34(6): 666 – 670.

[23] 石中全,马丽华,李国利,等.柴胡解毒汤联合干扰素治疗慢性乙肝的疗效和对细胞因子的影响及机制[J].世界中医药,2017,12(10):2306 – 2310.

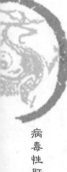

病毒性肝炎的中西医结合治疗

[24] 胡刚明,李重,徐伟,等.田玉美教授治疗慢性乙型病毒性肝炎的临床思辨经验[J].时珍国医国药,2018,29(2): 451,452.

[25] 翟东兴.Fibro Touch 评判扶正化瘀胶囊在慢性乙型肝炎肝纤维化中的应用价值[J].中国继续医学教育,2017, 9(20):179,180.

[26] 张富勇,余彬,陈昆,等.复方丹参滴丸/片对慢性乙型肝炎肝纤维化作用的系统评价[J].中国药房,2017,28(27): 3817-3820.

[27] 尤本明,王志君,潘勇华,等.复方垂盆草胶囊治疗慢性乙型肝炎的疗效及安全性[J].药学服务与研究,2017,17(3): 194-197.

[28] 黄向春.苦参素胶囊对慢性乙型肝炎的治疗效果研究[J].中医临床研究,2017,9(3):57,58.

[29] 周歆,谷忠悦,潘良萍,等.HBV 感染者红外敏感经穴贴敷对病毒载量影响的临床探索[J].辽宁中医杂志,2017, 44(2):321-323.

[30] 刘宏,谷忠悦,焦倩倩,等.HBV 感染患者穴位贴敷肝脏门静脉血液动力学响应效应的研究[J].中华中医药学刊, 2018,36(1):201-203.

[31] 白增华,谷增悦,霍素刚,等.穴位贴敷对乙肝患者 HAMD 指数影响的观察[J].中国中医药现代远程教育,2018, 16(19):125-127.

[32] 邓志文,关雪丽,章淑萍.香丹注射液双侧足三里穴位注射联合甘草酸二铵治疗慢性乙型肝炎随机平行对照研究 [J].实用中医内科杂志,2017,31(10):82-85.

[33] 孙海燕,郭燕,李春芝.曲池穴位注射加大椎穴按摩减轻肝病患者注射干扰素后发热反应的临床研究[J].中国卫生 标准管理,2017,8(9):98-100.

[34] FENG J, HUANG J, LI Z. Kushenin combined with adefovir dipivoxil affects the HBV-DNA load in serum, immune functions and liver functions of patients with chronic hepatitis B[J]. Experimental and Therapeutic Medicine, 2017, 14(6):5837-5842.

[35] 安德明,李德珍,张凯麟."透邪解毒"法联合阿德福韦酯治疗慢性乙型肝炎临床研究[J].西部中医药,2017,30(7): 97-100.

[36] 顾征太.虎踞乙肝胶囊联合阿德福韦酯抗慢性乙肝肝纤维化的疗效观察[J].蚌埠医学院学报,2017,42(3): 359-361.

[37] 魏越.苦参素胶囊联合重组人干扰素对高 AFP(甲胎蛋白)慢性乙肝患者纤维化指标及炎症因子的影响[J].湖南师 范大学学报(医学版),2017,14(1):98-101.

[38] 汤英.化肝解毒汤联合干扰素治疗乙肝的临床效果分析[J].河南医学研究,2017,26(10):1860,1861.

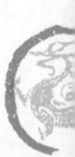

第三篇　病毒性肝炎与相关疾病中西医结合治疗进展

第十一章 肝硬化的中西医结合治疗进展

病毒性肝炎肝硬化是指由肝炎病毒感染引起的肝脏慢性病变进展至肝脏弥漫性纤维化、假小叶形成、肝内外血管增殖为特征的病理阶段。代偿期无明显的临床表现,失代偿期以门静脉高压和肝功能严重损伤为特点,常见的并发症为腹水、消化道出血、肝性脑病、HRS、脓毒血症和肝癌等[1]。引起肝硬化的常见病毒性肝炎主要是慢性乙型肝炎和慢性丙型肝炎[2,3],本章主要介绍乙型肝炎相关的肝硬化的研究进展。

第一节 肝硬化的诊断

肝硬化的诊断方法包括肝组织活检、临床诊断、影像学诊断和无创性诊断技术等。其中肝组织活检是明确诊断、衡量炎症活动度和纤维化程度的重要依据,常用的评分标准包括Knodell、Ishak、Scheuer、Metavir、Laennec等。肝组织学中弥漫性肝纤维化伴假小叶形成是肝硬化组织病理学诊断的金标准[4]。但是由于其为有创侵袭性检查,很多患者不愿意接受,临床完全开展较为困难,很多做过肝穿刺的患者也往往不愿意进行第二次复查。WHO及全球各地区肝病研究协会均提出了肝纤维化无创诊断及肝穿刺活组织学检查的推荐意见。无创性诊断技术包括瞬时弹性成像、无创诊断计算模型[AST和血小板比率指数(aspartate aminotransferase to platelet ratio index,APRI)、肝纤维化4因子指数(fibrosis 4 score,FIB-4)、FibroTest模型、Forns模型等]及实时剪切波弹性成像、声辐射力脉冲成像、磁共振弹性成像等,可联合常规超声、CT、MRI内镜及肝静脉压力梯度(hepatic venous pressure gradient,HVPG)检查,评估肝硬化的程度及临床分期,判断治疗效果及预后。APRI是于2003年提出的肝纤维化无创诊断模型[5,6],研究发现,APRI评分>2分预示患者已经发生了肝硬化[7],APRI对诊断患者是否达到肝硬化有较好的临床价值。临床主要是根据患者的临床症状、体征结合实验室检查进行诊断,但由于代偿期肝硬化多无特异性表现,临床诊断为肝硬化时大都已进展为失代偿期肝硬化。影像学诊断包括腹部B超、CT和MRI等。B超下肝硬化表现为肝实质回声不均匀、粗糙、表面不光滑、肝裂增宽、肝脏体积缩小、脾脏增大、门静脉增宽等;CT和MRI表现为肝脏缩小、各叶比例失调、肝裂增宽、胆囊窝扩大、肝脏密度或信号改变,继发脾大、腹水、静脉曲张等。B超诊断肝硬化的准确率可达80%以上[8],而CT和MRI诊断弥漫性肝实质病变的价值不如肝内局灶性占位病变[9],且费用较高,一般不作为常规随访检查,仅部分患者随访了CT或MRI。

基于上述,乙型肝炎相关的肝硬化诊断主要是依靠临床诊断,首先要确定存在 HBV 慢性感染,并除外其他可能导致肝硬化的病因;其次,临床表现为影像学存在肝硬化或门静脉高压、食管胃底静脉曲张,生化血白蛋白水平降低和 PT 时间延长,血小板计数下降等。但病理学诊断是肝硬化诊断的金标准。

第二节　肝硬化抗病毒治疗的
治疗现状

　　全球各大指南均指出,慢性乙型肝炎治疗的直接目标或近期目标是病毒学、生化学、组织学的改善,而根本目标或远期目标则为肝硬化、肝癌的减少及生存质量的改善。而抗病毒治疗是阻止慢性乙型肝炎患者疾病进展和提高预后的关键之一。

　　目前指南推荐的一线抗病毒治疗方案仍为 NAs 及聚乙二醇干扰素 α。多项研究结果提示,慢性乙型肝炎患者在接受长期抗病毒治疗后,肝纤维化或肝硬化的程度可得到实质性改善。

　　ETV 治疗 5 年的随访研究表明,HBeAg 阳性慢性乙型肝炎患者 HBV DNA 转阴(<300 copies/mL)率为 94%,ALT 复常率为 80%[10]。在 NAs 初治慢性乙型肝炎患者中(HBeAg 阳性或阴性),ETV 治疗 5 年的累积耐药发生率为 1.2%[11]。对使用 ETV 治疗至少 3 年的慢性乙型肝炎患者进行肝组织活检,发现治疗 48 周后,Ishak 评分下降至少 1 分的患者约占 1/3,治疗 3~7 年后达 88%;Knodell 评分改善比例(下降≥2 分)分别为 73% 和 96%[12],对 HBeAg 阳性及阴性的慢性乙型肝炎中重度肝纤维化患者使用 ETV 治疗,48 周时患者 Knodell 评分下降≥2 分者分别为 57% 和 59%[13],提示 ETV 对肝纤维化具有改善作用。应用 ETV 治疗 5 年的肝组织病理研究结果表明,88% 的患者肝纤维化程度得到改善,40% 的患者达到肝硬化逆转[14]。

　　TDF 治疗 8 年的研究表明,HBeAg 阳性患者的 HBV DNA 转阴(<400 copies/mL)率为 98%,HBeAg 血清学转换率为 31%,HBsAg 消失率为 13%。HBeAg 阴性患者的 HBV DNA 转阴(<400 copies/mL)率为 99.6%[15],未检测到 TDF 相关耐药。TDF 治疗 5 年的组织学改善率为 87%,纤维化逆转率为 51%;在治疗前被诊断为肝硬化的患者中,经 5 年治疗后,74%患者的 Ishak 评分下降至少 1 分[16]。已发表于 Lancet 杂志的一项使用替诺福韦治疗慢性乙型肝炎的开放、双盲随访观察研究结果表明,在慢性 HBV 感染患者中,使用进行长达 5 年的治疗是安全有效的,且长期抑制 HBV 可以改善组织学,逆转肝纤维化和肝硬化。

　　研究表明接受 LdT 治疗 3 年的慢性乙型肝炎患者,HBV DNA 低于检测下限的比率为 80.5%,ALT 复常率为 81%,HBeAg 血清学转换率为 37.1%[17];LdT 治疗 52 周,HBeAg 阳性患者肝组织学应答率为 64.7%[18],治疗 5 年后可发生明显的肝纤维化逆转,但 LdT 总体耐药率较高[19]。

　　ADV 治疗 HBeAg 阳性的慢性乙型肝炎患者,可明显降低 HBV DNA 水平、恢复肝功能、改善肝纤维化[20]。ADV 治疗不同阶段乙型肝炎患者的情况,发现肝硬化失代偿期组患者比慢性乙型肝炎组和肝硬化代偿期组患者的病毒学应答差。

LAM 治疗可抑制 HBV 水平,HBeAg 血清学转换率随治疗时间延长而提高,治疗 1、2、3、4 和 5 年时分别为 16%、17%、23%、28% 和 35%[21]。LAM 治疗早期乙型肝炎相关的肝硬化患者,随访 3 年,使进展期肝纤维化或肝硬化患者疾病进展的风险降低了 55%,使肝癌发生风险降低了 51%,此项研究首次证实了 LAM 抗病毒治疗可延缓疾病进展、降低肝癌发生率[22]。失代偿期肝硬化患者经 LAM 治疗后也能改善肝功能,延长生存期。一项 LAM 抗病毒治疗慢性乙型肝炎患者的长期随访研究结果显示,接受 LAM 治疗(平均 89.9 个月)的患者与未接受抗病毒治疗的患者相比,肝硬化及肝癌的累积发生率显著降低($P=0.005$)[23]。

Meta 分析研究表明 IFN 治疗后可获得持续免疫应答,其长远利益在于减少肝脏疾病进展为肝硬化和肝癌。近年来,聚乙二醇干扰素 α 与 NAs 序贯治疗方案,越来越受到重视。国内外也开展了大量的研究,联合用药方案在 HBeAg 血清学转换、HBsAg 清除、病毒学应答、生化学应答等方面存在一定优势,但未显著改善停药后的持久应答率[24]。一项多中心随机开放研究显示,HBeAg 阳性慢性乙型肝炎患者使用 ETV 单药治疗 9~36 个月并达到 HBV DNA<1 000 copies/mL 及 HBeAg<100 IU/mL 的患者,序贯聚乙二醇干扰素 α-2a 治疗 48 周的患者相对较继续使用 ETV 单药治疗患者有较高的 HBeAg 血清学转换率(14.9% *vs.* 6.1%)和 HBsAg 清除率(8.5% *vs.* 0)[25]。另有研究显示,在聚乙二醇干扰素 α 基础上加用 ETV,并未提高 HBeAg 血清学转换率及 HBsAg 清除率[26],可见聚乙二醇干扰素 α 与 NAs 联合或序贯治疗方案疗效尚不明确。

以上研究结果均充分说明持续长期规范地接受抗病毒治疗,可以改善慢性乙型肝炎患者的临床结局,延缓疾病的进展,逆转肝纤维化和减少肝硬化的发生。然而,NAs 主要通过抑制 DNA 多聚酶和反转录酶的活性快速发挥抗病毒作用,降低外周血病毒载量,但不能直接抑制 cccDNA 的转录活性,难以实现 HBsAg 的彻底清除和持久的免疫学控制,需要长期甚至终身治疗。随着 NAs 的长期使用,HBV 耐药、停药复发及部分 NAs 的药物不良反应等问题也逐渐暴露。聚乙二醇干扰素 α 作为免疫调节剂,通过调节机体自身免疫从而发挥抗病毒作用,诱导细胞溶解机制从而清除肝细胞内的 cccDNA,更容易实现 HBsAg 下降及抗-HBs 转阴[27],且疗程固定、不易产生耐药。但由于给药方式不方便,具有骨髓移植、神经症状和诱发自身免疫紊乱等副作用,在临床普及应用中不如 NAs。此外,现有抑制 HBV 的主要方法为抗病毒治疗,但部分患者不满足抗病毒适应证,尚包括有抗病毒药物禁忌证者。近年的研究发现,即使积极抗病毒治疗,患者也均有不同程度的肝组织学病变,而慢性乙型肝炎非抗病毒适应证患者的远期预后并不乐观。慢性乙型肝炎的结局和预后是一个多因素影响的结果,不能获得持久的病毒学应答,在一定程度可能会抵消抗病毒治疗的短期获益,甚至导致疾病进展。

第三节　中医的病因病机

根据肝硬化临床症状和体征,可将其归属于中医学"黄疸""胁痛""肝着""鼓胀""虚劳"等疾病范畴,如"邪在肝,则两胁中痛"(《灵枢·五邪》);"黄疸者,湿热郁蒸所致,如氤氲相似,湿蒸热郁而黄成矣"(《医学心悟》);"肝水者,其腹大,不能自转侧,胁下腹痛"(《金匮要略·水气病脉证并治》)。HBV 具有极强的传染力和致病性,与中医湿热疫毒有很多相似之处,慢性乙型肝炎又可归属于"肝瘟""疫疠"范畴,恰如《素问·刺法论》言:"五疫之至,皆相染易,无问大小,病状类似。"即《温疫论》中吴有性提出的"杂气、疫毒"学说。中医学认为肝硬化的基本病机是气虚血瘀,痰瘀阻络。病位主要在肝,常多涉及脾、肾两脏及胆、胃、三焦等腑。主要病因病机:正气不足是发病的内在条件,湿热疫毒之邪为致病因素,壅阻中焦,阻遏肝胆,而致木气疏泄失常,郁而不达,中土生化失司,湿热疫毒久羁,导致正虚无力抗邪,邪恋日久,进而肝脾肾俱伤,痰瘀胶着,虚实夹杂,缠绵难瘥,日久而成。病理产物多为瘀、水、气滞、痰湿,疾病本质为本虚标实,是正邪交争、僵持不下的动态渐进过程的一个中间阶段,是湿、热、毒、虚、瘀多个病理因素相互作用的结果。

HBV 的性质属于湿热疫毒。古代医家已认识到本病的发生与湿热关系密切,如《素问·六元正纪大论》有"湿热相搏,民病黄疸"。薛雪的《湿热病篇》云:"太阴内伤,湿饮停聚,客邪再至,内外相引,故病湿热。"盖湿邪属阴,其性同水阴寒趋下,其质黏腻重浊,易流滞经络,壅遏气机,困肉着筋;热为阳邪,乃火之轻者,易灼伤肝阴。湿与热邪互合,则兼具两性,蕴蒸不化而为毒。湿热疫毒相挟作为本病的始动因素,致病多隐伏不显;作为病理产物,又具有上蒙下注的特性。湿热毒邪久蕴体内,可阻遏中焦,湿郁热蒸,常表现为"湿热内结"。木赖土以滋养,土得木以疏通,湿热内盛阻遏肝胆,而致木气疏泄失常,郁而不达,中土生化失司,呈现"肝郁脾虚"之候,由此可见肝郁脾虚证的形成与湿热关系甚密,湿热脾虚互为因果同时又是慢性乙型肝炎病机演变中的必然环节。肝体阴而用阳,慢性乙型肝炎患者常表现为肝体不足而肝用有余。《温疫论》指出:"本气充满,邪不易入。正气被伤,邪气始得张溢。"HBV 作为一种致病因素在体内长期存在,难以彻底消失,继而引起机体免疫系统紊乱,从中医角度讲即正气不足。湿热疫毒郁久伤阴可导致"肝肾阴虚",久病阴损及阳或素体脾肾亏虚感受湿热疫毒导致"脾肾阳虚"。且中医认为,肾者先天之本,主藏精,肾精则是人体免疫功能的体现,"肾虚伏邪"理论契合慢性乙型肝炎病机。王灵台教授从临床实践中总结出,肾藏精气亏虚,抑或者命门之火本不敷,湿稽热留为慢性乙型肝炎主要病机,故提出了以益肾温肾为主,辅以清化湿热的治则[28]。叶桂言:"初为气结在经,久则血伤入络。"慢性乙型肝炎病程较长,在其疾病演变历程中,因湿热疫毒久稽,日久可由气分深入血分,气滞血瘀,阻塞脉络,血不养肝而成"瘀血阻络证"。血瘀于内是影响疾病进展的病机关键,与肝纤维化程度密切相关[29]。若失治误治,必然恶症丛生。

第四节　中医药治疗肝硬化的优势

中医药在我国肝硬化的防治中占有十分重要的地位,尤其在抗纤维化方面显示出了独特优势。在临床实践中多采用辨证与辨病相结合的原则,运用养阴柔肝、扶正消积、化瘀解毒的治疗方法,以达到血通气畅、阴阳平衡的效果。在肝硬化早期,邪气虽盛,正气尚可,治疗当以清解湿毒为主,同时疏畅气机。中医药治疗慢性乙型肝炎具有悠久历史,在长期的临床实践运用中已积累了丰富的经验,并逐渐形成了中医药辨证诊治慢性乙型肝炎的独特诊疗优势。从早期单味中药开发到经典方剂的挖掘,再到目前名老中医经验方到相应证型的固定方药加减,再到中西医结合治疗,中医药以整体观念和辨证论治为特点,在调节机体免疫功能、改善肝功能、抗纤维化、抗病毒及改善或消除患者的临床症状和体征方面有显著疗效。中医药治疗肝硬化临床应用广泛,具有多靶点、多途径、多层次的综合治疗效应,与抗病毒药物联合应用,可以起到互补、协同增效的作用。

中医以"治未病"思想为主导,主张"以人为本"的人文思想,以多维立体系列疗法体系为方法论,强调疾病-体质-证候共一性[30]。慢性乙型肝炎中医药治疗的总体目标:以中医证候为诊疗指标,恢复或改善肝与肾、脾、胆、胃、三焦等脏腑的生理功能和气血平衡;以肝脏生化功能、乙型肝炎病毒学、肝脏组织学等为疗效指标,恢复或改善肝脏的生理功能,抑制病毒复制、提高抗原转阴率和血清转化率、阻断肝病的传变和演变[31]。从治疗学的角度来说,精准治疗日益受到重视,而中医药通过多环节、多靶点治疗慢性乙型肝炎已被中西医认可。

第五节　中医药辨证治疗对肝硬化
发生率影响的相关研究

乙型肝炎肝纤维化(肝硬化)的中医辨证分型有肝胆湿热、肝郁脾虚、痰瘀互结、肝肾阴虚及肝郁气滞等[32]。也有专家认为,基于肝纤维化虚损生积、正虚血瘀的基本证候病机,其基本证型为气阴虚损、瘀血阻络;在疾病的不同阶段可见肝胆湿热、肝郁脾虚、肝肾阴虚等证型。中医的治则治法主要是围绕核心病机、针对主症进行遣方用药,常用的方剂为茵陈蒿汤、逍遥散、一贯煎、二陈汤等[33]。从多项中医临床研究可总结发现,益气健脾补肾可以调控慢性乙型肝炎患者的免疫系统,控制疾病进展,临床主要以一贯煎和肾气丸为主进行加减;清热化湿和凉血解毒则可以清除疫毒、保肝降酶,分别以茵陈蒿汤和甘露消毒丹为主方进行加减。有临床研究发现,活血化瘀软坚、益气、疏肝等中药组成的复方可以抗纤维化,阻断肝炎向肝硬化及肝癌发展的中间环节,常用的中药制剂有大黄䗪虫丸、复方鳖甲软肝片、鳖甲煎丸、安络化纤丸、苦参素胶囊等[34]。

长期接受中医辨证治疗可以在一定程度上降低肝硬化发生率,而在抗病毒治疗的基础上联合中医辨证治疗可进一步延缓慢性乙型肝炎的进展,减少肝硬化的发生。一项包括684例慢性乙型肝炎患者的前瞻性研究显示,肝硬化的年发病率为2.1%,持续HBeAg血清阳性者更高,达3.5%[31]。长期应用中药联合抗病毒治疗的研究结果显示,随着治疗时间的延长,两队列肝硬化发生率还是有增加趋势,但中西医结合队列肝硬化累积发生率均低于西医队列肝硬化累积发生率。对两队列不同治疗时间节点的肝硬化累积发生率进行分析比较可知,中西医结合队列和西医队列治疗5年肝硬化累积发生率分别为6.5%和11.9%,治疗7年肝硬化累积发生率分别为6.5%和13.5%,治疗10年肝硬化累积发生率分别为6.9%和13.5%,均有统计学差异($P<0.05$);至随访终点,中西医结合队列261例慢性乙型肝炎患者

有 18 例（6.9%）进展为肝硬化，西医队列 260 例慢性乙型肝炎患者有 35 例（13.5%）进展为肝硬化，中西医结合队列总体肝硬化发病率低于西医队列，差别有统计学意义（$P<0.05$）。回顾性研究表明，在西医抗病毒治疗的基础上加用中医辨证治疗可以使肝硬化的发生率减少 1.0%[35]。中药辨证治疗联合抗病毒治疗第 3、5 年，中西医结合队列和西医队列的乙型肝炎肝硬化失代偿的累积发病率分别为 4.42% *vs.* 18.5% 和 5.31% *vs.* 21.59%。中医辨证治疗联合抗病毒治疗可减少肝硬化失代偿的累积发生率[36]。中药可提高 IFN - α 治疗 HBeAg 阳性慢性乙型肝炎患者抗病毒疗效，改善生活质量，减少 IFN - α 不良反应[37]。此说明长期接受中医辨证治疗可以在一定程度上降低肝硬化发生率，而在抗病毒的基础上联合中医辨证治疗可进一步延缓慢性乙型肝炎的进展，减少肝硬化的发生，疗效更优。中医药延缓肝硬化的发生在一定程度上体现了中医学"治未病"的思想，即"未病先防，既病防变"。

第六节　作者团队相关研究

　　作者团队长期从事中医药防治肝纤维化临床及基础研究，并依托"十一五""十二五"国家科技重大专项传染病防治专项等，基于肝纤维化至肝硬化的疾病进展过程，明确慢性乙型肝炎肝纤维化的中医病机特点，建立分阶段、分期辨证论治方案；以肝脏病理变化为主要疗效指标，证实该方案可以显著提高临床疗效，初步明确中医药逆转肝纤维化的作用机制。

　　首先，基于肝纤维化（肝硬化）病理特征和临床表现，明确不同疾病阶段患者中医病机特点[38-40]，建立慢性乙型肝炎肝纤维化（肝硬化）中医药辨证论治方案：通过"十一五"国家科技支撑计划、"十一五""十二五"专项研究对 685 例患者行肝穿刺病理检查，发现其中炎症等级 G_1 者 95 例（13.87%），G_2 者 475 例（69.34%），G_3 者 103 例（15.04%），G_4 者 12 例（1.75%）。炎症等级 $<G_2$ 者 95 例（13.87%），瘀血阻络和肝肾阴虚型占 70.3%，基本病机为阴虚血瘀；炎症等级 $\geq G_2$ 者 590 例（86.13%），肝郁脾虚和湿热中阻型肾虚占 59.5%，基本病机为脾虚湿热兼肾虚。据此建立炎症等级 $<G_2$ 者以"养阴活血柔肝"治法为主，炎症等级 $\geq G_2$ 者以"补肾健脾利湿"治法为主的分期辨证论治方案。另外有研究显示，160 例肝硬化患者中医证候分布为肝郁脾虚、湿热蕴结和瘀血阻络，占 71.50%，基本病机为湿热疫毒羁留，气阴两虚，血瘀阻络，建立"益气健脾、清热利湿、活血散结"治法为主的辨证论治方案。

　　其次，明确了慢性乙型肝炎肝纤维化（肝硬化）分期辨证论治方案可提高 HBeAg 和 HBsAg 转阴率，明显改善肝脏病理炎症和纤维化程度[41-46]。以"养阴活血柔肝"为治法的养阴活血柔肝方治疗炎症等级 $<G_2$ 患者 24 周后，可提高 HBeAg 转阴率，改善肝脏组织病理评分。以"补肾健脾利湿"为治法的补肾健脾利湿方联合 ETV 治疗炎症等级 $\geq G_2$ 的 HBeAg 阳性慢性乙型肝炎患者 48 周后，可提高 HBeAg 下降幅度，炎症等级 $\geq G_2$ 者比例从 100% 降至 66.67%，纤维化分期 $\geq S_3$ 者比例从 27.45% 降至 15.69%；治疗炎症等级 $\geq G_2$ 的 HBeAg 阴性慢性乙型肝炎患者 96 周后，可提高 HBsAg 转阴率和 HBsAg 下降 >10 IU/mL 的患者比例，肝脏 Knodell 评分改善优于单用 ETV 的对照组。以"益气健脾、清热利湿、活血散结"为治法的消胀方联合 NAs 治疗肝硬化代偿期患者 48 周后，可改善患者肝功能，改善脾脏大小；治疗肝硬化失代偿期患者 48 周后,对患者肝脏行 Child - Pugh 评分、脾脏大小均具有明显改善作用。

最后,在明确临床疗效的基础上,开展中药复方抗肝纤维化的作用机制研究。通过一系列的研究发现[47-55]:养阴活血柔肝方(柔肝方、补肾柔肝方、灵甲胶囊、灵甲方)逆转肝纤维化的作用机制主要在减少肝脏内浸润的 Th1、Th2 细胞数目,提高 Th1/Th2 的值,减少肝组织中炎症和纤维介质的产生,减少肝组织胶原沉积和纤维间隔的形成;通过自分泌或旁分泌的方式抑制肝星状细胞活化,抑制肝星状细胞表达骨桥蛋白、TGF - β1 以抑制自身活化,减少 Ⅰ/Ⅲ/Ⅳ 型胶原合成,抑制基质金属蛋白酶和组织金属蛋白酶抑制物-1 表达,减少胶原沉积;抑制肝组织 TGF - β1 分泌,抑制肝星状细胞活化,降低组织金属蛋白酶抑制物-1、基质金属蛋白酶 13 表达促进胶原降解;抑制肝细胞 Ⅰ/Ⅲ/Ⅳ 型胶原合成,促进肝细胞再生。补肾健脾利湿方逆转肝纤维化作用机制主要在于抑制肝组织 FBRS 表达,抑制肝星状细胞活化,减轻肝纤维化程度和胶原显色指数。消胀方改善肝纤维化的作用机制主要在于保护肝细胞,改善肝功能,降低肝组织 MDA、谷胱甘肽过氧化物酶表达,增强超氧化物歧化酶活性,抗脂质过氧化,减少肝细胞炎症坏死,抑制胶原合成。明确相关中药复方的作用机制在于调节肝脏免疫环境,减轻肝脏炎症,抑制肝细胞和肝星状细胞致纤维化因子分泌,通过旁分泌或自分泌抑制肝星状细胞活化,减少胶原生成,促进胶原分解。

第七节　总结及展望

从 HBV 感染经慢性肝炎到肝硬化是个多级致病、动态的、多时间点的过程。病毒(HBV 基因型、病毒变异、病毒载量、病毒蛋白如 HBsAg 及 HBeAg 水平)、宿主(病毒感染宿主时的年龄、性别、基因多态性、合并其他病毒感染、肠道微生态等)、其他外源性因素,以及是否进行及时规范的抗病毒治疗干预等多种因素影响肝硬化的发生发展进程[18]。其中病毒感染是造成各种临床状态的始动因素,HBV 引起机体清除病毒的免疫应答造成肝细胞损伤,进而诱发肝脏炎症,肝脏炎症的持续存在或反复发生,是慢性乙型肝炎进展为肝硬化的重要基础。HBV DNA 水平、血清 HBsAg、HBeAg 状态和 ALT 已被公认与肝硬化的发生发展密切相关[56],定期监测上述指标对于肝硬化的临床诊疗具有重要意义。

中医药联合抗病毒治疗,可多途径地改善慢性乙型肝炎患者的临床转归,不但可以改善患者肝功能,抑制 HBV DNA 复制,提高 HBeAg 转阴率及其血清转换率及降低 HBV 变异率,更重要的是可以提高患者生活质量、改善肝纤维化、延缓肝硬化进程。但同时应当注意到,中药或中西医结合治疗肝纤维化、肝硬化的相关临床研究,一般疗程较短,大多为 6 个月或 12 个月,长疗程的研究文献相对较少;符合循证医学的中医或中西医结合治疗慢性乙型肝炎的远期有效性和安全性的报道亦较为缺乏,也存在诸如临床试验实施不规范、疗效评价不统一,导致研究结果需要再评价,基础与临床研究脱节,中药不良反应增多,辨病辨证如何有效结合,中西医如何优势互补,规范化与个体化治疗如何选择等诸多问题尚需深入研究和解决。

随着真实世界研究等相关研究理念和方法的提出,以及现代分子生物学技术的发展,多组学技术的结合运用,高通量筛选平台的发展,多学科的交叉应用,大数据挖掘及人工智能等技术在中医药研究领域的逐步应用,更适合中医药自身发展规律和应用特点的研究方法会逐步建立和发展,中医药(中西医结合)防治肝硬化的相关临床及基础研究也一定能得到更好的结果。

(张景豪)

参 考 文 献

[1] 中华医学会肝病学分会.肝硬化诊治指南[J].临床肝胆病杂志,2019,35(11):2408-2425.

[2] 中华医学会感染病学分会,中华医学会肝病学分会.慢性乙型肝炎防治指南(2019年版)[J].临床肝胆病杂志,2019,35(12):2648-2669.

[3] 中华医学会肝病学分会,中华医学会感染病学分会.丙型肝炎防治指南(2019年版)[J].临床肝胆病杂志,2019,35(12):2670-2686.

[4] COLLI A, FRAQUELLI M, ANDREOLETTI M, et al. Severe liver fibrosis or cirrhosis:accuracy of US for detection analysis of 300 cases[J]. Radiology, 2003, 227(1):89-94.

[5] BEOM K K, SUNG A K, YOUNG N P, et al. Noninvasive models to predict liver cirrhosis in patients with chronic hepatitis B[J]. Liver International, 2007, 27(7):969-976.

[6] FABRIS C, SMIRNE C, TONIUTTO P, et al. Assessment of liver fibrosis progression in patients with chronic hepatitis C and normal alanine aminotransferase values:The role of AST to the platelet ratio index[J]. Clinical Biochemistry, 2006, 39(4):339-343.

[7] 孟玉丽,张红旭,余祖江,等.瞬时弹性成像技术与APRI指数判定慢性肝病肝纤维化程度的临床研究[J].中国实用内科杂志,2016,36(6):485-488.

[8] D'ONOFRIO M, MARTONE E, BRUNELLI S, et al. Accuracy of ultrasound in the detection of liver fibrosis in chronic viral hepatitis[J]. La Radiologia Medica. 2005, 110(4):341-348.

[9] SCHUPPAN D, AFDHAL N H. Liver cirrhosis[J]. Lancet, 2008, 371(9615):838-851.

[10] CHANG T T, LAI C L, KEW YOON S, et al. Entecavir treatment for up to 5 years in patients with hepatitis B e antigen-positive chronic hepatitis B[J]. Hepatology, 2010, 51(2):422-430.

[11] TENNEY D J, ROSE R E, BALDICK C J, et al. Long-term monitoring shows hepatitis B virus resistance to entecavir in nucleoside-nave patients is rare through 5 years of therapy[J]. Hepatology, 2009, 49(5):1503-1514.

[12] LAMPERTICO P, VIGANO M, MANENTI E, et al. Low resistance to adefovir combined with lamivudine 3-year study of 145 lamivudine-resistant hepatitis B patients[J]. Gastroenterology, 2007, 133:1445-1451.

[13] SIMSEK H, SCHIFF E, GOODMAN Z, et al.恩替卡韦治疗中重度肝纤维化慢性乙型肝炎患者48周的疗效分析[J].传染病信息,2006,19(5):263-265.

[14] LOK A S. Hepatitis:long-term therapy of chronic hepatitis B reverses cirrhosis[J]. Nature Reviews Gastroenterology & Hepatology, 2013, 10(4):199,200.

[15] MARCELLIN P, FLISIAK R, TRINH H, et al. Long-term treatment with tenofovir disoproxil fumarate for chronic hepatitis B infection is safe and well tolerated and associated with durable virologic response with no detectable resistance:8 year results from two phase 3 trials[J]. Hepatology, 2014, 60:313a, 314a.

[16] MARCELLIN P, GANE E, BUTI M, et al. Regression of cirrhosis during treatment with tenofovir disoproxil fumarate for chronic hepatitis B:a 5-year open-label follow-up study[J]. Lancet, 2013, 381(9865):468-475.

[17] GANE E J, WANG Y, LIAW Y F, et al. Efficacy and safety of prolonged 3-year telbivudine treatment in patients with chronic hepatitis B[J]. Liver International, 2011, 31:676-681.

[18] LIAW Y F, GANE E, LEUNG N, et al. 2-Year GLOBE trial results:telbivudine is superior to lamivudine in patients with chronic hepatitis B[J]. Gastroenterology, 2009, 136:486-495.

[19] HON J, XU D, SHI G, et al. Five-year telbivudine treatment with effective viral suppression results in resolution of liver

inflammation and fibrosis regression in patients with chronic hepatitis B[J]. Journal of Hepatology, 2011, 54: S287.

[20] HADZIYANNIS S J, TASSOPOULOS N C, HEATHCOTE E J, et al. Adefovir dipivoxil for the treatment of hepatitis B e antigen-negative chronic hepatitis B[J]. New England Journal of Medicine, 2003, 348: 800-807.

[21] YAO G B, ZHU M, CUI Z Y, et al. A 7-year study of lamivudine therapy for hepatitis B virus e antigen-positive chronic hepatitis B patients in China[J]. Journal of Digestive Diseases, 2009, 10(2): 131-137.

[22] LIAW Y F, SUNG J J, CHOW W C, et al. Lamivudine for patients with chronic hepatitis B and advanced liver disease[J]. New England Journal of Medicine, 2004, 351: 1521-1531.

[23] YUEN M F, SETO W K, CHOW D H, et al. Long-term lamivudine therapy reduces the risk of long-term complications of chronic hepatitis B infection even in patients without advanced disease[J]. Antiviral therapy, 2007, 12(8): 1295-1303.

[24] MARCELLIN P, AHN S, MA X, et al. HBsAg loss with tenofovir disoproxil fumarate (TDF) plus peginterferon alfa-2a (PEG) in chronic hepatitis B (CHB): results of a global randomized controlled trial[J]. Hepatology, 2014, 60: 294a, 295a.

[25] NING Q, HAN M, SUN Y, et al. Switching from entecavir to PegIFN alfa-2a in patients with HBeAg-positive chronic hepatitis B: a randomised open-label trial (OSST trial)[J]. Journal of Hepatology, 2014, 61(4): 777-784.

[26] XIE Q, ZHOU H, BAI X, et al. A randomized, open-label clinical study of combined pegylated interferon Alfa-2a (40 KD) and entecavir treatment for hepatitis B "e" antigen-positive chronic hepatitis B[J]. Clinical Infectious Diseases, 2014, 59(12): 1714-1723.

[27] CHAN H L, THOMPSON A, MARTINOT-PEIGNOUX M, et al. Hepatitis B surface antigen quantification: why and how to use it in 2011 - a core group report[J]. Journal of Hepatology, 2011, 55(5): 1121-1131.

[28] 高月求,陈建杰,王灵台.从毒邪论治慢性乙型肝炎的理论探讨和临床应用[J].上海中医药杂志,2006,40(3):8,9.

[29] 史文丽,孙永强.中医药防治肝纤维化的思路与方法[J].北京中医药大学学报(中医临床版),2011,18(5):18-21.

[30] 张朝臻,萧焕明,施梅姐,等.慢性乙型肝炎慢病管理中医模式初探[J].中西医结合肝病杂志,2016,26(3):181,182,184.

[31] PERZ J F, ARMSTRONG G L, FARRINGTON L A, et al. The contributions of hepatitis B virus and hepatitis C virus infections to cirrhosis and primary liver cancer worldwide[J]. Journal of Hepatology, 2006, 45(4): 529-538.

[32] 中国中西医结合学会肝病专业委员会.肝纤维化中西医结合诊疗指南(2019年版)[J].中国中西医结合杂志,2019,39(11):1286-1295.

[33] 中国中西医结合学会消化系统疾病专业委员会.肝纤维化中西医结合诊疗共识意见(2017年)[J].中国中西医结合消化杂志,2017,25(12):895-900.

[34] 张连俊,左亚东.中医药治疗慢性乙型肝炎肝纤维化的研究进展[J].中医临床研究,2015,7(2):145-147.

[35] 申弘,凌琪华,陈逸云,等.中医辨证联合抗病毒治疗对乙型肝炎肝硬化发生率的影响[J].时珍国医国药,2016,27(2):379-383.

[36] 董亚男,倪赛赛,戴黎,等.中医辨证联合抗病毒治疗对乙型肝炎肝硬化失代偿发生率的影响[J].云南中医学院学报,2017,40(3):41-46.

[37] 梁惠卿,唐金模,吴春城,等.逍遥散联合α干扰素治疗HBeAg阳性慢性乙型肝炎的临床观察[J].中国中西医结合杂志,2014,34(6):666-670.

[38] 赵钢,陈建杰,高月求.王灵台教授论柔肝冲剂防治肝、肾、肺等多脏器纤维化的研究思路[J].中医药学刊,2004(11):1998,1999.

[39] 李曼,周振华,张鑫,等.高月求教授补肾健脾法治疗慢性乙型肝炎的经验[J].中西医结合肝病杂志,2013,23(5):294,295.

[40] 朱明清,江云,孙学华,等.补肾健脾法治疗慢性乙型肝炎的理论探讨[J].辽宁中医杂志,2018,45(4):712-714.

[41] 王灵台,陈建杰,张斌,等.柔肝冲剂抗肝纤维化的临床研究[J].上海中医药杂志,2001(10):7-9.

[42] 高月求,王灵台,陈建杰,等.柔肝冲剂治疗慢性乙肝肝纤维化的临床研究[J].上海中医药大学上海市中医药研究院学院,1996(Z1):59-61.

[43] GAO Y Q, ZHANG X, LI M, et al. Bushenjianpi formula combined with entecavir for HBeAg-negative chronic hepatitis B patients: a multicentre, randomised, double-blind, placebo-controlled trial[J]. The Lancet, 2016, 338(1): S1-S99.

[44] ZHU X J, SUN X H, ZHOU Z H, et al. Lingmao formula combined with entecavir for hbeag-positive chronic hepatitis b patients with mildly elevated alanine aminotransferase: a multicenter, randomized, double-blind, placebo-controlled trial[J]. Evidence-Based Complementary and Alternative Medicine, 2013, 2013: 1-7.

[45] 周振华,李曼,黄凌鹰,等.消胀方联合拉米夫定治疗84例乙型肝炎肝硬化代偿期的临床疗效观察[J].中国中西医

病毒性肝炎的中西医结合治疗

结合杂志,2011,31(9):1220-1223.

[46] 周振华,李曼,许小莉,等.消胀方联合拉米夫定治疗乙型肝炎失代偿期肝硬化的临床疗效观察[J].上海中医药大学学报,2011,25(1):32-35.

[47] WANG L T, ZHANG B, CHEN J J. Effect of anti-fibrosis compound on collagen expression of hepatic cells in experimental liver fibrosis of rats[J]. World Journal of Gastroenterology, 2000, 6(6): 877-880.

[48] 吴惠春,张斌,王灵台.柔肝方含药血清对 TGF-β1 诱导人肝星状细胞表达骨桥蛋白的影响及其机制[J].中国实验方剂学杂志,2015,21(13):109-113.

[49] 王灵台,张斌,陈建杰,等.抗纤复方药物血清对肝纤维化大鼠肝细胞生成胶原的影响[J].中华消化杂志,1999,19(6):27-29.

[50] 曾震军,李曼,孙学华,等.中药灵猫方的抗肝纤维化作用及其机制[J].中华临床医师杂志(电子版),2012,6(15):4258-4262.

[51] 王灵台,陈建杰,高月求,等.柔肝冲剂对肝纤维化大鼠原代肝细胞增殖及胶原合成的影响[J].中西医结合肝病杂志,1998,8(S1):102,103.

[52] 赵钢,王灵台,陈建杰,等.抗纤复方药物血清对 HSC-LI90 细胞 Ⅰ 型、Ⅳ型前胶原和基质金属蛋白酶及其组织抑制因子-1 基因表达的影响[J].中国中西医结合杂志,2004,24(1):47-50.

[53] 江云,高月求,李曼,等.灵猫方联合替比夫定治疗慢性乙型肝炎患者的疗效及对 NK 细胞功能的影响[J].上海中医药大学学报,2017,31(2):16-21.

[54] 吴惠春,李曼,周振华,等.PI3K/PKB 信号通路在 TGF-β1 诱导人肝星状细胞表达骨桥蛋白中的作用[J].中国病理生理杂志,2015,31(1):93-97.

[55] 何林蔓,李曼,周振华,等.TGF-β-Smad 信号转导途径在肝纤维化中的作用及中药干预的研究进展[J].中国中医急症,2014,23(6):1101-1104.

[56] LIU C J, KAO J H. Global perspective on the natural history of chronic hepatitis B: role of hepatitis B virus genotypes A to J [J]. Seminars in Liver Disease, 2013, 33(2): 97-102.

第十二章　原发性肝癌的中西医结合治疗进展

原发性肝癌是目前全球关注的重大疾病之一,致死率排在恶性肿瘤的第二位[1],已成为我国第四位的常见恶性肿瘤和第三位的肿瘤致死病因,其5年生存率不超过50%,严重威胁人民群众的生命和健康[2]。目前西医治疗方法以局部治疗和全身治疗为主。由于原发性肝癌起病隐匿,症状、体征出现较晚,就诊时往往已属中晚期,错失局部治疗机会。全身治疗主要包括放疗、化疗及靶向治疗,但肝癌对放化疗不敏感,靶向药物价格昂贵,且治疗后期会产生耐药性,仅能延长患者数月存活期[3]。中医学自《黄帝内经》就有关于包括肝癌的各种肿瘤认识,至宋代《卫济宝书》首先出现"癌"字,宋代《圣济总录》将"积聚""癥瘕"统称为"瘤",形成了以扶正祛邪为主线的治法。大量的临床实践表明,中医药治疗肝癌可取得延长生存期、提高生存质量等较好疗效[4-6]。

第一节　中医药在原发性肝癌不同阶段的疗效

不同分期肝癌的治疗原则、方法和目的不同,中医药在其中发挥的作用也不同。早期肝癌时,首选肝脏切除术、肝移植或消融术[7];但因为起病隐匿,大部分患者确诊时已属中晚期,已失去手术机会,且病情发展快、并发症多、单一治疗作用有限等,能够进行根治性手术患者仅占20%,而且术后复发率高,5年复发率达到60%~70%;部分患者因肝内转移、门静脉受侵犯、肝硬化病史、肝功能储备不足等限制因素,无法进行根治性手术[8]。此阶段中医药主要起到术后抑瘤消积防复发的辅助作用。中期肝癌主要以微创治疗和靶向治疗等姑息性治疗为重要手段[7],其中微创治疗包括血管介入、经皮酒精注射、微波、冷冻消融及射频消融等,靶向药物包括索拉菲尼、瑞戈非尼、仑伐替尼和尼鲁单抗等,免疫治疗也逐步引起重视。此阶段中医药主要起控制肿瘤的进展的作用。晚期肝癌主要为对症治疗,并无具体针对肿瘤的治疗措施[7]。而中医药在此阶段的治疗价值尤为凸显,对于肝内病灶较小或相对局限,且无远处转移,但因为肝功能较差、Child-Pugh分级为C级、其他慢性疾病或年迈体弱等因素、体力状况(performance status, PS)评分>2分的患者,中医药治疗目的主要是改善肝脏功能和全身情况,待基本情况改善后进行重新分期,以争取有效地局部治疗,从而更好地控制肿瘤进展,治疗以"扶正为主,祛邪为辅"。对于肝内病灶体积巨大或者多发,有其他器官转移等情况,加之肝功能和PS评分差的患者,中医药治疗的目的主要是减轻或缓解病痛,维持患者的生命;对于难以耐受口服中药汤剂的患者可适当试用外治法(如针灸、中药穴位敷贴)以减轻患者痛苦。由此可见中晚期的患者或因肝功能原因等不能行根治术的患者，可采取 TACE、局部消融治疗、放疗及药物治疗(生物制剂、分子靶向药物、系统化疗和中医药等)等。多学科综合治疗模式能有效地提高肝癌患者的临床疗效。

中医药在肝癌治疗的参与方式多样，包括中医辨证用药、中药单药抗癌、中药注射剂抗癌、中药口服制剂抗癌、中药外治法等[9]，其中以中药汤剂及中成药研究最广泛。中医药具有提高免疫力、杀灭肿瘤细胞、改善体质、防治放疗和化疗毒副作用等多方面的作用，可弥补西医治疗的许多不足，达到缓解痛苦、改善症状、控制复发转移、延长生存期的目的[10]。肝癌治疗提倡早期发现，防治结合，多学科综合治疗。中医药治疗可融入肝癌早期术后的预防复发、中期与微创相结合的保肝抑瘤、晚期改善症状和延长生存期的每一个环节。

第二节　中医药联合肝癌手术治疗原发性肝癌的研究进展

肝癌的外科治疗是患者获得长期生存最重要的手段，主要包括肝脏切除术和肝移植术。只要满足肝癌手术治疗的早期肝癌患者，均应积极手术治疗。目前研究表明，肝癌术后 2 年内的复发率约为 70%，术后 5 年生存率为 30% ~ 50%，由此可见肝癌术后复发是提高患者术后 5 年生存率的瓶颈[11]。因此，降低肝癌术后复发率和转移率是肝癌术后面临的一大难题。此外，手术对机体有一定的刺激，会造成一定的创伤和术后不良反应。中医药在此阶段主要是提高手术耐受性、促进术后患者康复及防止肝癌复发转移，以"扶正为主，祛邪为辅"为原则，扶正可运用滋阴补肾、养血柔肝、健脾益气等治法，祛邪以清热解毒为用。大量的中药单味药或经验复方的临床疗效研究、中医药抗复发转移的机制研究均已证实中医药在其中发挥着不可或缺的作用。

大量临床研究表明，对比单纯手术，中药(单味药、中药复方)治疗能够提高肝癌术后 5 年生存率，降低复发率，改善肝功能，提高患者生存质量[12]。近期全国 39 家医院共同开展了一项多中心随机对照研究，共纳入了 1 044 例肝癌根治性切除术后的患者，按 2 : 1 比例随机分组为治疗组(口服槐耳颗粒治疗)和对照组(不接受进一步治疗)，最长治疗疗程为 96 周，结果表明槐耳颗粒能显著提高无复发生存期(75.5 周 *vs.* 68.5 周)、无复发生存率(62.39% *vs.* 49.05%)，延长肿瘤肝外复发率(8.60% *vs.* 13.61%)[13]。何娜娜等[14]随机将 60 例肝癌术后的患者随机分为治疗组和对照组，两组均给予西医综合治疗，治疗组给予补肾健脾方联合扶正抑瘤方(由茯苓、党参、白术、山药、熟地黄、牡丹皮、黄芪、灵芝、女贞子、炙甘草、山茱萸、泽泻组成)，疗程 6 个月，结果表明治疗组胁痛/腹痛、纳呆、神疲乏力、形体消瘦、面色晦暗、大便溏泄、脘腹胀满、盗汗自汗、发热、恶心呕吐中医证候评分，IgG 和 IgA 水平均显著低于对照组，NK 细胞、$CD4^+T$ 细胞水平均显著高于对照组，总有效率显著高于对照组，补肾健脾方联合扶正抑瘤方治疗原发性肝癌术后疗效较佳，可显著降低中医证候评分，并增强机体免疫功能。苏小康等[15]观察 164 例肝癌切除术后患者，平均分为治疗组和对照组，治疗组给予健脾化瘀方治疗 2 年，结果发现治疗组 1、2、3、5 年生存率分别为 82.93%、76.83%、63.41%、

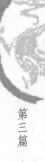

51.22%,复发率分别为74.39%、62.20%、41.46%、37.80%,对照组1、2、3、5年生存率分别为80.49%、71.95%、51.22%、39.02%,复发率分别为74.39%、58.54%、32.93%、28.05%;治疗组3、5年生存率、Child-Pugh C级患者的生存率明显高于对照组,Child-Pugh C级患者的复发率明显低于对照组,可见健脾化瘀法可提高肝癌患者术后的远期生存率,改善残余肝脏功能。

第三节　中医药联合局部消融治疗原发性肝癌的研究进展

虽然外科的手术是肝癌的首选治疗方法,但大多数肝癌患者合并肝硬化,或在确诊时已为中晚期,失去了手术治疗的指征。近年来局部消融治疗因其具有灭活肿瘤彻底、创伤小、操作简单、可重复治疗、疗效确切、可与其他治疗方法联合应用等特点,广泛用于临床,可使一些不耐受手术的肝癌患者获得根治机会。临床上局部消融治疗适用于单个肿瘤直径≤5 cm;或肿瘤结节不超过3个,最大肿瘤直径≤3 cm;无血管、胆管和邻近器官侵犯及远处转移,肝功能分级为Child-Pugh A或B级的患者。对于不能手术切除的直径为3~7 cm的单发肿瘤或多发肿瘤,可联合介入疗法[16]。局部消融治疗主要包括射频消融、微波消融、冷冻治疗、高功率超声聚焦消融及无水乙醇注射治疗等。其中射频消融是目前应用最为广泛,被认为是首选的消融治疗,可作为早期肝癌的一线治疗方法,也是中晚期肝癌的重要替代疗法[17],但射频消融治疗常出现发热、肝区疼痛、肝功能异常等不良反应,且当肿瘤直径>3 cm时治疗效果下降。

在射频消融的同时结合中医药治疗,不仅能发挥杀癌细胞的效果,同时还能降低局部微创治疗的并发症发生率,提高患者的生存质量。中医药治疗以"祛邪为重,扶正为辅"为原则,祛邪以软坚散结、解毒通络为主,扶正以健脾和胃、扶助胃气为要,重在减轻毒副作用,突出保肝抑瘤,提高生活质量,带瘤生存。对于进展期肝癌,强调多学科综合治疗,中医的"扶正"治疗与西医的局部"祛邪"相结合,比单一治疗手段疗效更好。

近年来许多学者报道了中药联合射频消融治疗原发性肝癌的研究,中药联合射频消融能明显提高原发性肝癌临床疗效,降低术后复发率及不良反应,改善患者生活质量[18-20]。蒋著椿[21]共纳入15篇研究,入选1 080例研究对象,中药联合射频消融组552例,单纯射频消融528例,Meta分析表明中药联合射频消融对原发性肝癌主要症状(如对肝区疼痛、发热、腹胀、食欲缺乏、黄疸等)的近期疗效显著,可提高原发性肝癌患者生存质量评分,降低AFP水平和肿瘤复发率,但对瘤体有效率及患者生存期的疗效存在争议。

第四节　中医药联合经肝动脉化疗栓塞术治疗原发性肝癌的研究进展

　肝动脉化疗栓塞术(transcatheter arterial chenoenbolization,TACE)治疗在国内亦称介入

疗法、介入治疗,目前被公认为肝癌非手术治疗的最常用方法之一。TACE 治疗主要适用于Ⅱb 期、Ⅲa 期和Ⅲb 期的部分患者,肝功能分级 Child-Pugh A 或 B 级,ECOG 评分 0~2;可以手术切除,但由于高龄、严重肝硬化等原因不能或不愿接受手术的Ⅰb 期和Ⅱa 期患者;多发结节型肝癌;门静脉主干未完全阻塞,或虽完全阻塞但肝动脉与门静脉间代偿性侧支血管形成;肝肿瘤破裂出血或肝动脉-门静脉分流造成门静脉高压出血;控制局部疼痛、出血及栓堵动静脉瘘。肝癌切除术后,采用介入融通疗法可以早期发现残癌或复发灶,并给予 TACE治疗。TACE 是目前公认的非手术切除中疗效最好的治疗方法,可使肝癌患者的 1 年生存率提高至 44.0%~66.9%,但仍属于姑息性治疗方法,其远期疗效较差,且反复多次的介入治疗会对正常肝组织造成损害,中医药能够极大地缓解介入治疗后肝功能损伤,减轻西医治疗带来的副作用,提高介入治疗的成功率,提高患者生存质量,延缓患者生存期。魏亚威等[22]开展了一项 Meta 分析研究,共纳入 12 项研究,累计纳入 947 例患者,其中治疗组 478 例,对照组 469 例,Meta 分析结果显示益气活血法联合介入治疗可有效提高患者近期临床有效率,改善患者生活质量,提高患者 1 年生存期,提示益气活血法联合介入治疗原发性肝癌有利于全面提高临床疗效。谢伶俐等[23]系统评价 16 个随机对照试验(randomized controlled trial,RCT)研究,合计 1341 例受试者,Meta 分析结果显示健脾理气法联合 TACE 治疗原发性肝癌近期疗效、1 年生存率、AFP 下降及生活质量均优于单纯 TACE 组,在中医证候疗效(肝痛、腹胀、呕吐、纳差)、白细胞减少、肝功能损害发生率方面具有疗效优势。Zhai 等[6]开展了一项全国多中心的研究,将 379 例肝癌切除术后患者随机分为中药组(给予华蟾素注射液联合解毒方)和 TACE 组(给予 TACE 治疗),研究证实与 TACE 治疗相比,中药组患者肝癌术后的复发率(1 年、2 年和 3 年复发率分别为 7.7%、3.0% 和 3.5%)明显低于 TACE 组(1 年、2 年和 3 年复发率分别为 28.8%、42.5% 和 54.0%)且不良事件发生率低。Dai 等[24]开展一项 Meta 分析研究,纳入 20 项临床研究,涉及 774 例患者,结果显示艾迪注射液联合TACE 可显著增加临床疗效,延长生存期,提高患者生存质量,减少白细胞减少、胃肠反应和肝损伤等不良反应。马骁等[25]一项 Meta 分析研究,共纳入 12 项研究,747 例患者,结果显示康艾注射液联合 TACE 可显著提高临床有效率(完全缓解和部分缓解),卡氏(Karnofsky, KPS)评分显著提高,可显著提高患者 T 细胞亚群($CD3^+$、$CD4^+$、$CD8^+$)和 NK细胞活性,不良反应发生率和血液学毒性、肝功能损伤发生率显著低于对照组,即康艾注射液联合 TACE 可显著提高原发性肝癌的有效率、生活质量,减少不良反应的发生率。张程等[26]一项 Meta 分析研究共纳入 26 项研究,累计纳入 1 916 例患者,其中 14 项研究报告了不良反应,有 2 例较严重的不良反应,常见的不良反应有乏力、发热、腹痛、呕吐等。结果显示试验组较对照组能延长患者 1 年、2 年生存率,改善患者生存质量;抑制实体瘤生长,稳定肿瘤大小,降低 AFP 水平。总之中药汤剂联合 TACE 治疗原发性肝癌能延长带瘤患者生存期,提高生活质量,控制肿瘤发展,保护肝功能。蒋树龙等[27]开展一项 Meta分析研究,纳入 16 项 RCT 研究,涉及 1 105 例患者,Meta 分析结果显示中医药联合 TACE治疗原发性肝癌能显著提高患者近期疗效,显著增加 1 年生存率,改善中医证候积分。Yang 等[28]纳入 20 个 RCT 研究,共 1 010 例叠加中药治疗患者和 931 例 TACE 基础治疗,研究结果证实传统中药治疗能延长 6 个月、1 年、2 年和 3 年的总生存期,提高部分缓解率和总缓解率,减少疾病进展率(34.4% *vs.* 26.3%,41.6% *vs.* 31.0%, 16.6% *vs.* 26.5%),能

改善生活质量,减少白细胞计数减少、血小板计数减少、红细胞减少、肝脏损伤及肠胃不适等不良反应。研究结果表明通过中医辨证组方的中医药联合 TACE 治疗原发性肝癌在临床中不仅能减轻毒副作用,还可改善免疫功能,提高临床疗效,延长患者的生存时间,发挥减毒增效之疗效。

第五节　中医药联合放疗治疗原发性
肝癌的研究进展

放疗作为非手术治疗方法之一,在肝癌患者的生存质量和生存期有一定的改善,但放疗会引起放射性肝损伤、放射性肠胃炎等不良反应。中药具有多靶点、多效性、毒副作用少等特点,能增加放疗的敏感性、减轻放疗引起的相关毒副作用,在肿瘤的综合治疗中占重要地位。实验研究证实了中药可以抵消放疗对机体免疫抑制、增强免疫力,对抗放疗后骨髓抑制、预防白细胞减少等放疗引起的不良反应,同时能增加放疗疗效。白广德等[29]研究发现具有扶正养阴的康艾注射液联合射波刀治疗原发性肝癌患者,能明显提高 KPS 评分,降低初次复发转移率、消化道不良反应发生率及白细胞减少率,由此可见康艾注射液具有提高患者生存质量、增效减毒及防治肿瘤复发转移作用。刘俊波等[30]以健脾化瘀合剂加全肝移动条放疗原发性巨块型肝癌,表明健脾化瘀合剂联合放疗能缓解肝癌患者局部症状,减轻放疗毒副作用,有稳定瘤体的作用,可有效控制病情及延缓病情进展,提高生活质量,延长生存时间。黄常江等[31]运用健脾化瘀合剂联合全肝移动条放疗能明显改善患者肝区疼痛、食欲缺乏、腹胀、体倦乏力等常见症状,减轻放疗毒副作用,提高 KPS 评分以提高生活质量,提高细胞免疫功能以增加机体免疫功能。张华[32]以基于健脾益气、活血化瘀中药配合三维适形化疗治疗中晚期原发性肝癌,能明显提高患者的总有效率(81.25% vs. 41.93%),提高 CD4$^+$、CD8$^+$T 细胞的功能,改善 KPS 评分,延长患者 3 个月、6 个月生存率,降低白细胞减少率。吴鹤等[33]研究发现具有和胃健脾、理气疏肝之功效的中药能提高患者放疗术后 14 d、28 d、90 d 外周血 CD3$^+$、CD4$^+$、CD4$^+$/CD8$^+$值、NK 细胞水平,说明此类中药能辅助肝癌放疗患者的机体免疫力恢复,提高机体免疫力,降低继发感染。盛庆寿等[34]以清热利湿、扶正化瘀立方的蒿栀清肝丸联合射波刀治疗原发性肝癌患者,能明显提高临床有效率,降低中医证候积分,提高生活质量,延长患者的生存期。游雪梅等[35]系统性分析了 15 个 RCT 研究和 5 个队列研究,共 1 475 例患者,结果显示中药配合放疗治疗中晚期原发性肝癌能提高患者的近期疗效和 1、2、3 年生存率,减少血液学毒性反应发生率和放射性肝损伤发生率等毒副作用。

综上所述,中药联合放疗不仅能增效、减轻毒副作用,还能提高患者的生存质量、延长生存期。中药联合放疗在原发性肝癌的治疗中具有广阔的应用前景。

第六节　中医药联合全身治疗治疗
原发性肝癌的研究进展

对于没有禁忌证的晚期肝癌患者,全身治疗可以减轻肿瘤负荷,改善肿瘤相关症状,提高生活质量,延长生存时间。全身治疗主要包括抗肿瘤治疗(分子靶向药物治疗、系统化疗、免疫治疗)和抗病毒治疗。对于原发病为慢性 HBV 感染的肝癌患者,需要终身服用 DAAs,以抑制病毒的复制。索拉非尼仍然是唯一获得批准治疗晚期肝癌的分子靶向药物。对于合并有肝外转移的晚期患者,或虽为局部病变但不适合手术治疗和 TACE 者(如肝脏弥漫性病变或肝血管变异者),合并门静脉主干或下腔静脉瘤栓者,多次 TACE 后肝血管阻塞和(或)TACE 治疗后复发的患者均可以考虑采用化疗。根据 EACH 研究后期随访数据,含奥沙利铂的 FOLFOX4 方案在整体反应率、疾病控制率、无进展生存期、总生存期方面均优于传统化疗药物多柔比星。奥沙利铂在我国被批准用于治疗不适合手术切除或局部治疗的局部晚期和转移性肝癌;三氧化二砷治疗中晚期原发性肝癌具有一定的姑息治疗作用。

在全身治疗的同时使用中医药治疗,能够改善患者的症状,提高机体的抵抗力,减轻全身治疗的不良反应,提高生活质量。除传统的中药汤剂外,我国药监部门已批准了如槐耳颗粒、康莱特、华蟾素、榄香烯、肝复乐等中药制剂用于治疗肝癌,具有一定的疗效。付烨等[36] BLQ 采用补气健脾、理气化瘀、清热解毒的中药复方联合化疗,结果显示其可提高患者 3 个月、6 个月和 12 个月生存率明显,降低 AFP、CA199 和 CEA 水平,增加患者生活质量维度得分,以及不良反应的发生率,提示此方案+化疗药物诱导联合治疗能延长中晚期原发性肝癌患者生存期,降低肿瘤标志物水平,提高患者生活质量,提高肝癌化疗有效率。彭喜娜[38] 观察中医辨证论治联合化疗药物(如长春新碱、氟尿嘧啶、噻替派等)治疗晚期肝癌患者,能显著提高患者的总有效率,化疗用药需根据患者实际情况选取。郭京华[39] 观察加味四君子汤联合昂丹司琼治疗肝癌化疗后的患者,结果发现加味四君子汤能有效改善患者消化道症状(恶心、呕吐等),总有效率显著增高。储真真等[39] 研究发现莲龙消积方联合榄香烯化疗可提高中晚期原发性肝癌患者的 KPS 和生活质量评分(QOL 评分),降低中医证候积分和 AFP 水平,莲龙消积方能够缓解中晚期原发性肝癌患者临床症状,改善 AST 和 ALT,提高体能、改善生活质量。熊建利[40] 研究发现逍遥散加减方联合化疗可改善对实体瘤疗效,改善肝功能,提高患者生活质量,减少化疗引起的白细胞减少症。黄丁平等[41] 研究结果表明扶肝消积汤联合含铂类药的两药化疗方案能提高患者的临床有效率,减少化疗引起的白细胞减少,提高患者生活质量,调整 $CD4^+/CD8^+T$ 细胞失衡的状态,提示扶肝消积法方剂联合化疗治疗中晚期肝癌在控制瘤体,减轻临床症状,提高患者生活质量,提高患者免疫功能,减轻化疗毒副作用方面均有重要的作用,起到较好的减毒增效作用。石相如等[42] 研究发现益气活血中药能提高肝癌放疗后患者的总稳定率,降低腹胀、纳差、恶心、呕吐、乏力、胁痛、黄疸等中医证候积分,且透明质酸、Ⅲ型前胶原、Ⅳ型胶原及层粘连蛋白等肝纤维化指标升高水平低于单纯放疗组,祥周状态、管祥形态、流态积分和总积分均显著降低,提示益气活血中药联合放疗可明显改善肝癌患者肝脏微循环,降低肝纤维化程度,提高病灶稳定率,减轻患者病痛。

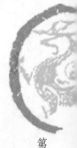

第七节　中医药对晚期原发性肝癌的辨证论治

对于一些晚期肝癌患者因肝功能差、黄疸腹水、多发转移、恶病质等情况,已不适合行手术、介入、放化疗、靶向药物治疗等,生存期通常不超过 3 个月。西医的治疗主要是对症治疗,此时中医药治疗的主导作用尤为凸显,根据患者的病情采取辨证论治方案,以攻补兼施之法,治疗主要目标是延缓疾病进展、减轻患者病痛、改善患者临床症状、提高生存质量和延长生存期[43]。林丽珠教授牵头的一项 15 家医院的多中心、回顾性队列研究,纳入了 489 例无法手术的中晚期(Ⅱb、Ⅲa 或 Ⅲb 期)原发性肝癌患者,按照原发性肝癌患者接受中医药治疗的暴露程度不同划分为中医组、中西医结合组和西医组,结果显示中西医结合组的远期疗效最好,中西医结合治疗可提高中晚期原发性肝癌患者的中位生存期和远期生存率,中医药治疗及微创治疗可明显延长患者生存期[44]。段建华[45]应用抗癌消腹水方治疗肝癌腹水患者 62 例,对照组采用西医常规治疗,治疗组在此基础上给予抗癌消腹水方,治疗 1 个月后治疗组在腹水缓解率、生活质量评分、KPS 评分等方面均优于对照组。

中医药治疗除了传统的口服汤剂,对于一些不能耐受口服汤剂的晚期原发性肝癌患者,可以采用外治、静脉注射等方式改善患者的主要症状,如疼痛、腹水等,提高晚期原发性肝癌患者的生活质量。吴昭利等[46]随机将 81 例原发性肝癌中重度疼痛患者分为治疗组 41 例和对照组 40 例。对照组给予癌痛三阶梯治疗,治疗组同时给予冰硼散外用联合苦参注射液穴位注射。治疗 14 d 后发现,治疗组完全缓解率和有效率分别为 45.1%、93.5%,对照组完全缓解率和有效率分别为 30.0%、83.3%,治疗组的临床疗效明显优于对照组;两组患者治疗后在 KPS 评分、疼痛数字评价量表(numerical rating scale,NRS)、抑郁自评量表(self-rating depresion scale,SDS)、焦虑自评量表(self-rating anxiety scale,SAS)评分降低、奥施康定使用量减少、血清炎性因子(前列腺素 E_2、缓激肽)、β-内啡肽水平明显改善,且治疗组优于对照组;两组均未出现严重不良反应,且治疗组恶心、便秘、乏力、皮肤瘙痒等不良反应的发生率低于对照组,提示冰硼散加减外用联合穴位注射治疗原发性肝癌中重度疼痛确有良好的疗效且安全。王新亭等[47]纳入 40 例原发性肝癌中晚期伴中重度疼痛的患者,随机分为观察组和对照组。两组均给予吗啡缓释片口服治疗,治疗组同时给予华蟾素静脉滴注,治疗 14 d 后,治疗组视觉模拟评分法(visual analogue score,VAS)评分明显降低、生存质量改善明显优于对照组、全程吗啡用量明显小于对照组,提示华蟾素静脉滴注联合吗啡缓释片能够有效缓解原发性肝癌癌性疼痛,有助于减少吗啡用量,提高患者生存质量。王旭丹[48]纳入 62 例肝癌腹水患者,随机分为对照组和治疗组。两组均给予利尿、护肝、补充白蛋白等常规治疗,治疗组加予中药外敷联合内服,发现治疗组总有效率(54.84%)明显高于对照组(29.03%),治疗组患者胸围和腹水最大液平直径均较治疗前明显下降且下降较对照组更明显,两组 24 h 尿量均较治疗前明显增加且治疗组增加幅度更大,治疗组患者疼痛 VAS 评分较治疗前明显下降,两组患者腹壁变松、排气增加、食欲提高及精神恢复等症状较治疗前均明显改善且治疗组改善更明显,提示中药外敷联合内服结合常规治疗可明显改善肝癌腹水患者症状,缩小腹围、腹水最大液平直径,增加 24 h 尿量,缓解疼痛和改善临床症状。

第八节　总结及展望

原发性肝癌的主要治疗手段包括手术治疗、局部消融治疗、肝动脉介入治疗、放疗、全身化疗、分子靶向药物治疗、中医药等局部和全身治疗。外科治疗和局部治疗均有局限性，都不可避免地损害机体正常功能，且原发性肝癌患者多有基础性肝病，随着疾病的进展，发现肝癌时已属中晚期，多伴有肝功能异常，无法接受根治性手术治疗。原发性肝癌的恶性程度高、易发生转移、预后较差，治疗主要以综合治疗为主。中医强调原发性肝癌的治疗以整体调治、扶正祛邪、调节平衡为主要治法，具有提高免疫力、杀灭肿瘤细胞、改善体质、防治放疗和化疗毒副作用等功效，可减轻西医治疗的各种不良反应，达到缓解痛苦、改善症状、控制复发转移、延长生存期的目的，同时可提高治疗效果、减少肿瘤复发风险、发挥减毒增效的作用。

原发性肝癌的治疗要采取分阶段的综合治疗策略，在中医理论的指导下，"辨病"与"辨证"相结合，把握原发性肝癌的病机与病势，找准中医治疗切入点，在不同阶段采用针对性的治疗策略：早期肝癌注重术后抑瘤，防复发和转移，提高肝癌患者术后的远期生存率，中医治疗以"扶正为主、祛邪为辅"为原则，扶正可辨证运用滋阴补肾、养血柔肝、健脾益气等治法，祛邪以清热解毒为用；中期肝癌提倡综合治疗，保肝与抑瘤并行，减轻副作用，提高生活质量，带瘤生存，中医治疗以"祛邪为重、扶正为辅"为原则，祛邪以软坚散结、解毒通络为主，扶正以健脾和胃、扶助胃气为要；晚期肝癌则以中医药扶正固本治疗为主，提倡带瘤生存，缓解症状，提高生存质量，延长生存期，中医治疗以"扶正为主、祛邪为辅"为原则。大量的临床研究确实发现中医药能够提高原发性肝癌综合治疗的效果：一些中药有抗肿瘤作用，一些中药能在不同程度上减轻放化疗引起的不良反应，一些中药则能提高和调节机体免疫功能。中医药提高原发性肝癌的临床疗效的具体作用机制尚不明晰，有待进一步探索和解释。通过中西医结合，紧密结合中医基本理论和肝癌的研究前沿，大胆摸索，反复实践，使中医药防治肝癌的潜在优势得到充分发挥，推动原发性肝癌的整体诊疗水平。

（张　鑫）

------------------------------- 参 考 文 献 -------------------------------

［1］JEMAL A, BRAY F, CENTER M M, et al. Global cancer statistics［J］. CA: A Cancer Journal for Clinicians, 2011, 61(2): 69 - 90.

［2］EL-SERAG H B. Epidemiology of viral hepatitis and hepatocellular carcinoma［J］. Gastroenterology, 2012, 142(6): 1264 - 1273.

［3］LLOVET J M, RICCI S, MAZZAFERRO V, et al. Sorafenib in advanced hepatocellular carcinoma［J］. New England Journal of Medicine, 2008, 359(4): 378 - 390.

［4］CHEN L Y, ZHAI X F, CHEN Z, et al. Jie-du granule preparation for the treatment of advanced hepatocellular carcinoma: a retrospective cohort study of 177 patients［J］. Oncotarget, 2017, 8(18): 30471 - 30476.

［5］YU Y, LANG Q, CHEN Z, et al. The efficacy for unresectable hepatocellular carcinoma may be improved by transcatheter arterial chemoembolization in combination with a traditional Chinese herbal medicine formula: a retrospective study[J]. Cancer, 2009, 115(22): 5132 - 5138.

[6] ZHAI X F, CHEN Z, LI B, et al. Traditional herbal medicine in preventing recurrence after resection of small hepatocellular carcinoma: a multicenter randomized controlled trial[J]. Journal of Integrative Medicine, 2013, 11(2): 90 - 100.

[7] BENSON A B 3RD, D'ANGELICA M I, ABBOTT D E, et al. NCCN guidelines insights: hepatobiliary cancers, Versionl. 2017[J]. Journal of the National Comprehensive Cancer Network, 2017, 15(5): 563 - 573.

[8] LLOVET J M, SCHWARTZ M, MAZZAFERRO V. Resection and liver transplantation for hepatocellular carcinoma[J]. Seminars in Liver Disease, 2005, 25(2): 181 - 200.

[9] 李涵.中医药治疗原发性肝癌的临床应用进展[J].中医临床研究,2012,4(16):114 - 117.

[10] 宋慧娴,乔飞,邵铭.中医药治疗原发性肝癌的研究进展[J].临床肝胆病杂志,2016,32(1):174 - 177.

[11] OCHIAI T, SONOYAMA T, KIKUCHI S, et al. Results of repeated hepatectomy for recurrent hepatocellular carcinoma[J]. Hepatogastroenterology, 2007, 54(75): 858 - 861.

[12] 刘栋,杜娟,岳小强.中医药防治肝癌复发转移的研究现状与展望[J].现代肿瘤医学,2014,22(6):1451,1452.

[13] CHEN Q, SHU C, LAURENCE A D, et al. Effect of Huaier granule on recurrence after curative resection of HCC: a multicentre, randomised clinical trial[J]. Gut, 2018, 67(11): 2006 - 2016.

[14] 何娜娜,王冬梅,张新军.补肾健脾方联合扶正抑瘤方治疗原发性肝癌术后疗效及对血清免疫因子水平的影响[J].现代中西医结合杂志,2017,26(21):2309 - 2311.

[15] 苏小康,叶小卫,林谋清,等.健脾化瘀法抗肝癌术后复发82例临床研究[J].中医杂志,2006,47(9):673 - 675.

[16] 中华人民共和国国家卫生和计划生育委员会.原发性肝癌诊疗规范(2017年版)[J].临床肝胆病杂志,2017,33(8):1419 - 1431.

[17] 刘波,罗强,王洪林.射频消融在肝癌治疗中的应用进展[J].河北医药,2017,39(6):926 - 929.

[18] 何光彬,粟艳,朱小鹏,等.四君子汤及生脉饮配合射频消融治疗肝癌32例[J].陕西中医,2010,31(1):5,6.

[19] 吕云勇,钟方泽,张明艳.疏肝理气汤联合肝射频消融对晚期肝癌患者的疗效及预后影响因素分析[J].齐齐哈尔医学院学报,2019,40(10):1208 - 1210.

[20] 王广海.莲芪煎剂联合射频消融术治疗原发性肝癌的疗效研究[J].临床医药文献电子杂志,2015,2(13):2475,2478.

[21] 蒋著椿.中药联合射频消融治疗原发性肝癌临床研究Meta分析[D].南宁:广西中医药大学,2017.

[22] 魏亚威,高翔,叶之华,等.益气活血法联合介入治疗原发性肝癌疗效评价的Meta分析[J].中西医结合肝病杂志,2019,29(3):250 - 253.

[23] 谢伶俐,方芳,黎金华,等.健脾理气法联合肝动脉化疗栓塞术治疗原发性肝癌的系统评价[J].世界中西医结合杂志,2019,14(11):1497 - 1504.

[24] DAI Y Y, GAO S C, LIV X, et al. Effeat of aidi injection plus TACE on hepatocellular carcinora: a meta-analysis of randovrized controlled trials[J]. Evidence-Based Complementany and Alternative Medicine, 2018: 9196409.

[25] 马骁,何璇,李浩田,等.康艾注射液联合TACE治疗原发性肝癌的Meta分析[J].中成药,2019,41(7):1564 - 1572.

[26] 张程,孙建光,解观月.中药汤剂联合TACE治疗原发性肝癌的Meta分析[J].湖南中医杂志,2018,34(12):104 - 108.

[27] 蒋树龙,刘瑞,花宝金.中医药联合TACE治疗原发性肝癌的系统评价[J].辽宁中医杂志,2013,40(12):2406 - 2409.

[28] YANG Z G, LIAO X, LU Y F, et al. Add-on therapy with traditional chinese medicine improves outcomes and reduces adverse events in hepatocellular carcinoma: a Meta-analysis of randomized controlled trials [J]. Evidence-Based Complementary and Alternative Medicine, 2017: 3428253.

[29] 白广德,吴洁.中药联合射波刀治疗原发性肝癌25例临床研究[J].江苏中医药,2012,44(5):20 - 22.

[30] 刘俊波,黄能,黄常江,等.健脾化瘀合剂加全肝移动条放射治疗原发性巨块型肝癌临床研究[J].辽宁中医杂志,2005,32(7):631 - 633.

[31] 黄常江,黄能,刘俊波,等.健脾化瘀合剂联合全肝移动条放射治疗对中晚期肝癌生活质量及免疫功能的影响[J].辽宁中医杂志,2006,33(10):1230,1231.

[32] 张华.益气活血方联合三维适形放疗治疗中晚期原发性肝癌临床分析[J].中医药学报,2014,42(5):125 - 128.

[33] 吴鹤,吕素珍,应晓珍,等.中药辅助对肝癌放疗患者机体免疫力恢复的影响[J].中华中医药学刊,2015,33(8):1997 - 1999.

[34] 盛庆寿,郭洪武,王森,等.蒿栀清肝丸联合射波刀治疗中晚期原发性肝癌(湿热聚毒证)60例的临床观察[J].世界

最新医学信息文摘,2016,16(11):77,78,80.

[35] 游雪梅,王言焱,钟鉴宏,等.中药配合放疗治疗中晚期肝细胞癌的系统评价[J].广西医学,2015,37(9):1253-1257.

[36] 付烨,赵旭,刘亚琪,等.数据挖掘 BLQ 复方中药联合化疗治疗原发性肝癌的临床观察[J].中华中医药杂志,2018,33(11):5249-5252.

[37] 彭喜娜.随机分组对照原发性肝癌中医辨证论治与中药合并化疗的疗效观察[J].中医临床研究,2016,8(35):54,55.

[38] 郭京华.中药方剂缓解肝癌化疗后症状的临床研究[J].北方药学,2018,15(5):18,19.

[39] 储真真,黄祝晓,李茜,等.莲龙消积方改善中晚期原发性肝癌患者生活质量的临床疗效评价[J].世界中医药,2016,11(5):846-849.

[40] 熊建利.化疗结合逍遥散加减治疗原发性肝癌 24 例临床观察[J].中医药导报,2011,17(2):18-20.

[41] 黄丁平,白广德,练祖平,等.扶肝消积法用于中晚期肝癌化疗的疗效观察[J].现代中西医结合杂志,2015,24(3):310,311.

[42] 石相如,章凯敏,徐晓娅.益气活血中药对肝癌放疗后肝脏微循环及肝纤维化指标的影响[J].世界中医药,2018,13(5):1123-1126.

[43] 林丽珠.中医药在原发性肝癌综合治疗中对生存质量的维护作用[J].中华肿瘤杂志,2003,25(2):100,101.

[44] 丘奕文,林丽珠,黄学武,等.多中心回顾性队列研究中医药对中晚期原发性肝癌生存期的影响[J].广州中医药大学学报,2014,31(5):699-705.

[45] 段建华.抗癌消腹水方治疗原发性肝癌腹水疗效观察[J].山西中医,2016,32(8):10,11.

[46] 吴昭利,祝云鹤,李成军,等.冰硼散加减外用联合穴位注射治疗原发性肝癌中重度疼痛[J].中医学报,2019,34(10):2249-2253.

[47] 王新亭,张传雷,陈晓琦,等.华蟾素治疗原发性肝癌癌性疼痛的效果观察[J].保健医学研究与实践,2018,15(6):36-39.

[48] 王旭丹.中药外敷联合内服对晚期肝癌腹水及疼痛的影响[J].交通医学,2019,33(1):40-42.

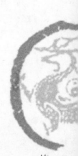